전쟁과 의학
Medicine and War

전쟁과 의학

초판 1쇄 펴낸날 | 2013년 12월 27일

엮은이 | 서울대학교병원 의학역사문화원
펴낸이 | 신영미
펴낸곳 | 허원미디어

주소 | 서울시 종로구 옥인동 71번지(필운대로7길 19)
대표전화 | (02) 766-9273
팩시밀리 | (02) 766-9272
출판등록 | 2005년 12월 2일 제300-2005-204호

ISBN 978-89-92162-60-9 03510

값 16,000원

ⓒ 2013, 서울대학교병원 의학역사문화원

이 책의 저작권은 저자에게 있습니다. 무단 복사, 복제, 전재하는 것은
저작권법에 저촉됩니다.

*잘못 제본된 책은 바꿔드립니다.

전쟁과 의학
Medicine and War

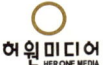
허원미디어
HER ONE MEDIA

책머리에

　전쟁과 의학, 이만큼 공통점이 없어 보이는 두 낱말을 찾기도 쉽지 않을 것이다. 전쟁은 정치적 목표를 위해서라면 사람의 목숨을 도구로 삼는 일도 서슴지 않는 거대한 폭력이다. 반면 의학은 사람의 목숨을 구한다는 결코 타협할 수 없는 목표 아래 여러 수단들을 조직하고 동원하는 활동이다. 따라서 수많은 사람들에게 죽음과 고통을 가져다 주는 전쟁과 사람을 살리는 일을 본령으로 삼는 의학은 전혀 어울릴 것 같지 않아 보인다.

　그러나 역사적으로 전쟁의 소용돌이를 헤쳐 나오는 가운데 의학이 크게 발전하였다. 죽음과 삶이 긴박하게 교차하는 전쟁의 와중에 한 사람이라도 더 살리고자 하는 의료인들의 노력이 끊이지 않았기 때문이다. 그 결과 전쟁의 어두운 그림자 가운데서도 뒷날 사람을 살리는 데 크게 도움을 주게 되는 새로운 의술의 불씨가 피어나는 일이 적지않았다.

　뿐만 아니라 눈앞의 환자를 살리는 것에 만족하지 않고 더 적극적으로 전쟁의 참상에 대해 반성하고 또 다른 전쟁이 일어날 가능성을 줄이기 위해 노력한 의료인도 많이 있었다. 이런 점에서는 전쟁은 "인간이란 무엇인가" 그리고 "의료란 무엇인가"라는 본질적인 질문을 우리가 직면하고, 의료인이 더 나은 사회와 세계를 만드는 데 관심을 갖도록 각성시키는 계기가 되기도 하였다.

이 책은 전쟁과 의학이 인류 역사를 통해 어떤 관계를 맺어왔는지에 대한 고민의 소산이다. 서울대학교병원 의학역사문화원이 2012년 11월 열었던 같은 주제의 병원사 심포지엄의 결실을 토대로 삼아, 동서고금의 역사적 맥락 안에서 전쟁과 의학이 서로 어떤 영향을 주고받았는지 구체적인 사례를 통해 살펴보고자 하였다.

서론에서 구대열 교수는 전쟁을 어떻게 정의할 수 있는지, 또 왜 인류 역사에서 끊이지 않고 전쟁이 일어나는지에 대해 국제정치학적 이론으로 설명한다. 그리고 전쟁이 빚어내는 참상에 인간이 어떻게 대응해 왔는가를 고금의 사례를 들어 보여줌으로써 전쟁과 의학의 관계라는 주제에 대한 논의의 물꼬를 터준다.

그 뒤를 이어 제1부는 통사적 관점에서 전쟁과 의학의 함수관계를 다룬다. 김옥주 교수는 고대 로마 제국의 체계적인 군의 제도에서 출발하여 19세기 군진의학의 발달을 거쳐, 제2차 세계대전중 자행된 인체 실험에 이르기까지 인류 역사에서 전쟁과 의학이 서로 영향을 주고받았던 다양한 사례를 보여준다. 김석화 교수는 고금의 서양의학에서 전쟁이 의학에 미친 영향을 살펴보는데, 특히 외과학과 성형외과학에 초점을 맞추고 있으며 6·25전쟁과 같은 우리나라의 사례를 보여줌으로써 전쟁과 의학의 상관관계가 우리에게서 먼 이야기가 아님을 느끼게 해 준다. 김정은 교수는 의료 현장의 또 다른 주인공인 간호인들이 역사 속의 전장에서 어떠한 자리를 차지해 왔는지 개괄하고, 플로렌스 나이팅게일이 활약한 크림 전쟁을 비롯하여 미국의 독립전쟁과 남북전쟁, 세계대전 등이 간호의 이론과 실천의 발전에 어떤 영향을 주었는지 살펴본다.

제2부는 구체적인 전쟁의 사례를 통해 전쟁과 의학이 관계 맺어온 역사의 단면을 보여준다. 성영곤 교수는 고대 그리스의 펠로폰네소스 전쟁 때 전쟁의 한 당사자였던 아테네에 창궐했던 역병을 분석한다. 성 교수는 아테네 역병의 경과와 영향을 설명하고, 현대 의사학자들이 이에 대해 어떻게 해석하고 있는지도 소개해 준다. 이재담 교수는 약 2천 년의 시간을 뛰어넘어 나폴레옹 전쟁이 근대 프랑스 의학의 발전과 어떤 관계가 있는지 보여준다. 그는 프랑스혁명 전후 프랑스 의학을 선도했던 의사들을 소개하고, 이들이 나폴레옹 전쟁기에 어떤 활동을 했는지 소개한다. 또한 워털루전쟁의 승패와 나폴레옹의 사망 원인 등에 대해서도 의사학적 설명을 시도하고 있다.

제3부는 인간의 삶의 이야기인 문학 작품 속에 전쟁과 의학, 그리고 의료인의 모습이 어떻게 드러나 있는지 살펴본다. 수필가이기도 한 김애양 원장은 한국을 포함한 동서양의 전쟁 문학을 폭넓게 소개하면서 그 작품들이 의학과 의료인을 어떻게 그리고 있는지 보여준다. 또한 그 안의 의학적 내용을 상세히 설명함으로써 문학이라는 그릇이 전쟁과 의학을 어떻게 담아내는지 설명한다. 김상태 교수는 19명의 의사들의 회고록을 분석하여 6·25전쟁의 소용돌이 속에 휘말린 의료인의 삶을 보여준다. 의료인도 인간이기에 전쟁의 와중에서 나름의 고초를 겪지 않을 수 없었으며, 특히 동족상잔의 전쟁에서 의료인이 피할 수 없었던 고뇌와 갈등이 회고록을 통해 생생하게 되살아나는 것을 볼 수 있다.

마지막으로 황상익 교수는 전쟁과 의학이 영향을 주고받은 역사적 사례를 소개하며 기왕의 논의를 정리하고, 이어서 전쟁이 인간에게 끼치는 해악에 대해 설명한다. 그리고 이와 같이 참혹한 전쟁을 막아내고 전쟁이 남기는 상처를 치유하는 데 의료인의 역할이 중요함을 환기하고 있다.

전쟁과 의학은 정반대의 목표를 바라보고 있지만, 이 책에 실린 글이 보여주듯 의도치 않게 서로 많은 영향을 주고받기도 했다. 인류의 역사의 초창기부터 나타난 이 둘은 공통점이 없을 것 같으면서도 사실은 여러 곳에서 맞닿아 있는 것이다. 이 책을 통해 인류의 지난 과오를 용기 있게 직시하고, 더 나은 사회를 만들기 위해 의료인으로서, 또 시민으로서 어떤 일을 할 수 있을지 성찰해 보는 단초를 찾을 수 있다면, 이 책은 그 소임을 충분히 한 것이리라 생각한다.

심포지엄이 성사되고 나아가 이 책이 빛을 볼 수 있도록 귀한 원고를 보내주신 필자 여러분께 감사를 드린다. 의학역사문화원의 활동에 항상 큰 격려와 응원을 보내주시는 원로 교수님들께도 감사를 드린다. 매번 좋은 책을 만들어주는 허원미디어에도 감사의 뜻을 전한다.

정준기(서울대학교병원 의학역사문화원장)

차례

책머리에 •4

서론

인간과 전쟁 : 정치학자가 본 전쟁 | 구대열(이화여자대학교 명예교수)

   1. 들어가는 말 •14
   2. 국가에게 전쟁이란 무엇인가 •15
   3. 전쟁은 왜 일어나는가 •20
   4. 인간성과 전쟁은 관련이 있는가 •23
   5. 인간은 전쟁의 참상에 어떻게 대응하는가 •25
   6. 맺는말 : 인간은 전쟁에 어떻게 대응하는가 •28

1부

전쟁과 의학의 함수관계

1. 전쟁과 의학연구 | 김옥주(서울대학교 의과대학 인문의학교실)

   1. 들어가는 말 •35
   2. 선사시대의 전쟁과 의학 •37
   3. 그리스-로마 시대의 전쟁과 의학 •38

4. 중세 시대부터 17세기까지의 전쟁과 의학 •44
   5. 18~19세기의 전쟁과 의학 •47
   6. 제1차 세계대전 시기의 의학 •50
   7. 전쟁과 의학 : 20세기의 악마적 동맹 •52
   8. 맺는말 •58

2. **전쟁과 외과학의 발전** | 김석화(서울대학교 의과대학 성형외과학교실)
   1. 들어가며 •63
   2. 로마 시대의 외과학과 전쟁 •64
   3. 수혈과 소독이 바꾼 전쟁 양상 •68
   4. 다양한 외과 분과 학문의 출발 •71
   5. 한국전쟁과 의술의 발전 •76
   6. 베트남전과 헬리콥터 이송 •81
   7. 맺는말 : 미래 전쟁에서 외과학의 모습은 어떨까 •83

3. **전쟁 속의 간호의 역사** | 김정은(서울대학교 간호대학)
   1. 전쟁과 근대 간호 •88
   2. 외국의 전쟁과 간호 •89
   3. 한국전쟁과 간호 •98
   4. 영화 속의 간호사 •99
   5. 맺는말 •102

2부
역사 속의 전쟁, 역사 속의 의학

1. 펠로폰네소스 전쟁(기원전 431~404년)과 아테네 역병 | 성영곤(관동대학교 사학과)
  1. 동시대의 역사가 투키디데스 •107
  2. 펠로폰네소스 전쟁 •110
  3. 아테네 역병 •114
  4. 히포크라테스 전설 •120
  5. 아테네 역병과 전쟁의 추이 •124
  6. 그리스 문화에 새겨진 아테네 역병 •131

2. 나폴레옹전쟁과 근대의학의 발전 | 이재담(울산대학교 의과대학 인문사회의학교실)
  1. 혁명과 전쟁 그리고 새로운 의학 •139
  2. 나폴레옹과 파리의 의사들 •144
  3. 군진의학 •152
  4. 나폴레옹의 지병과 사인에 얽힌 이야기 •159
  5. 전쟁과 의학: 나폴레옹 시대를 통한 프랑스 의학의 변용 •163
  6. 요약 •169

3부
문학작품과 회고록을 통해 본 전쟁, 의학, 의료인

1. 세계 명작 속의 전쟁과 의학 | 김애양(은혜산부인과)
  1. 전쟁을 다룬 세계 명작소설들 •176
  2. 독가스에 대하여 •180

3. 독가스와 항암제 •188

4. 전쟁이 전파하는 매독에 대하여 •191

5. 한국전쟁과 자궁경부암 •197

2. 회고록을 통해서 본 의료인들의 6·25전쟁 체험

| 김상태(서울대학교병원 의학역사문화원)

1. 머리말 •201

2. 검토 대상 의료인 19명의 주요경력 •204

3. 6·25전쟁 초기 피난 여부 •213

4. 북한군 치하 서울 생활 •222

5. 9·28 서울 수복 이후의 갈등 •231

6. 1·4후퇴 이후 전상환자 치료 •237

7. 선진국 의학이 한국 의료인에게 끼친 영향 •249

8. 맺는말 •256

결론

전쟁과 의학, 그 패러독스 | 황상익(서울대학교 의과대학 인문의학교실)

1. 전쟁에 대한 의료인의 대응 •262

2. 전쟁의 피해 •272

3. 전쟁은 허용될 수 있는가 •284

아마도 인류의 탄생과 함께 시작되었을 '전쟁'이란 주제는 거의 모든 사회과학·인문학 분야에서 거론되고 있다.
이 글에서는 전쟁에 대한 이해를 돕고 의학 또한 독자들이 특히 관심을 가질 만한 문제에 대해 이야기하려 한다.

서론

인간과 전쟁 :
정치학자가 본 전쟁

| 구대열(이화여자대학교 명예교수)

1. 들어가는 말

제2차 세계대전이 끝난 직후인 1946년 1월, 프린스턴대학에서 강연을 마친 알베르트 아인슈타인에게 한 학생이 이런 질문을 했다.

박사님, 인간의 정신이 원자의 구조까지 발견할 정도로 발달했는데도 왜 원자(탄)가 인류를 파멸하는 것을 막아줄 정치적 수단(political means)을 만들어내지 못할까요?

아인슈타인의 대답이 압권이다.

이보게 친구, 그 이유는 간단하네. 정치학이 물리학보다 어렵기 때문이지.
[Einstein's answer to a conferee at a meeting at Princeton, N.J.(Jan 1946), as recalled by Greenville Clark in 'Letters to the Times', in *New York Times* (22, Apr. 1955), 24.]

이 일화는 과학의 발달에도 불구하고 인간사회에서 전쟁은 왜 끊임없이 일어나는가라는 문제를 재미있게 설명하는 사례로 흔히 인용된다. 아인슈타인 같은 천재도 제2차 세계대전의 참화를 목격한 이후 지성인의 역할이나 세계평화, 인종문제 등 정치적 문제에 매달리기도 했지만 정치현상은 물리학을 포함한 과학이나 과학적 논리로는 설명할 수 없음을 알았다. 그것도 정치학이 물리학보다 어렵다는 해학적 발언과 함께. 그럼에도 국제사회는 전인류의 파멸을 가져올지 모를 전쟁을 방지할 평화체제 수립을 위한 노력을 멈추지 않고 있다.

반면, 소수 병력으로 대규모 적병을 포위 섬멸한 전투나 지휘관이 전투 과정에서 순간적인 전환점을 본능적으로 포착해 적을 압도한 전투들, 지휘관의 위대한 전략·전술로 승리를 한 전투들을 대하면 극한 상황에서 인간의 능력이 빚어낸 최고 예술이라는 희열을 느끼기도 한다. 예를 들어 알렉산더대왕의 가우가멜라 전투(Gaugamela, 기원전 331), 한니발의 칸나에 전투(Cannae, 기원전 216년 8월), 나폴레옹의 아우스터리츠 전투(Austerlitz, 1805년 12월), 제1차 세계대전의 타넨베르크 전투(Tannenberg, 1914년 8월), 제2차 세계대전 초기 독일의 프랑스 전역 기습(Campaign, 1940년 5~6월)이나 일본의 진주만 공습 그리고 한산대첩(1592년 7월)이나 명량대첩(1597년 9월) 등이 그러하다. 《삼국지연의》의 적벽대전도 포함시키고 싶지만 픽션일 뿐, 역사적 사실은 조조의 대군(83만이라고 하나 10간 내지 20만 정도로 추정된다.)이 동오의 주유에게 패했다는 것과 그 이유가 북방원정군에 창궐한 역병 때문일 것이라는 정도다.

아마도 인류의 탄생과 함께 시작되었을 '전쟁'이란 주제는 거의 모든 사회과학·인문학 분야에서 거론되고 있다. 이 글에서는 전쟁에 대한 이해를 돕고 의학 또한 독자들이 특히 관심을 가질 만한 문제에 대해 이야기하려 한다.

2. 국가에게 전쟁이란 무엇인가

전쟁은 국가가 상대국이나 적대적 집단을 상대로 행사하는 폭력행위를 말한다. 그러면 국가에게 전쟁은 무엇을 의미하는가.

동양에서는 《손자》의 첫머리에 나오는 "전쟁은 국가의 대사"라는 표현이 가장 포괄적인 정의일 것이다. 서양에서는 대표적인 전쟁 이론가인 프로이센(현 독일의 전신[前身])의 폰 클라우제비츠(Carl von Clausewitz, 1780~1831)의 언명 '전쟁은 어떤 다른 수단에 의한 정치의 계속(Der Krieg ist eine bloβe Fortsetzung der Politik mit anderen Mitteln)'을 꼽을 수 있을 것이다.

동서양의 두 전쟁 이론가가 말하려는 메시지, 즉 국가에게 전쟁의 의미는 비슷하다. 상대국이 우리에게 필요한 것을 가지고 있다면 일단 말로써 설득할 것이다. 상대국이 순순히 내주면 좋겠지만 상대국은 주기 싫어하거나 대가를 요구할 수도 있다. 이 지점에서 협상이 시작된다. "A를 주겠으니 내가 원하는 B를 달라"는 식이다. 상대국이 응하면 '평화롭게' 거래가 끝나겠지만 아닐 경우 우리에게 절대적으로 필요한 것이라면 힘으로라도 빼앗아야 한다. 즉 전쟁은 '국가의 의지를 상대방이 받아들이도록 강요하는 강제적/무력 행위(Gewaltakt, acte de force)'이다. 곧 전쟁/무력을 사용하는 행위와 설득/외교/정치는 국가의 목표를 추구하는 수단이며 이를 평화-갈등의 연장선(continuum) 상에 두고 보면 그 양쪽 끝에 있다.

전쟁은 이같이 눈앞에 보이는 승패를 떠나 국가 전체를 조망하는 대국적 관점에서 합리적으로 접근해야 한다는 말이다. 싸워서 이기는 것만이 목적이 아니라 전쟁을 통해 국가가 원하는 것을 얻어야 한다. 그래서 손자는 "싸우지 않고 이기는 것이 최선의 방책"이며, "전쟁에서 이기는 것도 중요하지만 전쟁을 하지 않도록 하는 것은 더 잘하는 것"이며, "전쟁을 두려워해서는 안 되지만 이를 이성적으로 차분히 말릴 줄도 알아야" 하며, 국가가 약하게 보이면 침략을 당하므로(weakness invites aggression) "평화를 원하거든 전쟁에 대비해야 한다" 등의 언명을 남겼다.

그러나 전쟁이 '상대의 조직적 저항을 분쇄'하고 내가 원하는 것을 얻는 데서 그치지 않으면 상황이 달라진다. 상대에 대한 복수심 같은 감정이나 상대를 악마로 간주하고 절멸시켜야 할 대상으로 보게 되면 전쟁은 더 많은 피를 부른다. 과거의 원한을 되갚아주고, 우리가 믿는 신을 믿지 않는 악마를 제거하고, 또 우리가 추구하는 세계관과 가치관에 반대하는 무리를 소탕하는 수단이 되면 단순히 상대를 굴복시키는 것이 아니라 완전히 제거해야 하기 때문이다. 역사적으로 원한관계가 깊은 인종/민족 대 인종/민족간의 전쟁, 종교전쟁 혹은 파시즘과 사회주의의 전쟁 등이 이에 속한다. 이 같은 갈등은 국가 대 국가보다는 한 국가 내에서 반목하는 인종이나 종교, 이데올로기간에 일어나는 경우가 더 많기 때문에 내전이 국제전보다 더 치열하고 더 많은 사상자를 내기도 한다.

이것은 전쟁이 군복을 입은 인간들이 총을 들고 서로 싸우고 죽이는, 겉으로 보이는 행위에만 그치지 않음을 의미한다. 자연현상도, 예컨대 태양계는 태양과 여덟 개의 행성으로 구성되지만 원심력과 구심력으로 상호작용하면서 운동하는 내재적 성격을 지닌다. 군대 역시 군대정신(esprit de corp)이나 이념교육을 통해 각 부대의 고유한 전통과 특성을 가진다. 군대는 군주에 대한 충성이든, 집단/국가/민족을 최고의 가치로 삼든, 정신적으로도 무장하고 이를 보위하고 확장하기 위해 투쟁하는데 이것이 곧 전쟁이라는 것이다.

전쟁을 수행하는 주체가 국가라는 점이 중요하다. 흔히 전쟁을 승리로 이끈 장수나 사령관 등에 초점을 맞추지만 사실상 사회적 조직의 최고단계인 국가가 이를 주도한다. 국가를 떠나서 전쟁은 생각할 수 없다. 항우(項羽)가 한신(韓信)의 10면 매복계에 패해 오강(烏江)에서 자살하기 직전 "하늘이 나를 망하게 하는 것이지 싸움을 잘못한 죄가 아니다"라고 외친 것은 창이나 칼을 잘 쓰고 용감하면 전쟁에서 이긴다는 그의 짧은 생각 탓이다. 중국 전국시대 오월동주(吳越同舟)로 알려진 오왕 부차(夫差)가 승리 후 월왕 구천(句踐)을 살려두었다가 결국 구천에게 죽는다는 이야기도 단순히 부차의 아둔함과 구천의 끈질긴 복수심만으로 설명될 수 없다. 부차 입장에서 천하 패권을 위해 월의 자원이 필요했으며 항복한 왕을 죽임으로써 제후 왕들로부터 외면당할지 모른다는 두려움 등 눈에 보이지 않는 당시의 열국 관계 구조를 이해해야 한다. 서양 역사에서도 트로이 원정에 나선 아킬레우스(Achilleus)가 항상 스스로 최고의 전사(戰士)라고 뻐기면서 좀 어벙한 총사령관 아가멤논(Agamemnon)을 비웃었던 것도 전쟁을 개인적 차원의 결투로 이해한 탓이다. 전쟁의 천재라는 나폴레옹이 말기에 러시아 원정으로 패망한 것도 결국 "아무리 전쟁에 능한 자라도 오래 끌어서 성공한 예는 없다"는 손자의 말처럼 전쟁을 국가경영이라는 큰 틀에서 접근하지 않았기 때문이다.

'국가의 대사'이며 '정치의 연장'이라는 전쟁의 본모습은 서양사에서 잘 나타난다. 중세 시대 유럽 군주들은 막대한 자금을 들여 상비군을 보유했다. 상비군은 군주 개인의 돈으로 양성한 군주의 권력 기반이며 가장 주요한 자산이다. 이웃 국가와의 전쟁에서 승리한다 해도 자신의 상비군이 큰 타격을 받으면 군주에게는 큰 이익이 되지 못한다. 이를 두고 승리보다 희생이 크다는 의미로 피루스의 승리(Pyrrhic victory, 기원전 280~275년)라 부른다. 이는 강대국 로마와 약소국 그리스의 전쟁에서 그리스의 피루스가 이끈 부대가 이겼으나 별로 흔들리지 않는 로마를 두고 피루스왕이 "이 같은 승리가 한 번 더 있으면 우리는 완전히 망할 것이다(one more such victory would utterly undo me.)"라고 말한 데서 유래한다. 수와 당을 상대로 승리를 거듭하지만 결국 피로가 겹쳐 망한 고구려도 이와 다르지 않다. 유럽의 군주들도 보유한 상비군이 약화하면 국내의 반대세력이나 기회를 엿보던 주변 국가의 도전을 받을 것이다. 그래서 유럽의 군주들은 협상/외교로써 쟁점이 해결되지 않으면 일단 전쟁에 돌입하지만, 한 차례 부딪쳐 우열이 판가름나면 곧바로 협상/외교로 돌아간다. 전쟁과 정치/외교는 같은 목적에 동원되는 다른 수단인 셈이다.

서양의 전쟁은 이 같은 이유에서 징병제가 도입되기 전, 특히 제1차 세계대전 이전까지는 단기전이 주를 이루었다. 이후 전쟁의 양상이 변하면서 전쟁과 외교의 관계는 내용상 약간의 변형을 겪는다. 먼저 군주가 양성한 상비군(professional army) 대신에 국민 전체를 대상으로 징집한 국민군이 등장한다. 1792년 9월 프랑스 국가와 혁명의 수호를 위해 징집된 프랑스 혁명군이 샹파뉴 아르덴 부근 발미(Valmy) 전투에서 혁명진압을 위해 진격하는 프로이센군을 격파한다. 이것이 국민군이 상비군을 이긴 최초의 전투로 기록된다(동양에서는 메이지유신 시기 1887년 서남반란 중 정부군이 정한론으로 알려진 사이고 다카모리의 사쓰마군을 격파한 것이 이에 속한다). 이로써 동원할 수 있는 병력의 규모가 엄청나게 늘어난다. 사상 최대의 병력이었다는 나폴레옹의 러시아 원정군이 50만 명이었다는데(이 중 프랑스군은 절반에 불과하며 나머지는 나폴레옹에 굴복한 주변국에서 강제로 동원한 인력이다.) 제1차 세계대전부터는 각국이 수백만을 쉽게 동원하게 된다. 둘째, 동맹국의 이탈을 막기 위해 '무조건 항복(unconditional surrender)' 개념이 도입된다. 제1차 세계대전 이전 독일-오스트리아의 추축국 동맹에 속해 있던 이탈리아를 1915년 영국-프랑스-러시아 연합국측에 끌어들이면서 동맹국들은 상대가 항복할 때까지 전쟁을 수행할 것을 결의한다(제2차 세계대전 당시 일본이 항복하면서 천황제를 유지한 것을 두고 무조건 항복이 아니었다고 하는데 이것은 정확한 평가가 아니다). 그 결과 전쟁은 장기화되고 또 신무기의 도입과 함께 피해는 엄청나게 늘어나게 된다.

3. 전쟁은 왜 일어나는가

그러면 전쟁은 왜 일어나는가? 전쟁 발생에 대한 설명은 지금까지 일어난 전쟁의 수만큼이나 많다고 한다. 헬레나라는 미인을 두고 일어난 트로이 전쟁부터 민족통일이란 명분으로 시작된 6·25 남침 그리고 9·11 테러 후 주모자인 오사마 빈 라덴에 대한 응징으로 시작된 아프가니스탄 전쟁 등 헤아릴 수 없다. 냉전시대 자본주의 국가들은 소련과 공산주의자들 그리고 이들의 비타협적인 태도만 없앤다면 세계는 평화를 누릴 것이라고 믿었다. 반대로 레닌은 제국주의자들의 팽창과 착취 때문에 전쟁을 피할 수 없다는 '전쟁 불가피론(the inevitability of war)'을 내세웠다. 우드로 윌슨 미국 대통령은 민족자결원칙이 적용되지 않았기 때문에 제1차 세계대전이 일어났다고 말하고 미국은 '전쟁을 끝내기 위한 전쟁(a war to end war)'에 참전한다고 주장했다. 월남전 종결을 위한 평화회담을 모색하면서도 미국은 '전쟁을 끝내기 위한 전쟁' 논리를 내세웠다. 또 상대방의 부당한 행위를 응징하는 '징벌전', 국제사회에서는 극히 자의적으로 정의한 '정의(justice)'라는 이름 아래 행해지는 정당한(정의로운) 전쟁, 종교적 차원에서 하느님이나 알라의 소명에 따른 성전(holy war/jihad)도 있고 조금 객관적으로 인구팽창, 자원고갈, 인종갈등도 전쟁의 원인으로 꼽는다.

국제정치에서는 전쟁의 원인을 주로 세 가지로 나누어 설명한다. 첫째는 인간 자신을 그 이유로 본다. 둘째는 개별 국가의 성격에 집중하며, 셋째는 인간이나 국가가 아니라 국가들이 모인 국제체제의 성격에서 전쟁의 원인을 찾는다. 두 번째와 세 번째 이론부터 살펴보자.

개별국가의 성격이란 민주정치체제, 전제정치체제, 과두정치체제 등 정부형

태나 농경사회, 산업화된 사회 등 사회의 성격을 말한다. 이 접근법은 인간성은 변하지 않으나 사회/정치 기구는 변할 수 있다는 의미를 내포하지만 엄격한 검증을 거친 것은 아니다. 레닌은 제국주의의 팽창과 탐욕 때문에 자본주의 국가들이 전쟁을 일으키지만 공산주의 국가들 관계는 평화롭다고 주장한다. "사회주의 프랑스와 같은 성격을 띠면 독일과의 사이에는 알자스-로렌과 같은 문제가 존재할 수 없다"는 것이다. 그러나 제1차 세계대전에서 만국의 노동자들이 단결하여 전쟁을 반대할 것이라는 레닌의 주장과는 반대로 영국 노동자들은 영국을, 독일 노동자들은 독일의 전쟁 노력을 지지했다. 또 지난 수십 년간 소련과 에스토니아·라트비아·리투아니아 등 발트 3국, 소련과 체코나 헝가리, 소련-중국, 중국-베트남 전쟁 등을 돌이켜봐도 이 주장은 거짓임이 분명하다. 미국도 멕시코, 쿠바, 스페인, 월남, 이라크, 이란 등과 전쟁을 벌였고, 영국도 아르헨티나와 전쟁을 했다.

1865년부터 1965년까지 한 세기 동안 일어난 전쟁을 검토한 한 경험적 연구는 전제적-자유적, 공산주의-민주주의, 군부독재-문민통치 등 정부의 성격이나 농경사회, 선진공업국 등 국가/사회의 성격 차이는 전쟁과 직접적인 연관이 없다고 결론짓는다. 흔히들 산업 선진국들은 평화를 사랑한다고 믿지만 1820년 영국에서 산업혁명이 본격화된 이후 전쟁의 빈도도 줄어들지 않았다. 또 국내적 요인과 대외적 갈등의 관계도 명확치 않다. 예를 들면, 오스트리아-헝가리 제국은 제국 내 소수민족의 반란/혁명을 막기 위해 제1차 세계대전에 참여했으며, 또 공산 중국은 통일 후 국내적 불안요인을 제거하기 위해 한국전쟁에 참여했다는 식의 주장, 즉 국내적 불안을 해소하기 위해 전쟁을 시작한다는 인식 역시 정확한 것이 되지는 못한다.

전쟁의 원인을 국제체제에서 찾는 것은 국제적 무정부성(international anarchy)이라 규정하는 국제체제의 성격 때문이다. 여기에서 무정부성이란 혼란이 아니라 국내에서와 같이 강제력을 집행할 수 있는 최고의 권위가 없다는 말이다. 국내에서는 사형과 같은 최고형벌을 강제로 집행할 수 있는 국가기관이 존재하지만 최고의 권위인 주권을 보유한 국가간의 모임인 국제사회는 중앙집중적인 권위가 존재할 수 없고 더구나 인종이나 민족의 동질성이 바탕이 되는 공동체 의식이 결핍되어 있다. 그 결과 정부가 질서를 잡아주는 국가 내에서 안정을 누리는 개인과는 달리 국가는 폭력수단을 독점한 권위나 국제적 갈등을 권위적으로 해결하는 효과적인 수단이 없는 국제사회에서 그 안보를 보호받지 못한다.

따라서 국제사회는 극단적으로 표현하면 힘만이 말을 하는, 힘센 놈이 모든 것을 지배하는 아프리카 초원 같은 '자연 상태(the state of nature)'와 다름이 없다. 이 같은 상황에서 국가는 자국의 안전에 끊임없이 두려움을 느끼며 상대방이 해칠지도 모른다는 두려움에 휩싸여 상대 적국의 국력증대를 위기로 간주하고 조그마한 도발에도 공격적으로 대응하게 된다. 1960년대 한국은 경제개발을 위한 기반구축이라는 관점에서 경부고속도로나 영동고속도로를 건설했지만 북한은 이를 북침을 위한 군대와 물자의 수송을 원활히 하려는 목적으로 평가했다. 적대국과의 국력이 50:50이라도 자국의 안보가 위험하다고 여기며 90:10 정도는 되어야 안전하다고 느낀다. 실제로 현재 남한은 국력에서 북한을 9:1 이상으로 압도하지만 여전히 북한의 군사력에 위협을 느낀다(물론 현대전의 속성과 남북한의 지정학 문제 등 고려해야 할 부분이 많다). 남한이 북한을 군사적으로 공격할 의도가 없다고 강조해도, 또 유엔이나 미국 등 강대국들의 규탄에도 북한이 '자국의 안보'를 위한다는 명목으로 핵무기를 개발하고 있고 국제사회는 전쟁을 각오하지 않고는 제재 수단이 없다는 사실이 이 모든 것을 설명한다.

4. 인간성과 전쟁은 관련이 있는가

동물들도 집단으로 싸움을 벌인다. 벌이나 사자, 하이에나 등 무리를 짓고 사는 동물들의 집단 싸움을 흔히 볼 수 있다. 이 같은 집단 싸움을 인간사회에 적용하면 그것이 바로 전쟁이다. 전쟁의 원인은 국제체제의 성격에 기인한다는 세 번째 설명이 가장 설득력이 있다.

그렇다고 첫 번째와 두 번째 설명(인간성과 국가의 성격)이 완전히 무용지물은 아니다. 히틀러를 언급하지 않고 제2차 세계대전의 발발을 설명할 수 있겠는가? 또 통일에 대한 광적인 집착을 가진 김일성 없이 단순히 미군 철수에 따른 힘의 공백이란 차원에서만 6·25 전쟁을 설명할 수 있겠는가? 산업혁명 후 원자재 공급에 절실해진 유럽 선진국의 식민지 쟁탈전을 시대적 배경과 산업국가라는 국가의 성격을 제외하고 설명할 수 있겠는가? 이는 곧 인간성이나 국가의 성격이 전쟁을 설명하는 일반 이론(general/grand theory)은 될 수 없을지라도 전쟁의 일부 측면을 설명하는 데 여전히 유용한 '부분/보조 이론(partial theory)'으로 기능한다는 뜻이다. 이제 인간성과 전쟁의 관계를 살펴보자.

예로부터 인간성의 불완전함이나 기독교적 '원죄'를 전쟁의 원인으로 꼽았다. 인간이 아무리 선의로 최선을 다하지만 오이디푸스왕의 이야기처럼 인간적 한계로 인해 서로 오해하고 다투며 싸운다는 것이다. 또 로렌츠(Konrad Lorenz)가 지적하듯이 공격성은 인간심리에서 성적 요소와 같이 하나의 기본적 속성이다. 인간은 이성적으로는 서로 협력해야 윈윈한다는 것을 알고 있다. 그러나 권력, 부 등 희소한 사회적 가치(social values)를 두고 경쟁은 피할 수 없다. 정책결정자들도 인간이기 때문에 완전하지 못하다. 하느님같이 높은 차원에서 보면 인간은 어린아이들이 충동에 따라 뛰어다니면서 고함지르고, 또 개가 달을 보고 짖듯이 서로 치고 싸우고 허풍치고 죽이기까지 한다.

여기서 한 가지 주목할 점은 낙관주의자나 비관주의자가(혹은 성선설과 성악설의 신봉자들이) 인간성을 전쟁의 원인으로 꼽는다는 점에는 차이가 없으나 그 처방은 다르다는 것이다. 비관주의자는 인간의 본성은 본질적으로 흠이 있으며 불변하기 때문에 전쟁 예방을 기대할 수 없으며, 따라서 상호간의 힘의 균형과 같은 물리력으로 이를 막아야 한다고 믿는다. 낙관주의자는 인간은 기본적·잠재적으로 선하기 때문에 인류를 계몽하고 도덕심을 높이고 또 충분한 처방을 하면 사회는 조화를 이루고 전쟁을 피할 수 있다고 본다.

전쟁 방지를 위한 심리적 접근이나 정책 결정자들의 정서적 구조에 대한 연구는 국제 갈등의 근본 원인이 인간성에 있다는 가정 아래 출발하는 것이다. 이 같은 연구는 제2차 세계대전을 히틀러라는 개인의 욕망과 정서적 불안에 기인한다는 관점에서 정책 결정자 개인에 대한 연구(personality study)가 유행하던 시대적 상황과도 무관하지 않다고 하겠다. 일부 심리분석가들은 전쟁은 국가에 의한 공격적 행위이기 때문에 그 원인을 이해하기 위해서는 공격적 행위를 감행하는 결정자를 개인적으로 조사해야 한다고 말한다. 이들은 전쟁의 방지도 최고 결정자의 심리적 안정에서 찾으려 한다. 1960년대 미국심리학회(American Psychological Association) 회장은 미래에 국제위기가 일어나는 것을 막기 위해서는 주요 국가 지도자들에게서 핵전쟁을 일으키려는 정서적 경향을 줄이기 위해 이들이 먹을 약품을 개발하고, 또 주요 강대국 지도자들이 핵무기 감축에 적극적으로 임할 수 있도록 '심리적 군비축소(psychological disarmament)'도 논의해야 한다고 주장한 바 있다. 그러면 핵전쟁의 문턱까지 갔다고 하는 1962년 쿠바 미사일 위기는 케네디 미국 대통령의 공격적 성향과 흐루시초프 소련 공산당 서기장의 자제력이라는 인간성의 승리가 만들어낸 합작품이라고 할 수도 있을까?

5. 인간은 전쟁의 참상에 어떻게 대응하는가

다음은 전투의 참혹상을 보여주는 수많은 기록 중 몇 개를 고른 것이다.

(1) 전쟁의 여파로 집집마다 스산하고 쓰러진 시체가 풀더미 같았는데 해골을 파묻게 하고…… 촌락들을 추슬렀다. (백제 멸망 후 부여의 참상)

(2) 신라는 두 나라와 사이가 벌어져 북쪽을 치고 서쪽을 방비하느라 잠시도 평안한 해가 없었다. 군사들은 뼈를 드러낸 채 들에 쌓이고 몸뚱이와 머리가 서로 나뉘어 뒹굴었다. (삼국통일 다음해인 669년 문무왕의 신년 교서)

(3) 끔찍하고 소름끼치는 백병전이 벌어졌다. 오스트리아군과 연합군은 유혈이 낭자한 시체더미 위에서 서로를 짓밟아 죽였고, 개머리판으로 두개골을 부서뜨려 죽이거나 군도나 총검으로 배를 찔러 죽였다…… 그것은 하나의 도살장이었으며, 피에 굶주리고 피맛에 취해 날뛰는 맹수들의 싸움이었다. 부상자들조차 마지막 숨이 끊어질 때까지 서로 싸웠으며 무기를 잃어버린 자들은 적군의 목덜미를 잡고 이빨로 물어뜯었다. 이제 기병중대가 진군하면서 말발굽으로 이미 죽은 사람과 죽어가는 사람을 가리지 않고 마구 짓밟아버렸다. 한 불쌍한 부상자는 턱이 날아가 버렸고, 어떤 사람은 머리가 으깨졌으며, 또 살릴 수 있었던 한 부상자는 가슴이 밟혀서 터져버렸다. 심한 고통으로 울부짖는 소리와 통증과 절망으로 아우성치는 소리가 말들의 울음소리와 뒤섞여 아비규환을 이루었다. 기병대의 뒤를 이어 포병대가 전속력으로 진격해 왔다. 땅 위에 아무렇게나 널려 있는 시체와 부상자의 위를 지나가며 길을 터나감에 따라 바퀴에 깔려 골이 터져나오고, 팔과 다리는 부서지고 으깨졌으며, 몸뚱이는 누가 누군지 분간할 수 없게 되었다. (《솔페리노의 회상》)

(1)과 (2)는 《삼국사기》의 신라 통일과정에 나오는 구절이다. 900년 전의 기록으로 참상을 담담하게 그리고 있다. (3)은 이탈리아 통일과정에서 1859년 6월 프랑스와 사르디니아 공국의 연합군이 이탈리아 북부 솔페리노에서 오스트리아군과 싸운 솔페리노 전쟁을 기록한 앙리 뒤낭(Jean-Henri Dunant)의 《솔페리노의 회상(Un Souvenir de Solferino)》(1862년)에서 인용한 것이다. 뒤낭은 전쟁 이틀 후에 현장에 도착하는데 위 내용은 아마도 목격한 것이 아니라 전해들은 것이라 하겠다.

전쟁의 양상과 전쟁에 임하는 인간의 태도는 시대에 따라 변해 왔다. 처음엔 맨주먹으로 싸웠을 것이다. 그 다음 두 집단이 상대방과 구분하고 자신을 보호할 수 있는 갑옷을 입고 돌멩이나 칼, 활 등 무기로 무장하고 말과 같은 편리한 수송수단에 의지해 싸우는 형태로 발전한다. 무기는 이후 소총, 대포, 기관총 등으로 발전하며 수송수단은 말/마차에서 철도수송, 탱크, 전투기까지 등장한다.

초기 전쟁에서 주요한 요소는 칼, 창 등 무기를 잘 쓰는 능력이나 용감성(gallantry)이었다. 그러나 무기의 발달과 함께 용감성의 중요도는 줄어든다. 제1차 세계대전에서 기관총이 대량으로 공급되자 전선이 참호전으로 고착화되었다. 이제 참호에서 용감히 뛰어나가 돌격하는 전술은 의미를 잃게 되었다. 제2차 세계대전 초기 용감성을 무장한 폴란드 기병의 돌진은 독일군 전차부대 앞에서 맥없이 쓰러졌다. 이제 궁극적인 살상용 무기라고 할 수 있는 원자탄과 이를 쉽게 운반하는 미사일까지 발전했다. 무기의 발달에 따라 당연히 사상자는 늘어난다.

항공기나 대량 살상 무기가 등장하면서 참전 군인은 물론 전쟁에 직접 참여하지 않은 비전투원/민간인들도 수없이 죽었다. 전쟁으로 인한 기아나 질병 등으로 죽는 인간들도 엄청나게 늘어났다. 1960~1970년대에는 제1차 세계대전의 사상사를 800만, 제2차 세계대전의 사상자는 2,000만으로 추정했으나 이제는 제1차 세계대전에서 2,000만, 제2차 세계대전에서 5,000만 이상의 사상자가 발생했다고 한다. 전쟁과 '관련된' 모든 사상자를 포함하기 때문이다.

전쟁의 후유증은 오래간다. 서부영화에 자주 나오는 결투에서도 총알에 맞아 죽는 사나이들보다 총알이 스쳐간 자리가 덧나 오랜 고통 끝에 죽는 사나이들이 훨씬 많았다. 1945년 원자탄 방사능에 쏘인 피해자가 오늘날까지 고통받고 있는 것은 말할 것도 없고, 폭탄의 파편이나 지뢰로 인한 피해자들은 평생 불구로 살아야 한다.

그러면 인간은 전쟁의 참상에 어떻게 대응할까? 인간은 쉽게 전쟁을 일으키면서도 피가 튀기는 참혹한 장면을 보기는 싫어한다. 복수심으로 시작한 전쟁에서 승리한 후에도 피의 제전을 벌이는 경우가 있으며 상대방의 저항의지를 꺾기 위해 잔인한 살상을 벌이기도 한다. 로마는 3차 포에니 전쟁(기원전 149~146년)에서 승리한 후 카르타고 도시를 무자비하게 파괴하고 소금을 뿌려 카르타고가 다시는 일어나지 못하게 만들었다. 외과 의사들은 수술하면서 피를 보고 희열을 느낀다고 고백하기도 한다. 그러나 개인적인 차원에서 인간은 지나친 살상과 참혹한 광경을 보면 대개 고개를 돌린다.

전쟁 무기가 발달하지 않았던 근대 이전의 전투는 1:1의 결투가 많았으며 보통 상대방이 쓰러지면서 피를 흘리고 죽어가는 모습을 직접 본다. 대포와 같은 장거리포의 도입으로 전투에 참여한 군인들이 참상을 직접 목격하지 않는 경우도 있지만 곧 전장(戰場)의 참혹한 모습을 보게 된다. 참호전으로 알려진 제1차 세계대전에서 수많은 군인들이 비참하게 죽어간 참호의 참상을 목격한 유럽의 젊은이들은 이후 '잃어버린 세대(the lost generation)'로 알려졌으며 월남의 정글에서 싸운 미국 육군 병사들은 이 같은 충격에서 벗어나지 못하고 제대 후 폐인처럼 생활한 경우가 많았다.

제2차 세계대전 중 나치가 유대인 학살에서 독가스를 사용한 것도 바로 이런 이유에서였다. 총탄으로 사살하는 것은 물론 많은 총알을 낭비한다는 지적도 있었다. 그러나 더 중요한 것은 눈앞에서 죽어가는 인간의 모습을 직접 목격한 SS대원들이 이를 견디지 못해서였다는 것이다. SS 총대장이자 유대인 학살을 주도한 악명 높은 하인리히 힘러도 총을 맞고 죽어가며 괴성을 지르는 유대인들의 끔찍한 모습을 보다못해 손을 흔들며 처형을 '빨리, 빨리' 끝내라고 독촉하면서 현장을 떠났다고 한다. 독가스에 의한 처형은 나치가(이들도 우리와 같은 인간이다.) 직접살인보다는 간접살인을 위해 채택한 방식이었다.

제2차 세계대전 후 수송수단의 발달은 간접살인의 능력을 힘껏 높였다. 월남전 때 괌 기지에 근무하는 미군 폭격기 조종사는 아침에 샤워하고 가족들과 단란한 아침 식사를 하고 아내가 운전하는 차를 타고 애를 학교 앞에 내려주고 기지 앞에서 아내와 키스하고 기지로 들어간다. 그 다음 정비를 마치고 폭탄을 실은 폭격기를 몰고 북베트남 상공에 진입해 목표물을 확인한 후 폭탄 투하 버튼을 누르고 유유히 괌 기지로 돌아온다. 그리고 가족들과 다시 모여 저녁 식사를 즐긴다. 이 조종사는 폭격기 아래에서 무슨 일이 벌어지는지 알지 못한다. 얼마나 많은 사람이 죽고 얼마나 많은 집이 불타며 어떤 참상이 일어나는지 모른다. 그리고 아무런 죄책감을 느끼지 않는다. 단지 주어진 임무를 수행하고 돌아왔기 때문이다.

6. 맺는말 : 인간은 전쟁에 어떻게 대응하는가

인간은 경험적 동물이다. 책을 통해 역사적 지식을 받아들인다고 해도 실제로 경험하지 않으면 좀처럼 이해하고 납득하지 못한다. 아무리 전쟁이 참혹하다 해도 또 인간과 사회를 돌이킬 수 없는 구렁텅이에 몰아넣는다고 해도 전쟁은 계속 일어난다. 아마도 인간의 불완전성과 최고 권위인 주권을 보유한 국가들이 모인 국제사회의 무정부성 때문일 것이다. 그래도 큰 전쟁이 끝나면 이 같은 참화를 막아보려는 노력을 결코 포기한 적은 없다. 제1차 세계대전이나 월남전, 최근의 아프간 전쟁 가운데 '전쟁을 끝내기 위한 전쟁', 즉 이 전쟁이 마지막 전쟁이며 앞으로 영원히 전쟁 없는 사회를 만들겠다는 호소가 아이러니하면서도 설득력을 얻은 것도 전쟁의 참혹함에 대한 인간의 공포심 때문이다.

평화를 위한 노력은 몇 가지 차원에서 전개되었다. 국제정치적으로는 제1차 세계대전 후 세계평화를 위해 창설된 국제연맹(LN)이나 제2차 세계대전 후의 국제연합(UN)이 대표적인 사례이다. 물론 유엔의 비효율성이나 전쟁을 막지 못한 무능함은 수없이 지적되지만, 만약 유엔과 같은 국제기구마저 없었다면 세계는 더 많은 전쟁의 소용돌이에서 벗어나지 못했을 것이다.

인도주의적 차원에서는 앞서 인용한 앙리 뒤낭의 《솔페리노의 회상》으로 시작된 적십자 구호활동을 들 수 있다. 솔페리노 전투 후의 참상을 목격한 뒤낭은 전시의 부상자 구호를 위한 중립적 민간 국제기구 창설의 필요성을 역설했다. 이 제안은 유럽 각국의 큰 호응을 얻어 1863년 국제적십자위원회가 창설되었고, 다음해인 1864년 정치·종교·이념의 중립성 유지, 국적에 구애받지 않는 구호활동을 원칙으로 하는 제네바 협약이 체결되었다. 이 같은 노력으로 뒤낭은 제1회 노벨평화상을 받는다. 얼마 전 죽은 영국 다이애나 태자비 등 유명 인사들이 앞장선 지뢰피해자 구호 활동도 여기에 속한다.

의학도 전쟁 피해자를 줄이는 데 공헌했다. 의학과 전쟁의 관계는 양면성을 지닌다. 긍정적인 측면에서 의학은 전쟁과 '천사와의 동맹' 관계이다. 1928년 플레밍(Alexander Fleming)이 발견한 페니실린은 제2차 세계대전과 함께 실용화되면서 세균 감염(패혈증)으로 죽을 수많은 부상자를 구했다. 전쟁 초기 영국이 단독으로 유럽 대륙을 석권한 나치 독일을 상대하며 고달픈 전쟁을 수행할 때 폐렴에 걸린 처칠도 페니실린 덕분에 살아났다. 그러나 의학이 부정적인 측면에서 전쟁과 관계를 맺으면 '악마와의 동맹'이 된다. 이 문제는 지식의 '사회적 실험'이란 더 높은 차원에서 접근해야 할 것이다. 모든 지식의 최종 과제는 사회적 실천이다. 즉 사회를 위해 공헌하는 것이다. 소설이나 시는 인간 정신을 즐겁게 하고, 의학은 인간의 생명을 지켜준다. 그러나 사회적 실천에는 무수한 난관이 따른다. 사회주의 소련도 인간본성 중 하나인 사유재산권을 없애고 공산당이란 독재 권력을 수립해 계획경제를 통한 경제개발을 추진하는 등 새로운 방식의 사회적 실천을 시도했으나 결국 실패했다. 그리고 그 피해는 고스란히 70년 후에 태어난 후손들의 몫이 되었다.

전쟁은 평화 시기에는 가장 중요한 가치로 인정받는 인간의 존엄성을 짓밟는다. 의학이 전쟁에 편승해 인간의 존엄성을 무시하면 그동안은 어려웠던 실험을 쉽게 수행할 수 있으며 빠른 시일 내에 결과를 알게 된다. 제2차 세계대전 중 '죽음의 천사'로 알려진 멩겔레(Josef Mengele)가 아리안족의 우월성을 유전학적으로 증명하려던 시도나 하얼빈에 있던 일본군 이시이 시로(石井四郎)의 731부대 생체실험인 일명 '마루타'가 그러했다.

전쟁이란 승패에 상관없이 인간에게 비극을 안긴다. 그러나 인간은 이를 극복하기 위한 노력을 결코 멈추지 않는다.

> 우리는 본질적으로 비극의 시대에 살고 있으나 이를 비극적으로 받아들이기를 거부한다. 엄청난 재난이 발생하고 그 폐허 속에 놓일지라도 우리는 조그마한 새로운 터전을 건설하고 희망을 잃지 않을 것이다. 미래를 향한 길은 평탄하지 않으며 돌아가야 할 수도 있고 장애물에 걸려 넘어질 수도 있을 것이다. 하늘이 몇 번이고 무너질지라도 우리는 살아야 한다.
>
> – D. H. Lawrence, 《Lady Chatterley's Lover》

참고문헌

구대열, 《삼국통일의 정치학》(서울: 까치, 2010).

뒤낭 앙리(J. Henry Dunant) 《솔페리노의 회상》(서울: 대한적십자사, 1999).

로렌츠(Lorenz, Konrad), *On Aggression*, 송준만 역, 《공격성에 관하여》(서울: 이대 출판부, 1986).

리버(Lieber, Robert J. 1973), *Theory and World Politics*(London: George Allen & Unwin) 구대열 역(1987), 《현대 국제정치 이론》(서울: 학문과 사상사).

《손자병법》, 안등량(安藤亮)(1970), (서울: 불이출판사).

사마천, 《사기》, 정범진 외(1994) 역, (서울: 까치).

알베레흐트-까리에(Albrecht-Carrié, René 1973), *A Diplomatic History of Europe since the Congress of Vienna*, revised ed. (New York: Harper & Row).

이종학 외(1968), 《종합 세계전사》(서울: 박영사).

케이건, 드널드, 허승일, 박재욱(2006) 역, 《펠로폰네소스 전쟁사》(서울: 까치).

투키디데스, (Thucydides, John H. Finley 1951 trans., *The Peloponnesian War* (New York: Modern Library); 박광순(1993) 역, 《펠로폰네소스 전쟁사》, 2권 (서울: 범우사).

호메로스(Homeros), *Illias*, 천병희(2001) 역, 《일리아스》(서울: 단국대학교 출판부).

1. 전쟁과 의학연구 | 김옥주(서울대학교 의과대학 인문의학교실)

2. 전쟁과 외과학의 발전 | 김석화(서울대학교 의과대학 성형외과학교실)

3. 전쟁 속의 간호의 역사 | 김정은(서울대학교 간호대학)

1부

전쟁과 의학의 함수관계

| 김옥주(서울대학교 의과대학 인문의학교실)

전쟁과 의학연구

1. 들어가는 말

> 너희 가운데서 삼 분의 일은 전염병에 걸려 죽거나 굶어 죽을 것이며, 또 삼 분의 일은 성읍의 둘레에서 칼에 맞아 쓰러질 것이며, 나머지 삼 분의 일은 내가 사방으로 흩어버리고, 칼을 빼어 들고 그들의 뒤를 쫓아가겠다.
> - 〈에스겔〉 5 : 12

기원전 6세기 말 바빌론에 의한 예루살렘의 몰락을 경고하며 에스겔은 바벨론과의 전쟁에서 이스라엘의 삼 분의 일이 칼에 의해 쓰러지고 삼 분의 일은 전염병에 걸려 죽거나 굶어 죽을 것임을 예언했다. 《구약성경》에서 칼, 기근, 전염병은 전쟁을 기술할 때 반복적으로 함께 등장하는 신의 징벌 도구였다. 고대로부터 전쟁은 무기에 의한 창상뿐 아니라 전염병과 기근이 더불어 따라다니는 재앙이었던 것이다. 역사적으로 감염병은 전쟁이 일어나면 때로는 무기보다도 더 많은 인명피해를 일으키는 원인이 되었다. 그뿐 아니라 전쟁을 따라 감염병이 옮겨가고 지역적으로 퍼지기도 했다. 이렇듯 전쟁과 질병은 불가분의 관계에 있었다.

인간의 문명이 시작된 이래 인류는 사람을 해치는 전쟁에 상당한 에너지를 쏟아왔다. 현대과학으로 무장한 의학이 막강한 힘을 갖게 되자 의학연구를 통해 전쟁과 관련된 연구가 수행되었다. 전쟁과 관련된 의학연구의 중요한 주제는 전쟁으로 생기는 여러 질환이나 상처를 치유하기 위한 연구들이다. 전장에서의 수혈이나 수술 기법, 외과 기법에 관한 연구, 내과, 응급의학, 재활의학, 정신의학 등 전쟁에서 입은 상처나 질환을 치료하기 위한 연구가 수행되었다.

군인들의 질병예방과 전투력 보존을 위한 연구도 이루어졌다. 군인들은 집단으로 거주하며 열악한 상황에서 전투를 했기 때문에 전쟁에서 무기에 상해를 입어 사망하는 경우보다 질병에 걸려 사망하거나 전투력을 상실하는 경우가 많았다. 따라서 군인들의 감염병 예방 연구가 많이 이루어졌고, 백신개발이나 치료제 연구가 수행되었다. 군대와 전투지 환경에 관한 연구도 많이 이루어져 군인들의 위생, 급수, 영양, 오물처리 등도 연구 대상이 되었다. 의학이 발전함에 따라 전쟁에 대한 의학의 대응은 창상의 외과적 치료뿐 아니라 전염병과 질병의 대처 방안을 포함하게 된 것이다.

전쟁과 관련된 의학연구 중에는 전쟁의 파괴력 증진을 위한 연구들도 있다. 예를 들어 생물학적 무기, 생물학 전쟁, 화학 전쟁, 방사능 전쟁과 같이 무기의 살상력을 높이기 위한 연구나 무기 개발을 위한 연구 등이다. 또한 군인의 전투력 향상 연구가 수행되는데, 공군이나 해군이 고공이나 잠수 환경에서 불리한 생리적 조건을 이기고 전투에 임할 수 있게 감압생리에 대한 연구, 피로를 느끼지 않고 며칠씩 잠을 못 자고도 전투를 계속할 수 있는 암페타민 등 각성제 약물에 관한 연구, 적군을 명중하기 위해 집중력을 향상시키는 연구, 전쟁심리에 관한 연구 등 다종다양한 연구들이 수행되었다.

역사적으로 전쟁에서 발생하는 의학적 문제와 군인의 건강문제에 대비하기 위해 군진의학(military medicine)이 발전하게 되었다. 군진의학에는 당시의 의학지식과 기술이 반영되며, 사회에서의 군대의 위치와 군대 조직이 군진의학에 영향을 미친다. 무기의 종류도 마찬가지다. 더 좋은 무기는 더 나쁜 손상을 가져오고 더 심한 손상에는 더 좋은 치료가 필요하기 때문이다. 군대 의사의 지위와 역할도 군진의학의 발전에 영향을 미치며 교통과 운송 수단도 그러하다. 이 글에서는 시대별로 군진의학을 개관하며 전쟁과 의학연구의 관련성을 살펴보고자 한다.

2. 선사시대의 전쟁과 의학

전쟁과 의학 중에 어느 것이 더 오래되었을까? 전쟁과 의학을 정의하기에 따라 달라질 수 있지만, 아마 전쟁은 의학만큼이나, 의학은 전쟁만큼이나 오래되었을 것이다. 우선 그 증거로 선사시대 두개골에 남아 있는 흔적을 들 수 있다. 선사시대에 천두술을 한 흔적이 많이 남아 있는데 두개골절을 많이 일으키는 지역에서 발견된다. 머리를 다치게 하는 무기를 사용하던 지역에서 두개골에 상처를 입으면 골편을 제거하고 두개 뇌압을 내리기 위해 천두술을 빈번하게 사용한 것으로 보인다. 즉 머리를 손상하는 무기를 사용하면 머리 내부의 압력이 올라가고 두통을 유발했기 때문에, 두통을 내리고자 해골의 일부를 잘라내는 천두술을 많이 시행했다. 선사시대에 천두술을 받은 사람 중에 회복되어 살아남은 경우가 많은 것으로 보인다. 당시에 천두술을 받은 해골을 보면 잘라낸 골편 주위의 두개골이 회복되었다는 것을 다수에서 확인할 수 있다.

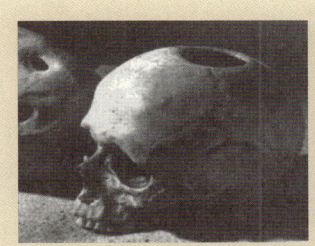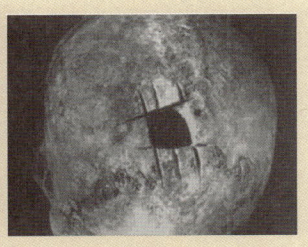

:: 천두술을 행한 것으로 보이는 두개골의 옆모습과 위에서 본 모습

3. 그리스-로마 시대의 전쟁과 의학

(1) 고대 그리스 시대의 전쟁과 의학

히포크라테스 학파가 대표하는 고대 그리스의 의사들은 그 이전까지의 신화적이고 초자연적인 병인론에서 벗어나 합리적이며 자연주의적인 질병관을 확립해 의학에 공헌했다. 그들은 임상에서 환자를 자세히 관찰하고 검진하는 임상의학을 강조했으며 예후를 강조했다. 그리스 의사들은 질병을 체액의 불균형으로 보는 체액 병리설에 기반해 사혈, 토제 등을 처방하여 체액 불균형을 회복하려 했다. 휴식, 섭생, 마사지, 신선한 공기 등도 히포크라테스 학파의 자연주의적인 질병론에 기인한 치료법이었다. 전쟁에서 부상당한 환자들을 치료할 때 그리스 의사들은 수술도구를 사용해 지혈대로 지혈했으며 깨끗한 물과 식초, 와인으로 창상을 씻어낸 다음 상처를 청동 바늘로 봉합하고 꿀이 든 연고를 발랐다.

그리스 의사들이 합리성에 기초해 제창한 체액 병리설은 창상치료에 있어서는 역사적으로 매우 좋지 않은 치료 전통을 물려주었다. 당시 거의 모든 창상이 감염되는 상황에서 그리스 의사들은 화농의 형성이 필수적이며 자연적인 치유의 과정으로 여기게 되었다. 그들은 세밀한 관찰을 통해 죽은 세포조직의 액화에 기인한 냄새 없는 흰 고름이 나올 때가 감염에 의한 악취 풍기는 노란 고름이 나오는 경우보다 예후가 좋음을 인식하고는, 상처에 면 조각이나 모직 조각 따위의 이물질을 넣어 흰색 고름의 형성을 촉진하려 했다. 상처 속에 들어간 더러운 이물질은 상처를 감염시켜 패혈증으로 사망에 이르게 했는데, 불행히도 이러한 처치는 18세기까지 지속되어 말할 수 없이 많은 사람들이 고통을 받다가 사망하는 원인이 되었다. 그리스 의사들은 손상된 사지에

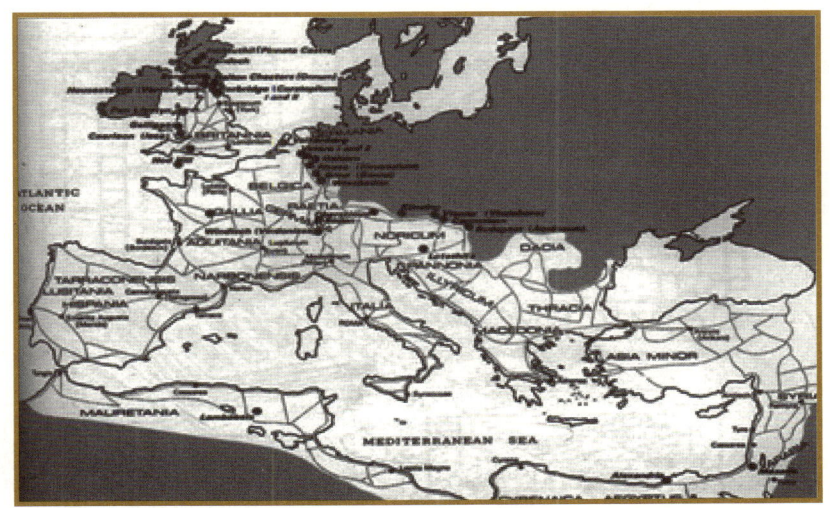
:: 로마 제국의 영토와 병원의 위치

절단수술을 하지 않고, 금방 생긴 상처의 출혈을 막기 위해 상처를 지지는 소작(燒灼)법을 사용했다. 이 또한 16세기에 앙브루아즈 파레(Ambroise Paré, 1510~1590)가 부적절한 방법임을 밝혀내어 폐기될 때까지 계속 사용되어 수없이 많은 사람을 고통받게 한 창상치료법이었다. 그들은 상처를 맨손으로 만지지 않고 금속 탐침자(probe)를 이용해 상처를 조사했으나 소독을 하지 않고 썼기 때문에 별 소득은 없었다.

임상관찰을 중시한 그리스 의사들은 겉으로 보기에는 대단하지 않은 상처를 입은 환자들이 물을 무서워하고 턱을 벌리기 어려우며 몸이 뒤로 활처럼 휘는 강직이 일어나는 파상풍에 대해 정확하게 기술했다. 또한 그리스 의사들은 전쟁후외상증후군에 대해서도 최초로 기술했는데, 그들은 전쟁을 겪은 군인들이 전쟁 후유증으로 정신질환을 앓는다는 것을 알았다.

(2) 로마 시대의 전쟁과 의학

서양에서 19세기 이전까지 최고 수준의 군진의학은 역시 로마 시대의 군진의학이라고 볼 수 있다. 로마 시대의 의학은 창의성이 넘치던 그리스 의학에 비해 학문적인 창조성은 떨어졌으나 공학, 건축, 위생적인 면에서는 뛰어났다. 기원전 1세기 무렵 로마의 지배자들과 장교들은 국가에서 부상당한 병사들을 돌봐주었을 때 그들이 더 용감하게 싸운다는 사실을 깨닫고 군대 내에 의학을 도입해 군진의학을 발전시켰다. 카이사르는 군대에 활용할 의사를 확보하기 위해 그리스 등지에서 유입된 의사들에게 로마 시민권을 주었다. 로마제국의 확장으로 기원전 1세기경부터 군대 병원의 네트워크가 발전하게 되었다. 로마제국의 영토와 병원의 위치를 보면, 당시의 병원은 군진의학에 사용되던

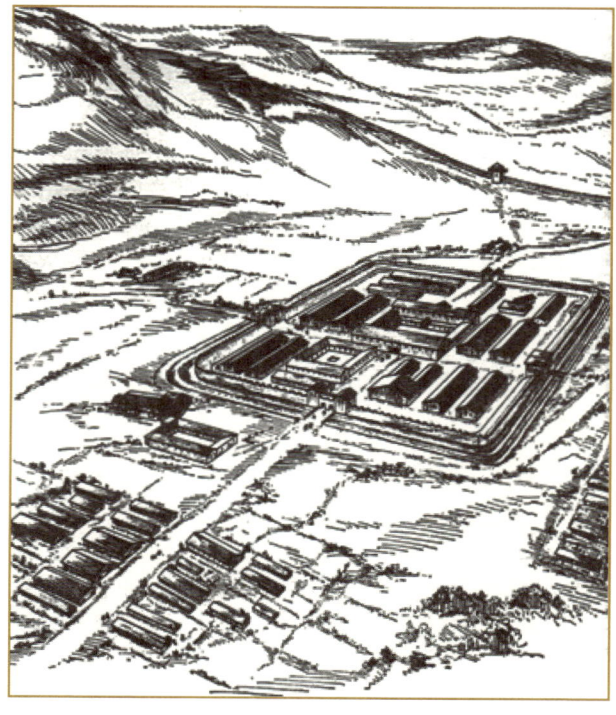

:: 로마의 군병원

군사 병원으로서 군사적 요충지와 제국의 경계에 있었다. 이는 로마 시대의 병원이 전쟁 및 영토 확장과 관련되어 있으며, 군진의학을 중심으로 발전되었음을 보여준다.

로마 시대의 군병원은 기원후 1~2세기 동안 25개의 군대 병원으로 일정한 규격에 맞추어 제국의 경계를 따라 지어졌다. 한 세기에 걸친 정복 사업으로 알프스 북쪽 지역을 식민지로 만든 후에 그 전선을 따라 직업군인들을 창설해 영구적으로 부대를 배치하기로 한 군사정책이 확립되자 이들을 위한 군대 병원이 세워졌다. 병원들은 표준 건물로 급수 및 쓰레기 처리를 파이프로 처리했으며, 중앙난방, 환기, 통풍을 잘 갖춘 5~6개 정도의 침상이 있는 병상이 공급되도록 건축되었다. 병원은 군대의 5~10%에 해당하는 약 200여 명을 수용하도록 했다. 누구를 먼저 수용하고 치료하는지는 부상자 분류체계(triage)를 이용했다. 군 외과의는 유니폼과 헬멧, 외과 장비세트(surgical kit), 약품을 소유하고 있었다. 로마에서는 외과가 상당히 발달해 폼페이에서 발굴된 200여 개가 넘는 외과 도구를 보면, 날을 갈아 끼울 수 있는 수술칼을 비롯해 현대 외과 도구에 버금가는 정교한 도구가 사용되었다. 그들은 진료에 쓰는 통

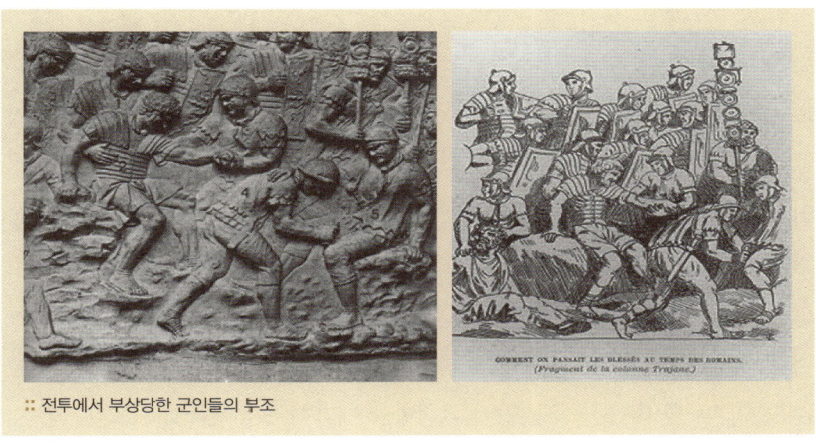

:: 전투에서 부상당한 군인들의 부조

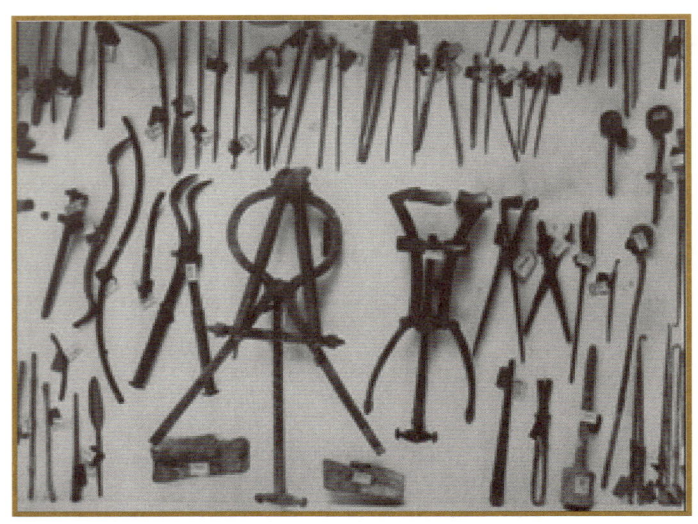
:: 로마시대의 외과의 도구

일된 매뉴얼이 있었고, 상당히 효과적으로 군인들의 외상을 치료했던 것으로 알려졌다. 흥미롭게도 이렇게 잘 조직된 훌륭한 병원은 오직 군대병원밖에 없었다. 로마제국 내에 민간인 시민을 위한 병원은 없었기 때문이다.

군인들은 전투에서 입은 창상보다도 급성 전염병과 감염 때문에 더 많이 죽어갔다. 전투는 가끔씩 있지만 감염병의 위험을 증가시키는 거친 전선에서의 집단생활은 피할 수 없는 일상이었기 때문이다. 기원후 121년 로마의 어느 군단 기록을 보면 총 296명 가운데 31명이 질병 때문에 군인으로서 부적합하고 15명은 질병으로 심하게 앓고 있으며, 10명이 넘는 사람들이 눈에 감염병이 있고 6명만이 창상을 입었으며, 질병 사망률이 총 20%에 달했다. 대개 군인들은 농촌지역에서 모집되었는데, 도시생활과 집단생활에서 창궐하는 전염병에 노출된 적이 드물었기 때문에 전염병에 면역력이 없고 매우 취약했다. 이러한 상황에서 로마의 군의관은 전투에서 다친 병사의 상처도 돌보지만 더 많은 사망자를 내는 주요 원인인 감염병을 예방하고 통제하고 치료하는 일이

주업무 중 하나였다. 군의관들은 식사와 운동, 위생에 주의를 기울였고 깨끗한 물의 공급 및 쓰레기와 분뇨의 적절한 처리에도 유의했다.

로마 시대의 무기는 칼, 창, 화살 등 피부나 근육을 자르는 무기가 주를 이루었다. 조기에 수술로 처치를 해도 감염과 괴사가 합병증으로 발생할 수 있고 그렇게 되면 어쩔 수 없이 절단수술을 해야 했다. 사지의 절단술에서는 속도가 중요했다. 수술을 하지 않는 경우에는 '피 나지 않는 나이프'인 쇠로 만든 소작기로 환부를 지졌다. 이렇게 하면 상처에서 흐르는 피도 멈추게 하고, 농양을 제거하며, 피부 병변으로부터 고름 배출을 촉진하고 괴사의 확대를 막는다고 믿었다. 이러한 과정이 상처 치료를 촉진하면서도 신체적 고통을 감내하는 군인의 인내력을 기르는 것으로 믿었다.

로마 시대 군진의학은 고대에서는 유일하게 조직적이며 체계적인 의학을 제공했다. 비록 별도로 분리된 공식 의학부대는 없었지만, 기원후 150년 정도가 되면 500에서 800여 명의 의사와 외과 의사들이 군대에서 활동하고 있었다. 잘 조직된 기동 부대와 앰뷸런스 부대와 조직화된 병원이 있었다. 한마디로 로마 의학은 전쟁을 통해 발전했다고 말할 수 있다. 당대 의학자들은 의술을 연마하기 위해서라면 군의관이 되어 전쟁터에서 충분한 부상자를 많이 보고 치료하는 것을 경험하도록 권고했다.

4. 중세 시대부터 17세기까지의 전쟁과 의학

(1) 중세 시대의 군진의학

476년 로마제국이 멸망하고 1453년 동로마제국이 멸망하기까지 약 천 년 동안 중세 사회에서 조직화된 로마 군진의학의 모습은 많이 쇠퇴했다. 중세시대의 의학은 수도원에서 담당했는데, 문명화되고 조직화된 로마의 의학은 게르만의 샤머니즘과 수도원의 기도나 단식으로 대체되었다. 수녀나 수사들이 의료를 담당했던 수도원에서는 환자의 질병 치료가 주된 목적이 아니었으며, 병자와 가난한 자에 대한 기독교적인 돌봄과 영혼의 구원이 주된 관심사였다.

군진의학에서는 창상을 주로 다루는 외과가 중요한데, 중세 시대에는 외과가 급속하게 쇠퇴했다. 동로마 제국은 로마 시대의 상설군대를 한동안 유지했고 병원과 조직화된 의료를 제공하기도 했으나 서유럽은 상황이 나빠졌다. 로마 시대의 군의들은 소독 효과가 있는 포도주로 상처를 깨끗하게 했으나, 중세 시대의 의사들은 상처치료에 필수적이라고 여기던 고름을 만들기 위해 상처에 인분과 동물의 분변을 포함한 갖가지 더러운 물질을 넣고 열어두었다. 고대 시대에 사용된 지혈대도 사라졌다가 16세기에 파레가 사용하면서 다시 나타났다. 외과는 이발이 주된 수입원이었던 이발사의 손으로 점차 넘어갔다. 중세 시대의 수술은 너무 야만적인데다 결과도 너무 나빠 교회에서는 수사나 신부가 외과 시술에 참여하는 것을 매우 꺼리게 되었다. 결국 1215년 제4차 라테란 공의회는 교회에서 칼이나 소작을 사용하지 않도록 외과를 금지했으며, 그 이후 의학과 외과는 더욱 쇠퇴했다.

14세기에 이르러 군진의학은 내과와 외과의 명확한 분리를 통해 이루어졌다. 외과는 훈련받지 못하고 교육받지 못한 떠돌이 돌팔이에 의해 행해졌다.

위생과 청결에 무관심한 처치로 상처가 덧나고 온몸에 감염되어 퍼졌으며, 종국에는 생명을 위협했다. 이러한 처치는 감염을 일으키는 원인이 되어 상태를 더욱 악화시키고 치료되는 경우는 드물었다. 14세기 말 중세를 뒤흔든 흑사병의 대유행 이후에는 감염설이 등장해서 지역마다 검역이 실시되었다. 특히 해군에서는 다양한 종류의 검역을 실시했다.

(2) 15~17세기의 군진의학

15세기의 군진의학은 화약의 도입이 가져온 창상의 변화가 큰 영향을 미쳤다. 1200년대부터 유럽에서 사용하기 시작한 화약은 1400년대에는 대포와 소총에 사용되었다. 그 이전의 전쟁 무기는 칼과 창이었기 때문에 피부를 뚫는 부상이 대부분이었지만 뼈가 손상되는 경우는 드물었다. 15세기에 이르면 화약의 사용으로 뼈에 부상을 입어 뼈가 밖으로 노출되는 등 개방 골절이 많아지면서 큰 문제가 되었다. 상처가 더 깊어졌으며 부상이 심해졌고, 노출된 뼈의 상처로 감염을 피할 수 없었을 뿐 아니라 더 심각하고 위협적이었다. 심한 부상 이후 감염과 염증이 너무 심해져서 군인 외과의들이 화약 자체에 독이 있다고 생각할 정도였다. 그래서 독을 없애는 제독법을 도입해 불결한 손과 독으로 상처를 만진 다음 끓는 기름이나 약제로 지지는 요법을 썼다.

당시에는 물론 미생물에 대한 개념이 없었고 화약에 독이 있다고 생각했기 때문에 손을 씻는다는 것은 생각하지 못했다. 외과의들이 더러운 손으로 개방된 상처를 만지고 게다가 끓는 기름이나 약제로 지졌기 때문에, 실제로는 외과의들의 손으로 상처에 세균을 옮긴 다음 조직에 더욱 손상을 주는 결과를 빚었다. 상처는 이전보다 훨씬 더 나빠지고 덧나게 되었다. 화약의 도입 이후 창상 후유증으로 목숨을 잃는 군인들이 많아지자, 상처의 독으로 목숨을 잃기 전에 빠른 시간에 사지절단을 하는 사지절단술이 19세기까지 광범위하게 시행되었다.

15세기에는 상설군대가 확립되었다. 프랑스에서는 찰스 7세에 의해 1445년에, 헝가리에서는 1460년대에 상설적으로 운영되는 군대가 확립되었고 그러면서 야전병원과 수송이 필요하게 되었다. 이 시기의 또 다른 특징은 인쇄술의 도입과 발전인데 의학 서적이 인쇄되고 지식이 공급되기 시작했다. 16세기에 인쇄술은 더 광범위하게 보급되었다.

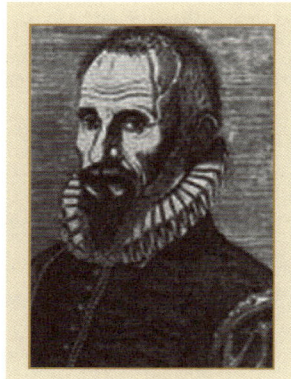

:: 앙브루아즈 파레의 초상화

16세기 군의학의 발전에는 앙브루아즈 파레의 기여가 컸다. 앙브루아즈 파레의 유명한 발견으로 소작법은 폐기되었다. 그가 소작법을 폐기하게 된 계기는 끓는 기름이 떨어져 할 수 없이 대신 연고를 발랐는데 다음날 끓는 기름을 붓지 않은 상처가 부작용도 훨씬 더 적고 덜 붓고 잘 치료되는 것을 발견한 것이었다. 이후 파레는 소작법을 폐기하고 지혈을 위한 혈관결찰술을 도입했다. 이 시기에는 상설군대의 확대로 전상자들의 수송과 체계적인 구호가 필요하게 되었다.

17세기에는 서유럽의 종교전쟁을 포함해 전쟁이 잇따르면서 소총, 피스톨, 대포 등의 무기 개선과 발달이 더욱 활발하게 이루어졌다. 이 시기에는 포위공격이 많아지고 또 공격이 장기화되면서 군대가 오랜 기간 동안 진지를 치고 주둔하는 일이 많아졌다. 따라서 군대의 위생과 감염병 유행이 커다란 골칫거리였다. 군대가 머무는 곳마다 이질, 설사, 흑사병, 홍역, 두창 등이 따라왔으나 여전히 군의 외과의는 이런 질병을 다룰 수 없는 지방의 이발사들이 담당하고 있었다.

5. 18~19세기의 전쟁과 의학

18세기에는 대규모 징집으로 큰 규모의 군대가 형성되었다. 18세기의 군진의학에서는 최초로 효과적인 두 가지 의학적 예방법이 적용되었다. 첫 번째는 괴혈병의 예방과 치료가 개발된 것으로, 영국 해군 군의관 제임스 린드가 통제된 비교실험에서 레몬과 오렌지로 괴혈병이 치료될 수 있음을 보여주었다. 두 번째는 조지 워싱턴이 미국 독립전쟁에 인두법을 도입해 두창 예방이 가능해졌다. 18세기 군진의학에 가장 큰 기여를 한 것은 에드워드 제너가 고안한 우두법이었다. 예방 접종을 뜻하는 'vaccination'이라는 용어 자체가 라틴어의 젖소(cow)를 지칭하는 vacca에서 생긴 말이다. 역설적이게도 제너의 고향인 영국에서는 우두법에 대한 반감과 저항이 강했다. 그러나 나폴레옹과 토머스 제퍼슨은 프랑스와 미국에 제너의 종두법을 도입해 널리 사용했다.

19세기에는 무기의 발전과 의학의 발전이 동시에 진행되었다. 전통적으로 외과 의사들의 3대 적인 통증, 감염, 출혈이 19세기 중반 이후부터 하나씩 해결되면서 의학의 발전이 이루어졌다. 1847년에는 마취제가 발견되어 수술할

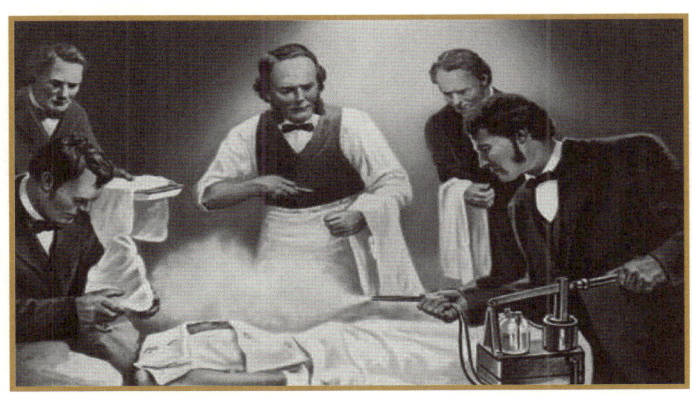

:: 리스터의 석탄산 소독술, 1867

때 통증을 조절할 수 있게 되었으며, 1870년대에는 미생물의 발견으로 감염을 예방하는 방법이 생겼다. 외과에서는 루이 파스퇴르와 로버트 코흐의 감염설을 기반으로 영국의 외과 의사 조셉 리스터가 소독술(antiseptic surgery)을 개발했다. 리스터의 소독술은 수술을 하는 동안 석탄산을 공기중에 분무해서 공기중의 균을 소독함으로써 수술 후의 감염을 줄이려는 방법으로, 리스터의 소독술 도입으로 19세기 말에는 수술 후의 감염이 상당히 줄어들게 되었다. 19세기 말에는 지혈법도 발견되어 출혈을 감소시키는 방법들이 개발되었다. 감염에 대한 보다 확실한 통제는 1940년대에 항생제 발견 이후 대량생산과 사용이 가능해지면서 효과적으로 이루어졌다. 그뿐 아니라 1895년 뢴트겐이 발견한 엑스레이는 신체의 심부손상 진단을 가능하게 했다. 골절이라든지 인체 내부의 심한 손상에 대해서는 엑스레이를 추가해 진단할 수 있는 기법들이 생겨났다.

19세기에는 무기도 꾸준히 개발되고 발전되었다. 1861년부터 1865년까지 수행된 미국의 남북전쟁에서 강력한 전장총과 포를 사용하게 되자, 이로 인한 심각한 상해가 발생했다. 하지만 그럼에도 불구하고 나폴레옹 전쟁이나 트리

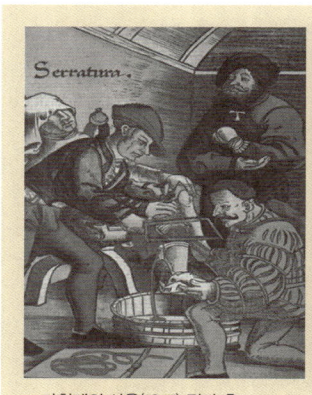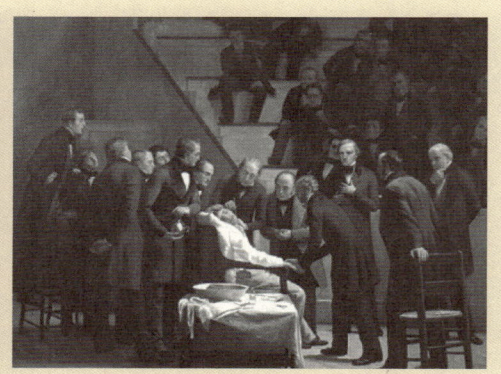

:: 마취제의 사용(1847) 전과 후

비아 전쟁처럼 전쟁 부상보다 질병이 더 치명적으로 더 많은 사람을 죽이는 상황이 벌어졌다. 마취제 도입은 분명 외과의 발전에 기여했으나 외과 의사의 3대적인 통증, 출혈, 감염 중 통증을 다스릴 수 있다고 해서 다른 문제도 함께 극복되지는 않았던 것이다. 미국의 남북전쟁 때만 해도 마취제는 도입이 되었으나 세균과 감염에 대해서는 알려져 있지 않았기 때문에 마취제로 환자를 잠재우고 더 많은 부위를 더 오래 수술했다. 이 때문에 역설적으로 마취제가 도입되고 수술 후

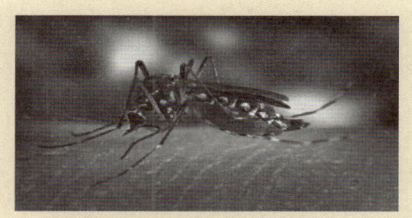
:: 황열병을 옮기는 이집트모기(Aedes aegypti)

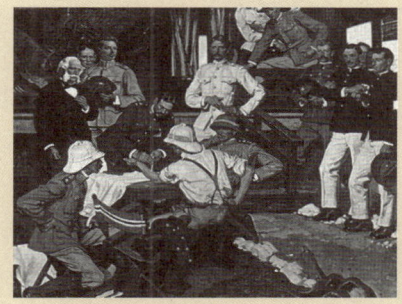
:: 월터 리드가 이끌었던 황열병 연구 광경을 묘사한 딘 콘웰의 그림 'Conquerors of Yellow Fever', 1940년경

의 감염성이 더욱 증가했으며 감염으로 인한 사망률도 더 증가하게 되었다.

이 시기의 전쟁과 의학과 관련해 중요한 발전이 이루어진 분야는 황열병이다. 스페인과 미국 사이에 전쟁이 벌어진 1898년 군의관 월터 리드가 시행한 연구로, 황열병 퇴치를 위해 월터 리드의 지시를 받은 제시 윌리엄 래지어, 제임스 캐롤 등의 의사들이 쿠바에서 군인들을 대상으로 실험하여 모기가 병을 옮긴다는 카를로스 핀라이의 가설을 증명했다. 쿠바에서 많은 자원자들을 대상으로 인체 실험 등을 실시해 증명해 낸 것이었다. 월터 리드의 연구팀은 연구에 대해 충분히 설명한 후 자원자들만을 대상으로 실험했다. 황열병에 걸린 모기에 직접 물리는 실험을 포함하고 있었기 때문에 상당히 위험한

실험이었다. 따라서 연구의 대가를 지불하고 만일 사망하면 추가로 더 지급하기로 했다. 실험을 주도했던 래지어는 동료에게 알리지 않고 스스로 모기에게 물리는 실험을 하다 결국 황열병에 걸려 사망했다. 래지어의 자가 실험은 연구자가 스스로를 연구 대상으로 삼아 위험을 무릅쓰고 연구하다 죽었다는 이유로 영웅적인 행위로 기리게 되었다. 군인을 대상으로 했지만 연구하는 의사도 자신에게 실험을 한 황열병 연구는 실험을 통해 다른 사람에게 위해를 끼치기 전에 자신에게 먼저 실험하는 일이 보다 윤리적인 것으로 인식되는 계기가 되었다. 1802년 나폴레옹은 아이티를 진압하려고 군대를 보냈으나 2만 5,000명의 프랑스 군대 중에서 2만 2,000명이 황열병으로 죽어 프랑스는 아이티뿐 아니라 북아메리카를 포기해야 했다. 하지만 월터 리드의 황열병 연구 덕에 미국은 황열병이 모기에 의한 전염병이라는 것을 알게 되었고 이를 통해 황열병을 통제하고 파나마 운하를 건설했다. 이제 의학은 전쟁을 승리로 이끄는 강력한 힘이 된 것이다.

6. 제1차 세계대전 시기의 의학

20세기에 이루어진 제1차 세계대전에서는 의학기술과 수송기법이 발달해 모든 의학지식과 기술이 동원된 전쟁이었다. 19세기 말 20세기 초에 발전된 마취술, 소독술, 무균수술 등 외과학의 발전과 의학의 발전, 운송수단의 발전이 총동원되었다. 파상풍, 항독소혈청, 소독장갑과 거즈의 사용, 이동 엑스레이와 실험실 등이 전쟁에 동원되었다. 독일과 프랑스 양 진영 모두 의사들은 중요한 전쟁 수단이 되어 전쟁에 적극적으로 참여하게 되었고, 군인들이 싸우는 전투지역 그리고 전선에까지 의사들이 배치되어 유럽에서 이루어진 제1차 세계대전에 미국 의사들도 대규모로 참여했다. 1918년에 이르러 제1차 세계대전에 참여한 미국 의사들은 3만 951명에 달했다. 이때 부상자 처치 스테이션 (casualty clearing station) 개념이 확립되어 전선 가까이서 부상자를 처치한 후에 야전병원으로 이송하는 방법이 채택되었다.

제1차 세계대전에서 무기와 전쟁기술이 발달하면서 전쟁으로 인한 상처는 훨씬 더 심해졌다. 기관총, 고성능 폭약, 지뢰, 박격포, 수류탄 등의 발전으로 포탄과 파편에 의한 손상이 심했고 참호전을 하면서 얼굴만 내놓고 몸은 가리다 보니 안면손상이 증가했다. 또 지뢰가 많이 사용되어 지뢰 폭발로 인한 손상이 증가했다. 조기수술과 외과의 발달로 지뢰 손상 환자의 생명은 많이 살리게 되었지만 재활, 안면손상, 사지절단 등으로 재활과 의족, 의수가 많이 필요해졌다. 또한 마취와 무균술의 발달로 수술 사망률은 줄었으나 항생제가 개발되기 전이었기 때문에 복부 부상 환자의 사망률은 매우 높았다. 복부가 손상되면 내장의 장기 손상으로 세균 감염이 많이 되고 그러면 감염으로 인한 사망률이 높아지기 때문이었다.

19세기 후반까지는 감염병 등에 의한 사망이 전쟁중 부상에 의한 사망보다 많았으나 제1차 세계대전에서는 부상에 의한 사망이 질병에 따른 사망의 두 배 가량 되었다. 하지만 제1차 세계대전 동안에도 전염병은 여전히 심각한 문제였다. 병사들은 대개 인구가 적은 시골에서 모집되었고 도시 지역의 병사들과 섞이면서 면역력이 없는 시골 병사들은 홍역, 볼거리, 뇌막염 등 아동성 감염성 질환에 전염되어 아동 감염질환을 앓는 경우가 많았다. 두창이나 디프테리아, 파상풍, 장티푸스 등은 어느 정도 백신으로 통제가 되었다. 곤충에 의한 질병도 DDT 등의 살충제로 어느 정도 해결되었다. 하지만 열대지방인 아프리카와 중동에서 질병으로 더 큰 어려움을 겪었는데 말라리아와 이질 등이 문제가 되었다.

독일은 제1차 세계대전중에 가스를 전쟁 무기로 사용했다. 염소 가스, 머스터드 가스, 포스겐 등이 화학무기로 쓰였고, 방독면이 2,700만 개 정도 공급되었다. 다른 전쟁 부상보다는 덜 치명적이어서 18만 5,000명 중 9,000명이 가스 전쟁 무기로 사망에 이르렀다.

7. 전쟁과 의학 : 20세기의 악마적 동맹

제2차 세계대전에서는 부상자 분류체계(triage), 쇼크 조절, 감염병 치료 등에 발전이 있었다. 해군과 공군이 약진하면서 이에 따른 생리와 병리의 문제를 연구하는 해군의학과 공군의학이 점차 발전했다. 이 시기에는 인류가 두고두고 잊지 못할 비인간적인 인체실험이 행해져 인류에게 커다란 충격을 안기기도 했다. 주로 독일과 일본에서 행해진 잔악한 실험이 많이 알려져 있지만 사실은 미국과 영국에서도 비인간적인 인체실험이 꽤 이루어졌다.

과거의 전쟁과 달리 과학과 의학이 전쟁에서 가장 중요한 수단이 된 때가 제2차 세계대전이었다. 의학연구가 대규모로 조직화되었고 정부의 강력한 지원을 받았다. 또한 의사들이 의학기술로써 전쟁에 적극적으로 참여했으며 미국, 독일, 일본 모두 의학연구를 전쟁의 일부로 생각했다. 연구 내용은 군인들의 질병이라든지 세균전 등 전쟁 수행에 필요한 것이었고 따라서 상당한 인력과 물자를 투입해 의학연구를 수행했다. 이처럼 제2차 세계대전 동안 이루어진 인체실험은 국제적으로 의학연구의 기준을 완전히 바꾸는 계기가 되었다.

(1) 독일의 비인간적인 인체실험

20세기의 전쟁과 의학은 독일에서 악마적 동맹을 했다고 볼 수가 있는데 아돌프 히틀러는 유달리 의학적인 은유를 많이 사용했다. 예를 들어 스스로를 '독일국민의 의사'라고 하거나 유대인을 독일 국민의 암이라고 표현하는 등 의학적인 은유를 좋아했을 뿐만 아니라 국가사회주의 나치 프로그램에서 의사를 매우 중요하게 생각했다. 히틀러는 사회주의자 의사, 유대인 의사들을 추방했지만 "나는 그대 의사들 없이는 국가사회주의 프로그램을 진행할 수 없다"면서 독일 출신 의사들을 우대했다.

나치가 포로수용소에서 한 실험은 20세기 전쟁과 의학의 악마적 동맹을 잘 보여준다. 포로수용소에서는 전쟁 수행에 필요한 의학지식과 기술을 얻기 위해 인체실험이 자행되었다. 북해 침공을 위해 러시아 포로들을 대상으로 냉각실험을 했고 차가운 냉수에 넣어 체온이 어느 정도 떨어지면 소생 불가능한지 혹은 소생 가능한지 등을 알아보는 실험을 했다. 그리고 고공에서의 전투를 위해 진공 방에 집어넣고 인체의 생리를 연구하기도 하고 세균전 연구를 위해 각종 세균을 인체에 주입하기도 했다.

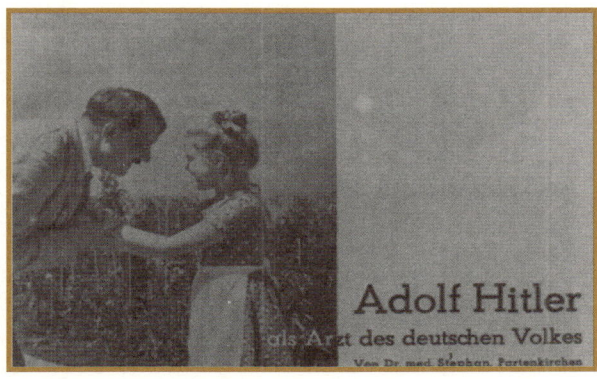

:: 아돌프 히틀러 : '독일 국민의 의사', 나치의 선전책자, 1935.

화학전을 위해 독가스 실험도 했는데 이 실험에 참가한 피험자는 죽거나 평생 후유증에 시달렸다. 고공에서 인체에 어떤 현상이 일어나는지를 알아보기 위해 진공 방에 사람을 집어넣고 점차로 감압하는 실험은 독일 공군의 의뢰로 아우슈비츠의 전쟁 포로를 대상으로 이루어졌다. 독일 의사들은 증상과 관찰을 정확하게 기록하고 부검했다. 다하우 수용소에서 자행된 얼음물 냉각 실험에서는 어느 온도까지 내려가면 생존이 가능한지 어떤 방법으로 소생 가능한지 자세하게 그리고 다양하게 실험했다.

이들의 반인륜적인 의학실험은 전쟁 후에 밝혀져 뉘른베르크 전범 재판 당시 의사재판(doctors trial)이라고 하여 별도로 진행되었다. 23명의 피고가 기소되어 약 2년 가량 진행된 재판에서 나치 인체실험의 피해자들이 진술했고 전문가들도 증언했다. 이 의사재판은 원래 '카를 브란트 대 미국' 사건으로, 카를 브란트는 히틀러의 주치의로서 잔혹한 실험을 한 반인륜적인 범죄로 사형당한 7명의 의사 중 한 사람이었다. 대부분의 피고처럼 카를 브란트는 무죄를 주장했으며 끝까지 처형을 거부하고 뉘른베르크 전범 재판을 정치적 재판이라고 주장하며 자신의 신체도 인체실험을 위해 기부할 수 있다고 항변했다.

뉘른베르크 전범 재판은 전쟁 후에 인체실험을 자행했던 23명의 과학자들과 의사들을 판결해 그 중 7명이 사형을 받았다. 이 재판을 통해 의료인들이 자발적으로 과학의 이름하에 역사상 최대 규모로 가장 잔인한 일들을 자행했다는 점이 전세계인에게 충격을 주었다. 과학은 그 자체로 민주적이고 비정치적이며 선한 것이 아니며, 첨단과학과 이데올로기가 결합되면 무서운 결과를 낳는다는 것이 재판을 통해 드러났다.

이 재판에서 재판부는 판결문 말미에 뉘른베르크 강령을 채택했는데, 이는 의학자 개인의 양심이 아니라 세계적으로 허용 가능한 의학실험의 원칙을 정하고 준수하는 일을 중요하게 부각한, 어떻게 보면 최초의 국제의학연구지침

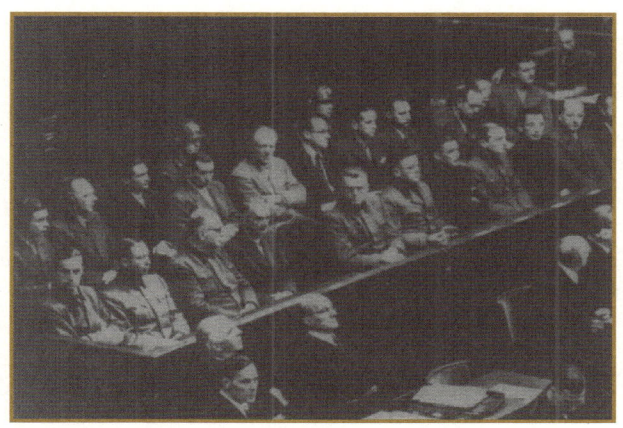
:: 뉘른베르크 '의사재판'의 피고석에 앉은 23인의 피고

이었다. 판결문의 일부로서 도덕적, 윤리적, 법적 개념을 만족시키는 의학연구 기본원칙이 채택된 것이다. 그 내용에는 피험자의 자발적 동의, 과학자의 자질, 피험자의 복지 증진 등이 명시되었고 이후 모든 가이드라인의 기초가 되었다.

　나치 의사들 중 가장 악명이 높았던 이는 아우슈비츠에서 죽음의 천사로 불린 요제프 멩겔레(Josef Mengele)였다. 정교수가 되려는 야심 많은 의학자였던 그는 아우슈비츠 포로수용소에서 40여 만 명의 죽음을 초래한 장본인이다. 인류학적 유전학 연구를 위해 1.5세부터 76세에 이르는 150~200쌍의 쌍둥이를 모아 전기충격, 불임, 푸른 눈, 박테리아 연구 등에 이들을 이용했다. 세균 연구에서는 일란성 쌍둥이 중 한 명에게 균을 주입하고 경과를 관찰하다가 마침내 죽으면 나머지 한 명도 죽여서 부검으로 장기별 정상 조직과 병리 조직을 비교했다. 멩겔레는 제2차 세계대전의 전범 재판을 피해 브라질과 파라과이로 피신해서 35여 년 간 생존했으며 1979년에 자연사한 것으로 알려졌다. 평생 잘못했다는 생각은 하지 않았다. 아들 롤프에게 유대인을 죽인 것은

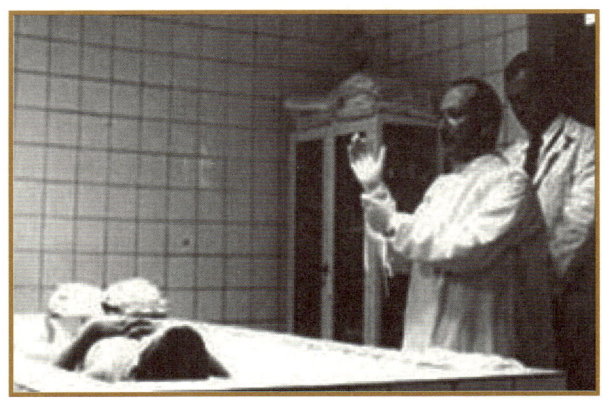
:: '죽음의 천사' 요제프 멩겔레

잘못이 아니라며, 유대인 전쟁포로들은 어차피 죽을 사람들인데 의학지식의 향상과 나치 프로그램 그리고 자신의 교수직을 위해 사용하는 것이 뭐가 나쁘냐고 했다는 것이다.

(2) 일본의 731부대와 인체실험

1935~1936년, 세균전의 필요성을 역설한 이시이 시로의 건의로 히로히토 일왕 명으로 네 개의 세균전 부대가 세워졌다. 관동군의 731부대는 이시이 시로 중장이 직접 지휘했는데, 1936년 만주를 침략할 때부터 세균전에 대비해 만주 하얼빈 남쪽 20킬로미터 지점에 관동군 산하 세균전 비밀연구소를 세웠다. 이를 '방역급수부대'로 은폐했고 태평양전쟁이 시작된 1941년 8월 만주 '731부대'(731부대 외 100부대도 같은 역할을 함)로 명칭을 바꾸었다.

이시이 시로는 1920년 교토제국대학 의학부를 졸업하고 1932년 도쿄의 육군 군의관 학교에 방역연구실을 설립했다. 그의 야심은 생물학적 무기를 개발해 육군 군의관의 지위를 향상시키고 기존의 제국대학 의학부 등을 능가하는 군사의학연구기관의 네트워크를 만들려는 것이었다. 관동군의 731부대에는 3,000명의 병력이 투입되었다. 모두 여덟 개 부서로 구성되었고 1부는 페스트, 콜레라균 등 각종 전염병균에 대한 연구에 중점을 두었다. 300~400명을 수용하는 감옥에 수감된 마루타들에게 세균실험을 했으며 1940년 이후 해마다 600명의 마루타들이 생체실험되어 최소한 3,000여 명의 중국, 러시아, 한국, 몽골인이 희생되었다. 731부대 관계자들은 마루타 감옥이 만들어진 뒤 살아나간 사람은 아무도 없다고 증언했다.

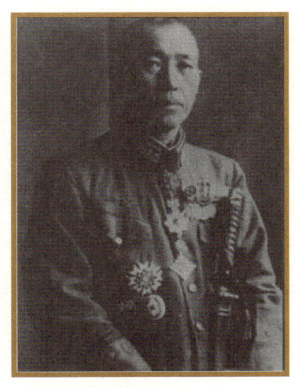
:: 731부대의 책임자 이시이 시로(石井四郞) 중장

731부대의 실험 내용을 보면 밀폐된 방의 공기를 빼내면서 인체가 파괴되는 과정을 관찰하거나 사람에게 말이나 원숭이 피, 페스트균 등 각종 세균을

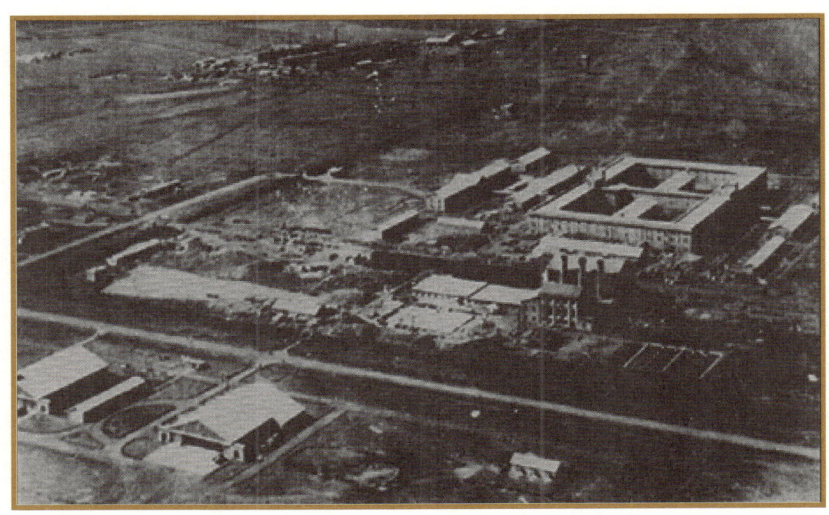
:: 731부대 전경

1. 전쟁과 의학연구

주사해 시간대별 변화를 기록하거나 동상에 걸린 인간의 팔다리가 어떻게 썩어들어가는지를 관찰하는 실험 등이 있었다. 대부분 한국인 항일 투사이거나 중국, 소련, 미국인 포로로 '껍질 벗긴 통나무'란 뜻의 일본어 '마루타'로 불렸다.

1945년 전쟁에 패하자 일본은 731부대의 흔적을 없애기 위해 살아남은 150여 명의 마루타들을 모두 죽였다. 2년 6개월 동안 800여 차례에 걸쳐 치러진 도쿄 전범 재판에서 731부대원들이 회부된 적은 단 한 번도 없었다. 독일 의사들이 공개재판을 받은 데 반해, 일본의 생체실험 의사들은 이시이 시로를 포함해 모두 면죄되었다. 생체실험을 통해 얻은 의학정보가 공산권에 넘어가지 않도록 미국이 자료를 넘겨받는 조건으로 방면해 주었던 것이다.

8. 맺는말

역사 속의 전쟁과 의학의 관계를 보면, 일상에서 보기 힘든 전상(戰傷)은 의학 지식과 기술이 축적되는 계기가 되기도 한다. 이때의 의학 발전은 전쟁과 군인의 의료 문제와 관련된 것이 많다. 전쟁과 질병이 관련이 깊은 만큼 의학의 발전이 군진의학에 미치는 영향은 컸다. 무엇보다도 전쟁에서 입은 창상을 치료하기 위해 외과학이 세분화되며 발전했다. 그러나 전쟁과 의학의 관계를 외상이나 손상에만 집중한다면 이는 일부만을 본 것이다. 무기에 의한 손상에 대처하는 의료기술은 그 일부일 뿐이다. 전쟁에서의 감염병은 19세기 후반까지 전쟁 창상보다 더 높은 사망자를 냈기 때문에 감염병과 위생은 오랫동안 전쟁의 주요한 문제가 되었으며, 제국주의가 팽창하자 위생은 제국주의 프로그램의 중요한 과제가 되었다. 전장의 문제 해결을 위한 연구 결과는 전쟁을 넘어 의료 분야로 확대·응용되었다. 전쟁과 질병이 관련된 여러 분야인 질병 감시체계, 백신, 급수, 의료체계 등이 그 예이다. 내과, 수혈, 응급환자의 분류와 이송, 앰뷸런스 등 의학의 새로운 개념과 접근이 전쟁중 발전했으며, 전쟁중에 발전된 의학은 평상시에도 의료분야에 적용되었다.

전쟁과 의학의 관계에서 20세기 제2차 세계대전의 의학은 의학의 본질에 대해 전인류에게 근본적인 성찰을 요구하는 질문을 던졌다. 오랫동안 무기력했을 뿐 아니라 창상 감염을 도지게 하여 수많은 목숨을 빼앗았던 의술은 19세기 말 세균학과 면역학, 병리학 등 과학적 의학으로 변모하며 상당한 힘을 갖게 되었다. 전염병의 원인이 밝혀지며 세균이 동정이 되고 배양 가능해지자 이제 세균은 가장 강력한 생물학적 무기가 되었다. 의학적 성과를 악용한 세균전에 대한 연구와 시도가 이루어지는 의학과 전쟁의 악마적 동맹이 제2차 세계대전에서 나타났던 것이다. 독일과 일본에서 잘 훈련된 의학자들과 의사들이 주도한 가공할 인체실험은 의학이 실험대상자를 해치고 죽일 뿐 아니라 의사나 의학자가 악마의 하수인이 되어 의학연구의 결과로 인류를 살상할 지식과 생물학적 무기를 만들어내는 역할을 할 수 있다는 것을 보여주었다. 제2차 세계대전의 세균전과 인체실험은 의학의 발전으로 가공할 힘을 얻게 되면서 의학이 그만큼 더 악한 목적으로 사악한 역할을 할 수도 있다는 것을 보여주었다. 그리고 그것에 의사들과 의학자들이 다수 참여했다는 사실은 이제 의학과 의술, 의사 됨은 가치의 문제로부터 분리될 수도 없고 분리되어서도 안 된다는 것을 극명하게 보여준 역사적 교훈이었다. 인간과 생명을 위한다는 역할에 대한 깊은 통찰과 이해 없이 악마와 손을 잡게 되면 매우 위험한 역할을 할 수 있을 만큼 의학이 발전한 것이다. 이것이 전쟁이라는 극단적인 상황에서 극명하게 드러나고 있었다.

현재 인류에게, 현재의 의사들에게 21세기 전쟁의 경험이 도전하는 것은 무엇인가? 전쟁에 대처하는 경험을 통해 의학의 역할과 가치에 대한 근본적인 문제가 제기되었다. 의학의 역할은 무엇인가? 인류에게 의학은 무엇이어야 하는가? 전쟁 시기에서, 평화 시기에서 의학과 의사들의 역할은 무엇이어야 하는가? 20세기 후반의 생명의료윤리는 의학의 새로운 역할과 책임을 다시 성찰하게 되는 과정에서 나타난 현상이다. 가장 크고 극렬한 전쟁인 제2차 세계대전을 통해 인류가 충격을 받고 의학에 대해 본질적인 성찰을 할 수밖에 없었던 것이다.

참고문헌

1. 김옥주, 뉘른베르크 강령과 인체실험의 윤리, 《의료 윤리 교육》 5(1); 2002(6): 69-96.

2. Coni, Nicholas. *Medicine and warfare: Spain, 1936-1939*(Published: New York: Routledge, c2008).

3. Lederer, Susan E., "Walter Reed and the Yellow Fever Experiments," *The Oxford textbook of clinical research ethics*(Oxford; New York: Oxford University Press, 2008) edited by Ezekiel J. Emanuel, pp. 9-17.

4. McCallum, Jack Edward, *Military medicine: from ancient times to the 21st century*. (Santa Barbara, Calif.: ABC-CLIO, 2008).

5. Risse, Guenter B., *Mending bodies, saving souls: a history of hospitals* (New York: Oxford University Press, 1999)

6. Tsuchiya, Takashi, "The Imperial Japanese Experiments in China," Weindling, Paul J., "The Nazi Medical Experiments," *The Oxford textbook of clinical research ethics*(Oxford; New York: Oxford University Press, 2008) edited by Ezekiel J. Emanuel, pp. 31-45.

7. Weindling, Paul J., "The Nazi Medical Experiments," *The Oxford textbook of clinical research ethics*(Oxford; New York: Oxford University Press, 2008) edited by Ezekiel J. Emanuel, pp. 18-30.

| 김석화(서울대학교 의과대학 성형외과학교실)

전쟁과 외과학의 발전

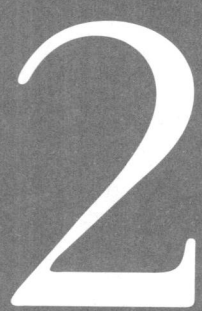

1. 들어가며

전쟁은 인류사에 멈추지 않고 반복되어 온 재앙이며, 인류가 만들어낸 최악의 재앙일 것이다. 허버트 조지 웰스(Herbert George Wells)는 일찍이 이렇게 말했다.

"우리가 전쟁을 끝내지 않으면 전쟁이 우리를 끝낼 것이다."
- 〈Things to Come〉(1936)

하지만 전쟁은 때로 여러 부산물들을 인류에게 가져다주기도 하였다. 인간 집단, 특히 국가의 흥망이나 존폐를 걸고 다투는 전쟁은 집단의 역량을 극단까지 몰고 가는 시험대였고, 이 과정에서 많은 과학적 발전이 이루어졌다.

외상을 입은 다양한 환자들이 끊임없이 밀려드는 전쟁터에서 외과는 너무나도 많은 발전을 이루었다. 의사로서 매우 이기적으로 생각하자면, 전쟁은 매우 훌륭한 실습장이다. 물론 물자와 인력의 부족 문제가 있으나 평소에 접하기 어려운 복잡한 손상을 입은 다양한 환자들을 접하고, 평시 상황보다 더 적극적이고 혁신적인 치료법을 적용해 볼 수 있다. 그래서 히포크라테스는 '전쟁은 외과를 배울 수 있는 유일한 장소'라고도 하였다.

그러나 실제로 전쟁이 의학 발전에 직접 영향을 끼친 것은 오래 되지 않았다. 전장에서 부상을 입은 군인이 치료를 받게 된 것은 비교적 현대의 일이다. 고대에는 심한 부상은 버려진 채 죽어가는 것을 의미했다. 당시 군인들은 대부분 피지배층이었고, 지배층의 소모품이었다. 심각한 부상이 있을 때 소생시킬 방법도 없었고, 소생을 시키더라도 전투를 수행할 수 있는 경우는 드물었을 것이다. 치료를 하여 단기간에 다시 전투를 수행할 수 있는 정도의 부상병이 아니라면, 비용-효과면에서 놔두는 것이 더 합리적이었을지도 모른다.

2. 로마 시대의 외과학과 전쟁

로마 시대에는 외과학과 군진의학에서 주목할 만한 발전이 있었다. 초기의 로마 의학은 주로 가장에 의해 집안에서 이루어졌고, 민간요법, 기도, 약초에 의지하는 수준이었으나 기원전 3세기경부터 도시가 발달하면서 발전된 그리스 의학을 전수받기 시작하였다. 기원전 219년 로마에 역병이 번지자 정식으로 전통 그리스 의사 아르카가투스(Archagathus)를 초대하고 최초로 로마 시민권을 주었다는 기록이 남아 있다. 아르카가투스는 로마 의사로 임용되어 거리에서 수술을 시행했다고 전해진다. 하지만 의사들의 지위는 여전히 낮았고, 주로 이민자들이었다.

제정 시대 이전까지 로마군의 군의는 사령관의 뜻에 따라 존재하였다. 동료를 치료하는 일은 존경을 받았지만 전문적인 의료 체계를 갖춘 군대는 드물었고, 많은 경우 동료 병사들이 치료해 주는 정도였다. 그러나 제정 시대에 이르러 로마군은 큰 변화를 겪게 된다. 로마의 초대 황제인 아우구스투스는 기원전 30년에 역사상 최초의 전문화된 상설부대를 창설하였다. 군인을 확보하기 위해서는 군대를 매력적인 곳으로 만들 필요가 있었으므로 봉급 등 각종 혜택이 주어졌다. 군의를 포함한 모든 의사에게 로마 시민권이 주어졌으며 군의에게는 일반 군인과 마찬가지로 토지 대여, 은퇴 후 세금 의무 면제 등의 혜택이 주어졌다는 기록이 있다. 이민자 의사들에게 있어 군대는 노후를 보장받을 수 있는 길이었다. 1세기가 지나면서 전체 로마 군대 약 6,400명당 20명의 의료인들이 배당되었다. 이들 중 90%는 그리스를 비롯한 로마 동부 출신 이민자들로 알려져 있다. 나중에는 군대의 의사 수련이 일반 사회 의사 수련보다 더 체계적이고 혁신적인 방식으로 발전하게 되었다.

로마 군의들은 로마 군진의학에 혁신을 가져왔다. 로마 군의는 전투에서 다친 병사를 치료했을 뿐 아니라 감염병의 방지, 치료, 전파의 통제를 담당하였으며, 군대의 식단, 운동, 위생까지 책임졌다. 신선한 식수의 공급과 쓰레기 처리에도 주의를 기울였다. 아픈 병사들은 우선 병원으로 이송되었다. 제국이 팽창되기 이전에는 병사가 다치거나 아프면 후방으로 이송되어 치료를 받았다. 하지만 제국이 유럽 전역과 아랍 지역으로 팽창된 후에는 이송이 어려워졌고, 이에 따라 로마군은 전진 기지에 '군대 병원(valetudinarium)'을 지었다. 이것은 로마 이전에는 원형을 찾아볼 수 없는 로마인만의 혁신적인 아이디어였다.

그뿐만 아니라 기지의 건설과 유지에 위생의 개념을 도입하였다. 늪이나 물이 고여 있는 곳 근처에는 기지를 짓지 않았고 오물은 동물에게 식수하는 곳보다 하류에 버렸다. 변소에는 계속 물이 흐르게 했고 변소 위에는 나무를 덮어 파리 등의 접근을 막았다. 세수를 위해 스폰지와 세수대야가 배당되었다. 각 기지에는 욕실이 건설되었으며, 병사들은 높은 수준의 청결을 유지하였다. 신체를 단련하고 균형 잡힌 식단을 공급받고 정기적인 검사까지 받음으로써 로마 시대의 군인은 평균수명이 일반인보다 5년 길었던 것으로 알려져 있다.

로마 군대 외과의는 다양한 약재를 이용하여 마취 효과를 보기도 하였다. 진경효과를 내는 스코폴아민 성분을 가진 사리풀을 아편과 혼합하여 진정제 효과를 내었으며 금속의 녹을 상처에 넣어 살균 효과를 보았다. 이외에도 멘드레이크를 수술 전 진정과 고통 경감 용도로 썼으며, 로즈마리를 방부제로, 회향풀(caraway)을 찜질약이나 흥분제로 썼다.

로마의 군진의학은 특히 외과학에서 놀라운 발전을 일구었다. 혹자는 로마 군대 외과학의 성취가 19세기 초까지 어느 외과학에도 뒤지지 않는다고도 말한다. 다친 병사의 혈액 손실을 막기 위해 혈액순환에 관한 지식을 응용, 지혈대와 혈관결찰술을 고안하였다. 발달된 결찰술과 봉합술을 이용한 사지절단술 역시 로마 군대에서 비롯되었다.

로마의 외과 도구는 오늘날과 매우 유사한 것으로 알려져 있다. 다양한 종류의 칼날을 갈아 끼우는 메스, 수술용 겸자, 상처 봉합용 클립 등이 폼페이 유적에서 발굴된 바 있다. 화살이 박혔을 때 메스로 절개를 가하고 훅(hook)으로 피부를 당기고, 화살촉을 겸자로 빼는 시술들을 한 것으로 보인다. 상처 속 이물질을 꺼내거나 구더기로 죽은 살을 제거함으로써 파상풍이나 괴저의 발생률을 감소시키기도 하였다. 출혈이 있는 경우 지혈 겸자나 소작기를 이용하여 지혈을 시행하기도 하였다. 현재의 봉합용 피부 스테플러와 매우 유사한 피부 결찰 클립으로 상처를 잡아 봉합하기도 하였다.

소독의 원칙 또한 지켜져 수술 전 뜨거운 물로 수술용 도구들을 소독하도록 하였다. 또한 절대로 한 환자에게 사용한 기구를 그대로 다른 환자에게 사용하지 않도록 하였다. 이 원칙은 로마 제국 이후에는 외과에서 잊혀졌다가 19세기 말에야 부활하였다. 상처는 식초로 세척하거나 벌꿀과 이집트산 연고를 혼합하여 발라두었다. 식초나 벌꿀은 페니실린이 발명되기 이전까지 가장 강력하다고 알려진 항균 소독 물질이었다. 이처럼 로마에서는 과거에는 상상할 수 없었던 수준으로 군진의학이 발달하였고, 그 중 일부는 19세기에 와서야 외과학이 능가하는 부분들도 있었다.

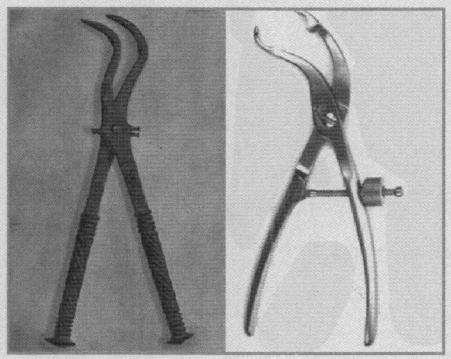

:: 뼈집게(Bone Foreceps)
　왼쪽 : 로마시대 뼈집게
　　　(출처: http://www.gutenberg.org/
　　　files/40424/
　　　40424-h/40424-h.htm#plate)
　오른쪽 : 오늘날의 뼈집게
　　　(출처: Synthes® 398.80 Bone Forceps)

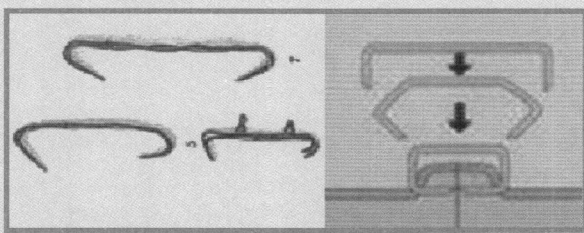

:: 상처 봉합용 금속 클립(metal clasps for wound closure)
　왼쪽 : 로마시대 상처 봉합용 금속 클립(출처: http://www.gutenberg.org/
　　　files/40424/40424-h/40424-h.htm#plate2)
　오른쪽 : 오늘날 피부 스테플러

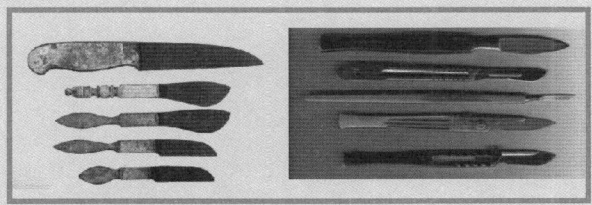

:: 수술용 칼(Scalpels)
　왼쪽 : 로마시대 수술용 칼(출처: http://www.aasd.k12.wi.us/Staff/loritzamy/
　　　Student%20webpages/World%20Hour%202/Carli,...Medicine.htm)
　오른쪽 : 오늘날 수술용 칼

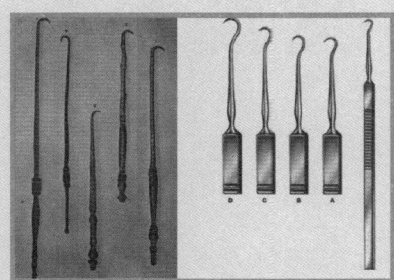

:: 훅(Hooks)

3. 수혈과 소독이 바꾼 전쟁 양상

서로마의 멸망 이후 르네상스까지의 중세시대는 흔히 서양 역사에서 암흑기로 불린다. 고대의 사상과 지식들이 멸절되었고, 인류의 지적 수준은 퇴보했으며, 의학 역시 암흑기를 맞게 된다.

인체 해부학은 합리주의에 따라 로마시대에 발전했으나, 중세에는 종교적 터부에 밀려 설 곳을 잃었다. 근대 해부학의 창시자인 베살리우스(Andreas Vesalius)가 1543년 《인체의 구조에 대하여(De humani corporis fabrica)》를 펴냈던 시기까지 해부학은 고대 로마의 갈렌(Claudios Galenos)의 영향에서 벗어나지 못했다. 멸균과 소독에 대한 개념들도 잊혀졌다. 19세기 중반 손씻기로 감염의 위험을 낮출 수 있음을 주장하였으나 의학계에서 퇴출당할 뻔한 젬멜

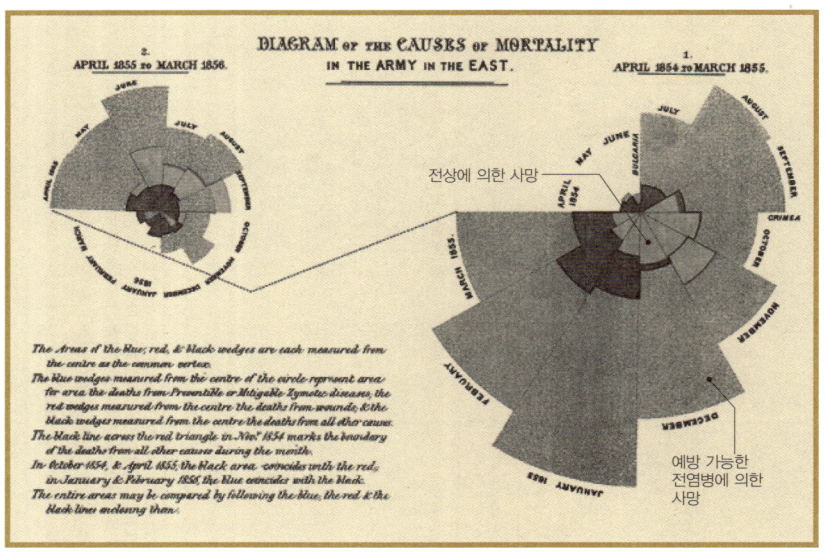

:: 동부군의 사망 원인
플로렌스 나이팅게일 : 나이팅게일의 유명한 '동부군의 사망원인'이라는 차트는 당시 전쟁에서 전상에 의한 사망보다, 예방 가능한 전염병에 의한 사망이 훨씬 많았음을 보여준다.

바이스(Ignaz Semmelweis)나 리스터(Joseph Lister) 등이 소독법을 주장하고 나서야 소독이라는 개념이 재등장하게 되었다.

전쟁이 외과학 발전에 영향을 미친 것은 제1차 세계대전 이후였으며, 그 이전의 전쟁에서는 외과학이 큰 효과를 보지 못했다. 내과적인 문제가 오히려 더 컸던 것이 그 원인 중 하나라고 볼 수 있다. 간호학의 어머니라 불리는 플로렌스 나이팅게일의 조사는 내과적인 문제의 심각성을 잘 보여준다. 크림 전쟁(1853~1856)에서 사망한 군인은 70여 만 명이었으나, 이 중 실제 전투로 인한 손상에 의한 사망자는 약 20%뿐이었던 것이다. 사망자의 대부분은 전투로 인한 손상 자체가 아니라 상처의 감염, 전염병, 그로 인한 내과적 합병증 등의 병사자였다.

전투 부상 후 가장 일차적인 사망 원인은 출혈과 이로 인한 쇼크였으며, 감염이 중요한 이차적 원인이었다. 제2차 세계대전까지도 전염병에 의한 사망이 전상에 의한 사망보다 많았다. 그 비율은 나폴레옹 전쟁(1803-1815)에서는 8:1, 크림 전쟁(1853-1856)에서는 4:1, 미국 남북전쟁(1861-1865)에서는 2:1, 미국-스페인 전쟁(1898)에서 7:1, 제1차 세계대전(1914-1918)까지도 4:1이었다. 이후 제2차 세계대전에 들어서야 0.1:1, 한국전과 베트남전에서 0.2:1, 걸프전에서는 0.1:1 정도로 크게 감소하였다. 전상보다는 막사 내 장티푸스나 말라리아 유행 등이 더 커다란 사망 원인이었던 것이다. 이러한 상황에서 외과의 중요성은 상대적으로 낮을 수밖에 없었다.

1900년대 초에야 출혈과 감염에 대항할 수 있는 강력한 무기들이 개발되었으며, 이로 인해 두 번에 걸친 세계대전 동안 사망 양상이 바뀌게 된다.

최초로 전장 수혈팀이 도입된 것은 제1차 세계대전중이었다. 1909년 카를 란트슈타이너(Karl Landsteiner)에 의해 ABO식 혈액형을 이용하여 응고 작용

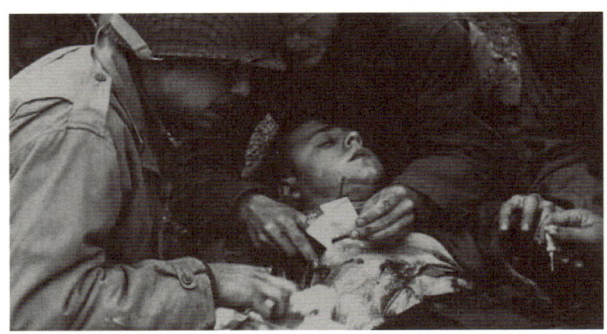
:: 영화 〈라이언 일병 구하기〉중 설파제를 사용하는 장면

을 줄이는 방법이 개발되었다. 1914년 앨버트 허스틴(Albert Hustin)에 의해 구연산을 이용하여 혈액응고를 줄이는 법이 발견되고, 1916년 항응고제가 개발되자 수혈은 보다 쉽게 전장에서 응용될 수 있었다.

제2차 세계대전에서는 감염의 문제가 극복된다. 1932년 독일의 게르하르트 도마크(Gerhard Domagk)에 의해 설폰아마이드의 강력한 항균효과가 확인되었다. 설파제라는 이름으로 더 익숙한 이 기념비적인 항균제가 제2차 세계대전에 널리 사용되면서 감염률은 크게 감소하였다. 제2차 세계대전 때 미군은 설폰아마이드 가루를 개인이 소지하게 하였다. 다만 설폰아마이드는 생물 유래가 아니라 항생제라고 불리지는 않는다. 최초의 항생제는 페니실린이다. 푸른 곰팡이에 의한 항균작용이 발견된 것은 1928년이었으나 이를 정제한 페니실린이 만들어진 것은 1940년이었다. 이듬해 인간에게 최초로 투여되어 뛰어난 결과가 확인되었으며, 제2차 세계대전중 전장에 다량 공급되어 수많은 생명을 살릴 수 있게 되었다. 제2차 세계대전에서 노르망디 상륙작전은 페니실린이 최초로 광범위하게 활용된 작전이다. 일례로 제1차 세계대전 동안 가스 괴저의 발병률은 5%였고, 이로 인한 사망률이 무려 28%였으나, 이후의 전쟁들에서 가스 괴저는 극적으로 감소하여 한국전 때는 거의 완전히 사라져버렸다.

4. 다양한 외과 분과 학문의 출발

출혈과 감염의 문제 해결은 외과 수술의 성공률을 높였을 뿐만 아니라, 외과적 술기를 발달시키는 계기가 된다. 다양한 분야의 수술법과 술기가 발달하면서 각종 외과 분과가 발달할 수 있는 기초가 마련되었다.

제1차 세계대전(1914~18)은 인류 역사상 가장 파괴적인 전쟁 중 하나였다. 전투원 6천만 명 중 7백만 명이 사망하였고 1천9백만 명이 부상을 입었으며, 50만 명이 절단술을 받아야만 했다. 부상의 대부분은 한층 더 위력이 세진 폭탄과 파편에 의한 것이었다. 이 전쟁은 흔히 '참호전(Trench war)'이라는 말로 대표된다. 참호전은 전쟁의 양상을 '기동전'에서 '소모전'으로 바꾸어놓았다. 프랑스와 독일군이 서로의 진지를 빼앗기지 않기 위해 참호를 파고, 수개월 이상 참호에서 지내야 했던 참호전은 인류에게 끔찍한 기억들을 남겼다. 참호 속의 전우의 시체와 시체를 먹이로 삼은 거대한 쥐 그리고 이로 인해 창궐하는 전염병과 썩어들어가는 다리(참호족)는 제1차 세계대전의 처참함을 상징한다. 참호전 결과 머리만 내어놓고 진지를 방어하는 측이 입게 되는 두경부의 손상 혹은 유탄에 의한 손상 환자 사례가 급증하였다.

'현대 신경외과학의 아버지'로 불리는 하비 쿠싱(Harvey Cushing, 1869-1939)은 1917년 프랑스 내 영국군 병원의 외과 파트에 부임하여 4개월간 근무하면서 기록적인 업적을 남겼다. 이 기간 동안 그는 219명의 병사들을 수술하였는데 이 중 133명이 총상이 경막을 관통한 환자였고, 수술 후 사망률이 29%였다고 보고하였다. 이는 뇌수술 후 사망률을 획기적으로 낮춘 것이었다. 쿠싱은 현재까지도 신경외과에서 사용되는 주된 수술법 중 하나인 음압에 의한 변연절제(debridement by suction)와 방수성 봉합(watertight closure), 근막

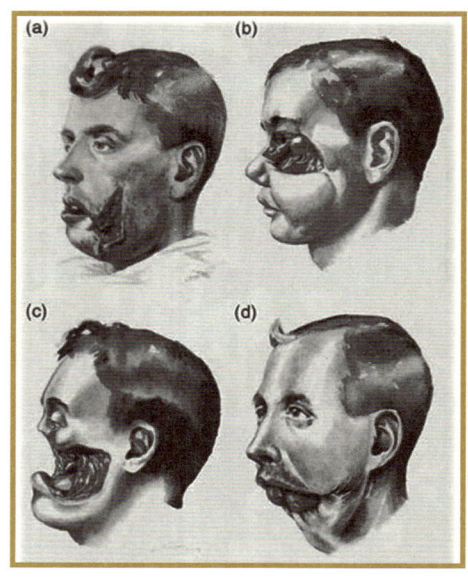

:: 손상의 상태에 대한 자세한 기록
헨리 통크스(Henry Tonks), 데릴 린지(Daryl Lindsay) 등 미술가에 의한 성형술 모식도

을 이용한 경막 복구(repair of dura with fascia lata) 등을 시행하였으며, 철저한 기록에 의해 두부 손상의 치료에 대한 체계화를 일구었다.

이와 함께 제1차 세계대전에서 빼놓을 수 없는 중요한 의사는 '성형외과학의 아버지'인 해롤드 길리스경(Sir Harold Gillies, 1882-1960)이다. 그는 원래 영국의 이비인후과 의사였으나 프랑스에서 복무하던 중 치과의사 샤를 발라디에(Charles Valadier)를 만나 뼈 이식을 비롯한 턱 손상 치료의 기본을 익혔다.

길리스는 1917년부터 1925년까지 5,000명 이상의 안면부 손상 군인을 11,000건 이상 수술 시행하여 성형외과 기초를 확립하고 술기를 개발하였다. 또한 환자들에 대한 자세한 기록과 함께 헨리 통크스(Henry Tonks)나 데릴 린지(Daryl Lindsay) 등의 화가로 하여금 손상 상태에 대한 자세한 기록을 하도록 하였고, 이것이 방대한 그림 자료로 남게 되었다.

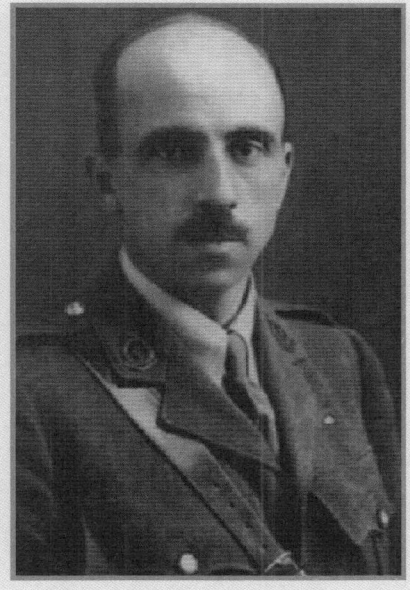

:: 해롤드 길리스경(Sir Harold Gillies, 1882-1960)

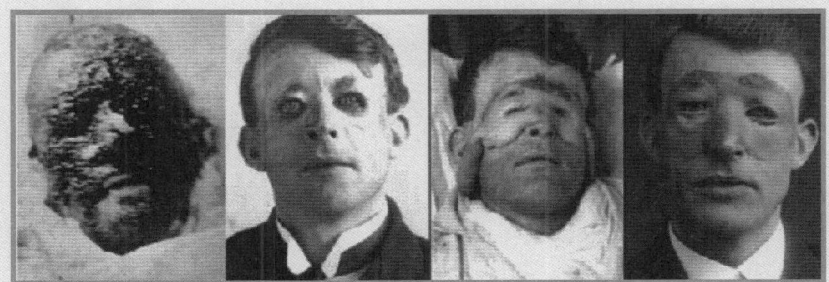

:: 전투중 상하안검의 손상을 입은 해군장교 월터 여(Walter Yeo)에게 길리스가 시행한 최초의 성형수술(피판술), 1917.

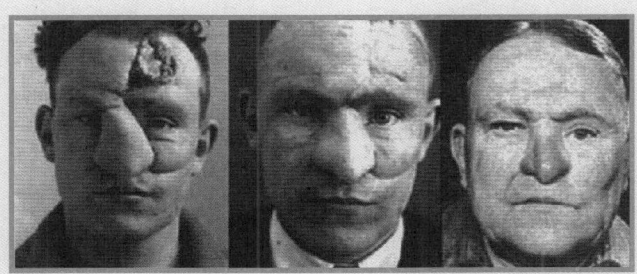

:: 전투중 총상으로 코를 잃은 33세의 군인 윌리엄 스프레클리(William M. Spreckley)에게 길리스가 시행한 코 재건술, 1917.

두경부 외상에 대한 치료 경험은 두경부 외과학 발전의 토대가 되었을 뿐만 아니라, 구순열 등 두경부의 선천성 기형에도 적용이 되어 많은 발전을 이룩하게 된다.

'망가진 얼굴(broken faces)'의 치료 경험은 안면수술을 크게 발전시켜 미용수술 발전으로 이어졌다. 이제 외과는 전쟁에서 부상당한 이들을 살리고 빠른 시간에 회복시키는 것뿐만 아니라, 전쟁 후에 이들을 사회로 되돌리기 위한 재활 영역까지 담당하게 되었다. 실제로 현재 시행되는 안면부 미용수술의 기본 원칙들은 대부분 제1차 세계대전 후 제2차 세계대전까지의 20년 동안 개발된 것이다. '성형외과학'은 제1차 세계대전의 경험을 바탕으로 발달하였다.

제2차 세계대전(1939-45)에서는 부상의 양상이 좀더 복잡다양해진다. 폭약의 성능은 더 커졌는데, 심한 손상에도 생존하는 경우가 많아지면서 재건 수술 필요성이 증가되었다. 이 시기에는 결과적으로 다양한 수술 방법이 개발되고 여러 분야의 선구적 외과의들이 배출되었다.

수부외과라는 전문진료과가 생긴 것도 제2차 세계대전의 영향이다. 그때까지 수부의 진료는 정형외과, 성형외과, 신경외과 등 여러 분야에서 제각각 이루어졌으며, 전문 진료과로서의 체계는 부족한 상태였다.

정형외과 군의 중 최초로 미군 군의감(US Surgeon General)을 지냈던 노먼 커크(Norman Kirk, 1888-1960)는 제2차 세계대전의 대부분 기간 동안 미군 의무대를 이끌었으며, 그 동안 군진의학의 외상과 재활 분야에서 많은 발전을 이루었다. 수부외과라는 전문분야가 만들어진 것도 그의 업적 중 하나이다.

1944년 미국내 병원들을 시찰하던 노먼 커크는 전쟁중 손상된 손의 치료와 재활이 체계적으로 이루어지지 못하는 것에 수부외과의 필요성을 느끼고, 그의 오랜 친구이자 당시 '수부외과학(Surgery of the Hand)' 교과서의 집필을

막 끝낸 스털링 버넬(Sterling Bunnell, 1882~1957)을 초빙하여 미군 수부 센터(US Army Hand Centers)를 창설하게 하였다.

버넬은 열 곳의 수부 센터를 지휘하며 젊은 수부외과 전문의들을 키워냈고 현재까지도 사용되고 있는 수부외과의 주요 술기들(건전이술, 신경봉합술, 관절고정술, 절골술, 피부이식술) 등을 개발, 발전시켰다. 그 중 한 명인 폴 브라운이 시행한 K강선을 이용한 수부의 고정술은 현재까지도 가장 중요한 수부외과의 술기 중 하나로 사용되고 있다.

전후 버넬은 미국 수부외과학회(American Society for Surgery of the Hand)를 창립하고, 초대 회장을 지내기도 하였다.

화상 치료 역시 제2차 세계대전 동안 발전하였다. 제2차 세계대전은 최초로 공군을 이용한 대량 공습이 이루어진 전쟁이었으며 고도에서 추락하면서 불에 화상을 입는 조종사와 민간인들이 많았다. 화상 치료 선구자로 불리는 아치볼드 맥킨도(Archibald McIndoe, 1900~1960)는 길리스경의 사촌으로 제2차 세계대전 당시 영국군으로 복무하며 퀸 빅토리아 병원(Queen Victoria Hospital)에서 성형외과를 맡고 있었다.

당시까지도 중증 화상환자의 치료에 탄닌산(tannic acid)이 표준 치료법으로 쓰였다. 탄닌산으로 치료한 화상부위는 건조해지며 죽은 피부가 제거되었고, 항생제가 발달하기 전에는 이런 방법으로 감염을 줄이고 사망률을 낮출 수 있었기 때문이다. 하지만 이 과정은 극도의 통증을 동반하였고, 치료 후에도 심한 흉터를 남겼다.

더 나은 치료법을 찾던 맥킨도는 바다로 추락한 조종사들이 다른 이들보다 흉터가 더 적은 것에 주목하였고, 화상환자를 식염수로 목욕시키는 방식을 개발하였다. 이것은 탄닌산을 이용한 방법보다 훨씬 편안하고 안전하였으며, 치료 기간은 단축되고 생존율은 높아지게 되었다.

맥킨도는 또한 피부이식술을 이용하여 대규모 화상을 치료하고, 재활을 강조하는 등 현대의 화상치료의 기반들을 마련하였다.

5. 한국전쟁과 의술의 발전

제2차 세계대전이 마무리되고 만 5년이 되지 않아 발발한 한국전쟁은 군진의학 도약의 또 하나의 계기가 되었다. 영화나 시트콤에도 등장하며, 미국인들에게 한국전의 주요한 상징으로 남아 있는 이동 외과 병원 '매쉬(Mobile Army Surgical Hospital, MASH)'가 도입되었다.

'매쉬'는 제2차 세계대전 때의 이동식 외과팀이 발전한 형태라고 볼 수 있다. 매쉬는 후송 병원의 일부가 아니었고, 가능한 한 빨리 고도의 외과 술기가 적용될 수 있도록 전선에서 10마일 이내, 후송 병원 근처에 설치되었다. 심각한 부상 환자는 후송 시스템에서 따로 매쉬로 이송되어 빠르게 응급수술을 시행할 수 있도록 하였다. 24명의 의사들과 41명의 간호사로 구성되어, 한 달간 1만 2천 명의 환자를 보았다고 기록되어 있다. 모든 전상에 의한 사망은 2.4%로 감소하였으며, 복부 외상에 의한 사망은 8.8%로 감소하였다.

최초로 헬리콥터를 이용한 환자 이송이 실시된 것도 한국전쟁이었다. 헬리콥터 이송은 처음에는 이송 능력이 제한적이었지만 이후 월남전 때 더욱 널리 쓰이게 된다. 한국전 때 이송 시스템은 매우 잘 작동하여 부상병의 58%가 2시간 내 치료를, 85%가 6시간 내 치료를 받을 수 있었다고 한다.

한국전쟁은 혈관외과 발전의 계기가 되기도 하였다. 제2차 세계대전 들어

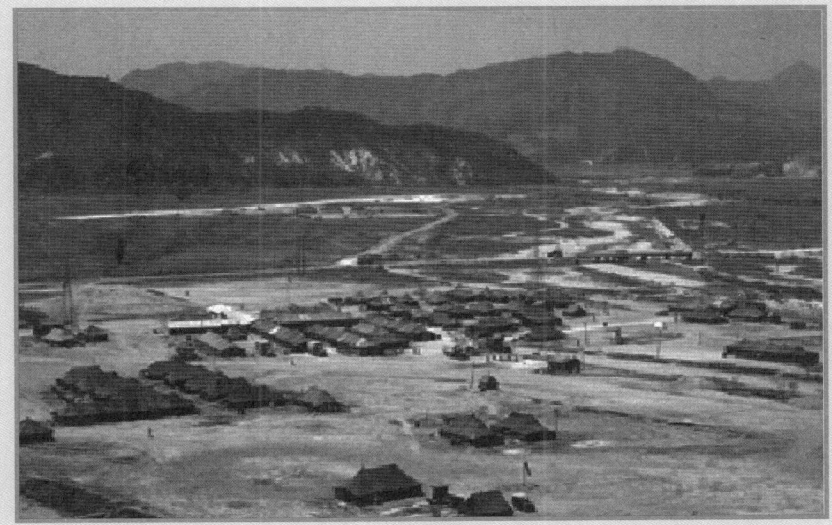

:: 1952년도 전선에서 10마일 거리에 위치한 MASH Unit 8063
 (Photo Courtesy of John Sanford)

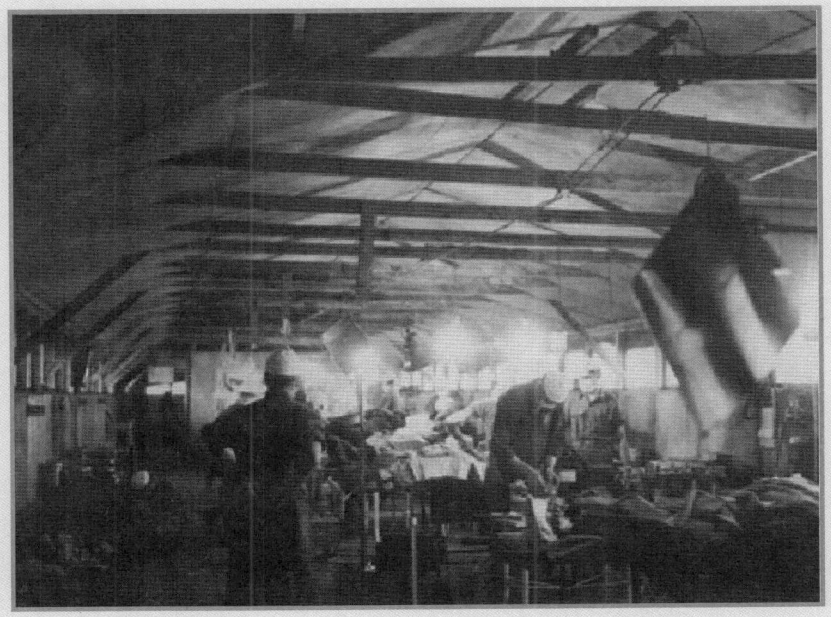

:: MASH Unit 8055
 빠른 헬리콥터 수송과 매쉬에서의 수술로 한국전에서 전상에 의한 사망자는 크게 감소하였다.

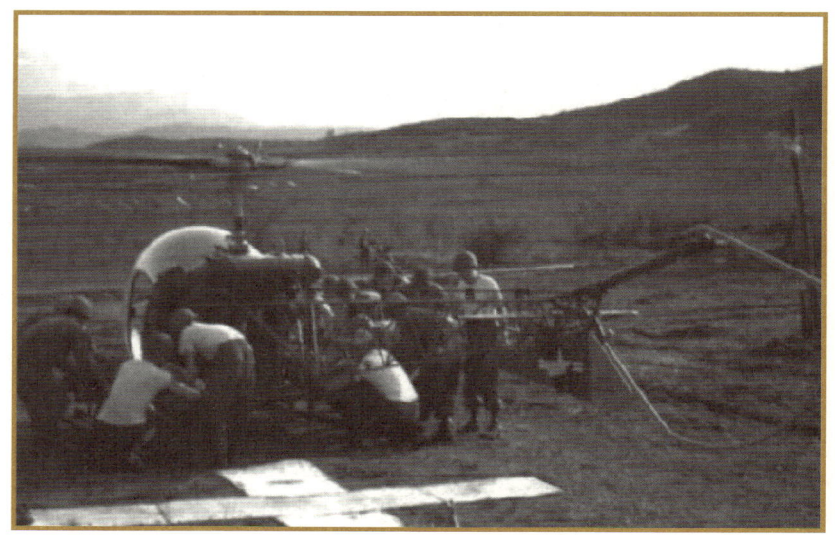
:: 최초로 헬리콥터 수송이 시작된 것도 한국전이었다.

수류탄과 파편에 의한 상처가 더욱 심각해졌고, 동맥손상 환자수는 제1차 세계대전의 두 배가 되었다. 이 숫자는 한국전쟁 이후 다시 두 배가 되었다. 최초로 혈관 전문 외과의들이 전선에 투입되었고 절단술을 받아야 할 비율을 전쟁 초기 62%에서 전쟁 말기에는 13%로 낮추었다. 이외에 급성신부전으로 인한 쇼크를 전문적으로 처치하는 센터가 도입된 것이 한국전에서 나타난 성과라 할 수 있다.

성형외과 의사라면 누구나 데이비드 밀라드(David Ralph Millard Jr., 1919~2011)라는 이름을 기억할 것이다. 그는 미국 성형외과학회에서 '금세기의 성형외과의'로 선정되었으며 '현대 안면재건술의 창시자'로 평가받는다. 밀라드는 한국과 깊은 인연을 가지고 있다.

흔히 '언청이'라고 불리는 구순열(입술갈림증)의 수술은 역사상 수많은 방법들이 있어왔지만, 현재는 밀라드의 회전전진법과 그 응용 방법들이 표준 술식

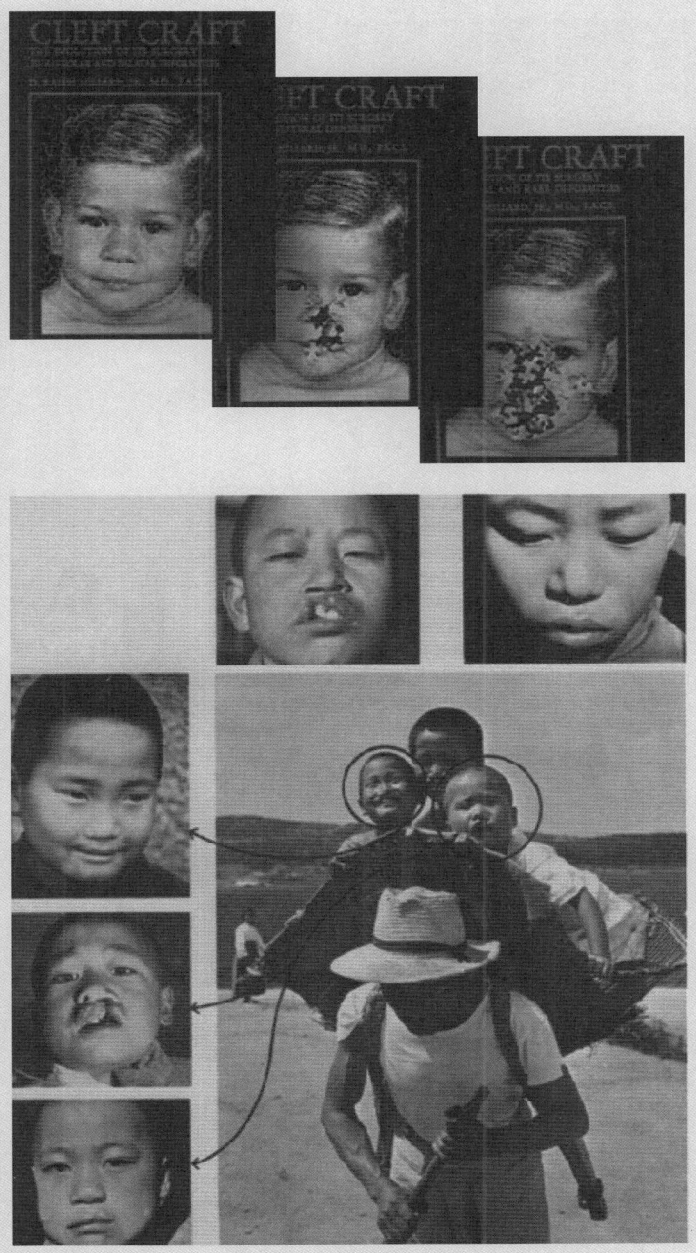
:: 밀라드의 책 《Cleft Craft》에 실린 한국 구순열 환아들

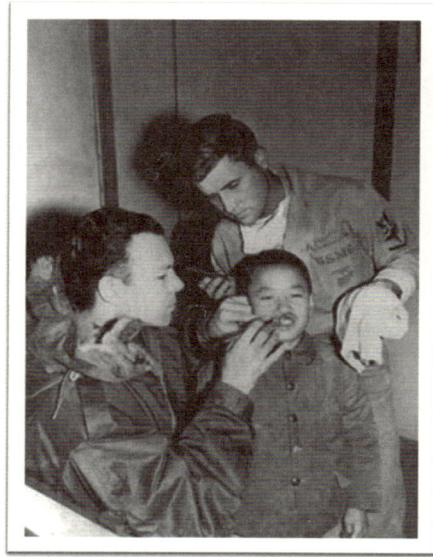

:: 회전-전진법의 개발

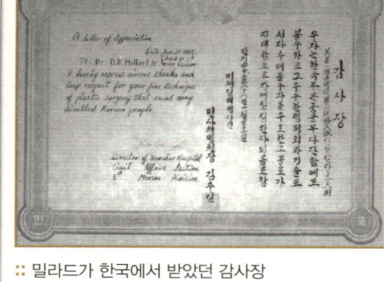

:: 밀라드가 한국에서 받았던 감사장

"위의 자는 한국 주둔 중 군무 다단함에도 불구하고 그 우수한 정형외과 기술로서 다수의 불구자를 구호한 그 공로가 지대함으로 자에 심심한 사의를 표함. 1955년 미제일해병사단 민사처병원장 김주일"이라고 쓰여 있다.

으로 자리잡았다. 밀라드가 회전-전진법을 개발한 곳이 바로 한국이었다. 그는 한국에서 군의관으로 근무하면서, 한국에서 흔히 볼 수 있었던 수술 받지 못한 한국인 구순열 환아들에게 재건수술을 시행하였고, 그 중 과거 여러 수술법들의 장단점을 분석하여 단점들을 극복한 회전전진법을 개발하였다.

그가 저술한 구순구개열 교과서인 《Cleft Craft》에는 구순열이 있는 아이를 지게에 싣고 온 아버지의 사진 등, 50년대 한국인의 모습이 실려 있다. 이제는 한국의 성형외과학이 세계 최고의 수준으로 발전하고, 한국의 성형외과 의사들이 여러 제3세계 국가에 구순구개열 수술을 위해 봉사활동을 다니고 있으니, 성형외과 의사로서 감회가 깊지 않을 수 없다.

6. 베트남전과 헬리콥터 이송

　베트남전은 미국 역사상 가장 기억하고 싶지 않은 전쟁일 것이다. 베트남전은 남베트남과 남베트남 민족해방전선 게릴라(소위 베트콩)들과의 전쟁이었으나 자국 내의 등돌린 민심과의 전쟁이자 끝없이 우거진 밀림과의 전쟁이기도 했다. 밀림 속이나 길고 긴 지하 벙커 속으로 숨는 적을 토벌하기 위하여 미군은 네이팜탄과 고엽제라는 치명적 무기를 사용했다. 네이팜탄은 순식간에 수천 도의 화염을 일으켜 주위를 잿더미로 만들어버렸으며, 오폭으로 많은 민간인 희생자들을 낳았다. 네이팜탄은 이후 비인도적인 무기로 사용이 금지되었고, 고엽제는 수십 년이 지난 후에도 후유증 문제로 인류의 상흔으로 남아 있다.

　제2차 세계대전이나 한국전쟁에서는 포격이 가장 큰 부상의 원인이었지만 베트남전은 상대가 비정규군이었기 때문에 반자동소총, 기뢰, 부비 트랩 등의

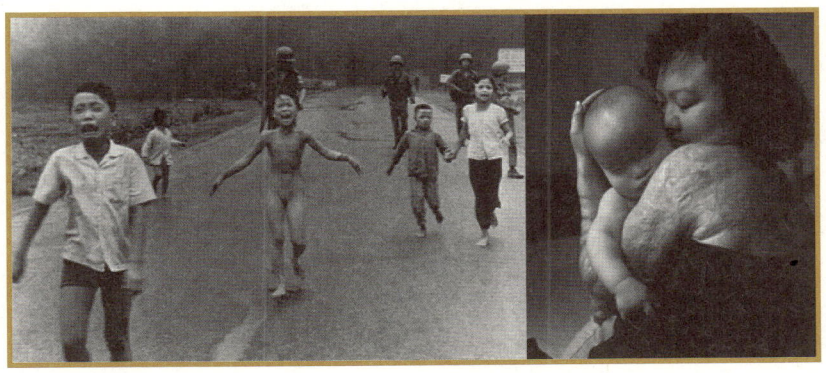

:: The Terror of War
(왼쪽) 베트남전 당시 오폭으로 마을에 네이팜탄이 투하된 직후 불붙은 옷을 벗고 달아나는 아이의 모습 - AP통신, Nick Ut 촬영: 1973년 퓰리처상 수상작
(오른쪽) 현재의 모습 (Phan Thi Kim Phuc) - 그녀는 목과 턱, 왼팔과 등의 화상으로 17차례의 수술을 받았고 이후 일약 유명인사가 되었다. 현재는 UNESCO의 대사, 전쟁피해 어린이를 돕는 Kim Phuc재단 운영 등의 활동을 하고 있다.

가벼운 무기가 대세를 이루었다. 반자동소총이 주요 부상의 1/3을 차지하였고, 나머지 부상은 부비 트랩 파편에 의한 것이었다. 고속으로 회전하는 반자동소총 탄환은 조직의 심한 손상을 유발하였고, 복잡한 연조직과 골조직의 손상을 치료하는 경험이 크게 늘어난 계기가 되었다. 베트남전은 폭발로 인한 부상도 많았고, 화상 환자도 많이 발생했다. 화상 환자 중 70%는 흡입으로 인한 화상이었다. 베트남전은 화상 환자의 치료 방법이 발전하는 한 계기가 되었으며, 화상의 수액 요법이나 화상의 재건 등에 대한 발전도 이루어졌다.

War	Head	Thorax	Abdomen
World War I			
Cases	189	104	1816
% Mortality	40	37	67
World War II			
Cases	2051	1364	2315
% Mortality	14	10	23
Korean Conflict			
Cases	673	158	384
% Mortality	10	8	9
Vietnam War			
Cases	1171	1176	1209
% Mortality	10	7	9

Surgical mortality for head, chest, and abdominal wounds (US Army)

:: 20세기 전쟁을 거치며 외상에 의한 사망률이 큰 폭으로 감소함(출처: *Trauma*, Eugene Sherry, Oxford University Press, 2003).

무엇보다 베트남전의 상징은 헬리콥터라 할 수 있다. 밀림이 우거져 있고 적들이 밀림 속에 산개해 있는 지형에서 전통적 운송 방법은 소용이 없었으며, 헬리콥터가 적합한 운송 수단이었다. 베트남전 동안 약 7,000대의 헬리콥터가 운용되었고, 12만 명의 사상자를 수송하였으며, 목적지까지 평균 35분 걸렸다고 한다. 부상병은 부상 상태에 따라 전선에서 치료가 가능한 병원으로 바로 이송되었고, 때로는 병원선으로 이송되었다. 한국전쟁 때 도입된 급성신부전 치료가 효과를 발휘한 것 역시 베트남전 때라 할 수 있다.

7. 맺는말 : 미래 전쟁에서 외과학의 모습은 어떨까

 미 국방성의 방위고등연구계획국(DARPA, Defence Advanced Research Projects Agency)에서 발표했던 미래의 원격 로봇 수술 시스템인 트라우마 팟(Trauma Pod)은 부상병 발생시 무인후송 차량으로 후송하여 전장에서 원격수술을 시행하고, 이후 무인 비행기로 후송한다는 개념이다.

 그보다 먼 미래의 모습은 어떨까? 상상의 영역이지만 영화에서 등장하는 미래 전쟁에서 외과의 모습을 훔쳐보자. SF영화의 신기원을 이룬 〈스타워즈〉 시리즈의 중심엔 다스베이더(아나킨 스카이워커)가 있다.

 〈스타워즈 Episode III〉에서 아나킨 스카이워커는 그의 스승인 오비완과 용암지대에서 사투를 벌이게 되고, 심각한 전신화상과 사지절단으로 죽음의

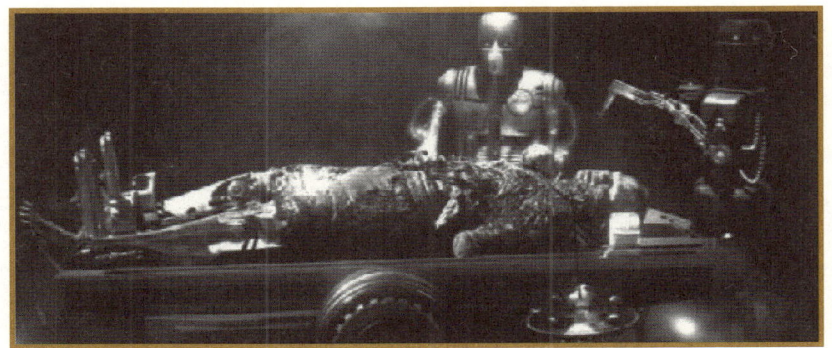

:: 미래에도 전쟁이 없어지지 않는다면, 인간이 참여하지 않는 전쟁을 꿈꿔볼 수 있을까(〈스타워즈 Episode III〉 중 아나킨 수술 장면)

위기에 처한다. 영화에서는 초주검에 이른 그를 치료하는 장면에서 미래 외과학에 대한 상상력을 보여준다. 우주선을 이용해 환자를 수송하고 인공지능 로봇 의사가 집도하여, 생명유지장치가 내장된 인공 신체를 이용하여 치료하는 모습을 볼 수 있다. 전신의 화상과 사지절단인 상태의 신체를 단숨에 회복시키는 인공신체는 본인의 의지에 따라 움직이는 인공 의수족뿐 아니라 호흡, 영양, 배출, 보호 등의 역할이 요구될 것이다

인공 신체이지만 여전히 '인간'의 '신체'에 갇혀 있다고 생각한다면, 세계적으로 3D 영화의 돌풍을 몰고 왔던 영화 〈아바타〉를 떠올려보자. 영화 〈아바타〉에서는 하반신이 마비된 전직 해병대원이 의식을 주입한 아바타를 통해 자유롭게 걷게 되는 장면이 나온다. 중추신경계 손상이 있는 환자의 재활에 새로운 시각을 제공하는 것이다. 마찬가지로 인간의 신체를 이용하지 않는 전쟁 또한 가능하지 않을까 상상해 본다.

참고문헌

Michael E Carey, "Cushing and the Treatment of Brain Wounds During World War I"., *Journal of Neurosurgery*, Vol. 114(2011), 1495-501.

James Alan Chambers, "Achieving Growth and Excellence in Medicine: the Case History of Armed Conflict and Modern Reconstructive Surgery.", *Annals of Plastic Surgery*, 63, 5(2009), 473-8.

LL Cilliers and FP Retief, "Medical Practice in Graeco-Roman Antiquity.", *Curationis*, 29, 2(2006), 34-40.

Roger Cooter, "Of War and Epidemics: Unnatural Couplings, Problematic Conceptions", *Social History of Medicine*, 16, 2(2003), 283-302.

Richard A Gabriel, *Between Flesh and Steel*(Washington, D.C.: Potomac Books, 2013)

Richard A Gabriel, *Man and Wound in the Ancient World*(Washington, D.C.: Potomac Books, Inc., 2012).

MM Manring et al., "Treatment of War Wounds: a Historical Review.", *Clinical Orthopaedics and Related Research*, 467, 8(2009), 2168-91.

Vivian Nutton, "Medicine and the Roman Army: a Further Reconsideration.", *Audio and Electroacoustics Newsletter*, IEEE, 13, 3(1969), 260-70.

John Scarborough, *Roman Medicine*(Cornell Univ. Pr., 1969).

Eugene Sherry, *Trauma*(Oxford University Press, 2003).

| 김정은(서울대학교 간호대학)

전쟁 속의 간호의 역사

3

요즘은 모든 것이 디지털화된다. 모든 사람이, 모든 시간에, 모든 장소에서, 시간과 장소를 캡처해 쌓아놓는다.

전문가가 전문기술에 의존해 전문지식을 축적하는 것이 아니라, 아무나 아무 시간에 아무 장소에서 아무 디바이스로 아무 생각 없이도 기록을 남긴다.

이들 4차원적 기록이 하나로 엮이면 어떻게 될까?

어쩌면 가까운 미래에 인류는 특별한 프로젝트 없이도, 인류 역사의 복제판을 자연스럽게 만들어 갖게 될 것이다.

지금의 박물관에 가면 지나간 흔적들이 때로는 정교하게, 때로는 조잡하고 허접스럽게 복제되어 놓여 있지만(때로는 시간을 박제해 그 순간에 매어놓은 듯하다), 디지털 문명 속의 미래 인류는 전혀 다른 방식으로 존재의 흔적을 남길 것이다.

아주 오래된 역사는 어쩌다 한 조각을 남기지만, 근대와 현대로 오는 동안 인간의 흔적을 남기는 기술, 즉 기록의 기술이 발전하면서 인류 역사의 퍼즐에서 잃어버린 조각을 맞춰가고 있어, 곧 기록이 부족해 빈자리로 남겨지는 일은 거의 없을 것 같다. 인간의 역사는 아주 조금, 조금, 제법 많이, 아주 많이, 그리고 빈틈없이 완전한 기록을 남기게 될 것이다.

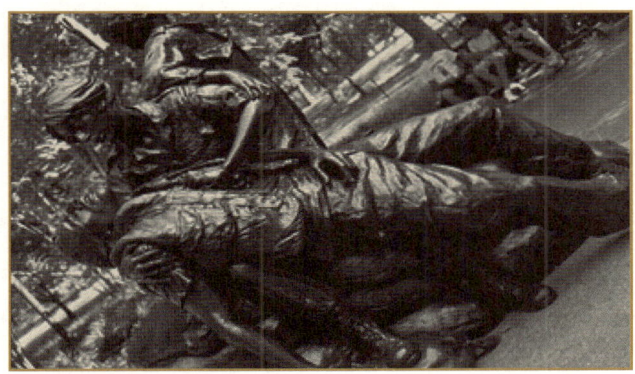

:: Vietnam War Nurse Memorial

전쟁의 역사 그리고 간호의 역사도 마찬가지로 지금은 아주 조금의 흔적밖에는 찾아볼 수 없지만, 이러한 조각들이 점점 짝을 찾아가면서 커다란 전체 그림이 미래 인류에게 전달될 수 있을 것 같다. 이 글에서는 전쟁과 관련된 간호역사의 극히 일부의 편린들을 제시해 본다.

1. 전쟁과 근대 간호

인류 역사상 간호는 부상, 사망, 피난, 질병, 빈곤, 이산가족 발생 등 전쟁이란 상황 속에서 빚어진 사회문제들에 대해 본능적인 방어와 종족보존을 위한 필연적인 활동이었으며 이에 대해 간호사들이 다양하게 기여한 기록들이 아주 조금이나마 남아 있는 것을 발견할 수 있다.

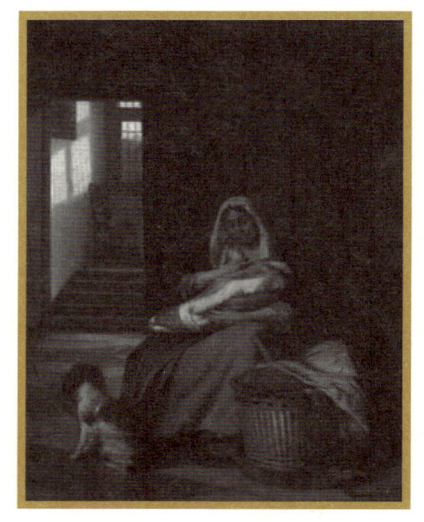

이를 근대부터 살펴보면, 18~19세기에는 어머니가 가정의 간호사 역할을 했으며, 안락한 침상, 안전한 환자 관리, 염증과 보온 관리, 신선한 공기 유지, 더운물 주머니 등을 사용했다고 전해진다. 반면 체계적인 간호 서비스나 병원 조직은 최악의 수준으로, 환자의 주변환경이 매우 나빴다는 기록들이 있다. 전쟁중의 기록 자체가 많지 않을 뿐만 아니라 있다 하더라도 간호사에 대한 기록은 거의 찾아보기 어렵다.

2. 외국의 전쟁과 간호

(1) 크림 전쟁(1853~1856년)

간호의 역사를 이야기하려면 나이팅게일을 빼놓을 수 없다. 나이팅게일은 1820년에 태어나 1910년에 사망해 당대 사람들과 비교해 보면 장수를 누린 편이다. 그는 영국 상류층 가문에서 태어나 좋은 가정환경 속에서 고등교육을 받았다. 평소 병든 사람들과 가난한 사람들을 돌보는 데 관심이 많아 간호교육의 중요성을 절감했고 영국과 독일에서 간호학을 공부했다. 가족들의 만류에도 불구하고 24세 때 간호사를 평생 직업으로 정했다고 한다.

나이팅게일이 가장 두각을 드러낸 계기는 잘 알려진 바와 같이 1853~1856년 크림 전쟁에서 야전 병원의 간호수장으로 일하게 되면서부터였다. 1854년 러시아와 연합국간에 '크림 전쟁'이 발발해 많은 영국 군인이 부상과 질병으로 사망했는데 당시에는 병원의 위생상태가 매우 열악했다. 콜레라가 전세계를 위협했고, 전장터는 콜레라 환자들로 가득했다. 나이팅게일은 야전병원 운영을 요청받아 38명의 간호사와 함께 스쿠타리(Scutari)에 가게 된다. 스쿠타리 야전병원은 3,000여 명의 부상병들로 꽉 차 있었을 뿐 위생·세탁시설이 전혀 없어 이와 벼룩이 들끓었다.

이러한 상황에서 나이팅게일은 우선 야전병원의 개혁에 착수했다. 청소와 세탁, 급식상황을 혁신했고, 기록을 정리하고, 사망자 수와 입원자 수를 확인해 통계를 내기 시작했다. 위생위원회를 설립해 하수구 수리 및 급수시설, 침대 보급 등에 힘썼고, 엄한 규칙을 적용해 간호사를 재교육했으며, 부상병 간호에 성의를 다했다. 나이팅게일은 행정능력을 인정받아 병원문제뿐 아니라 다른 군부서의 조직관리에도 자문 역할을 맡아서 스쿠타리뿐 아니라 크림의 전병원을 개혁하기에 이른다.

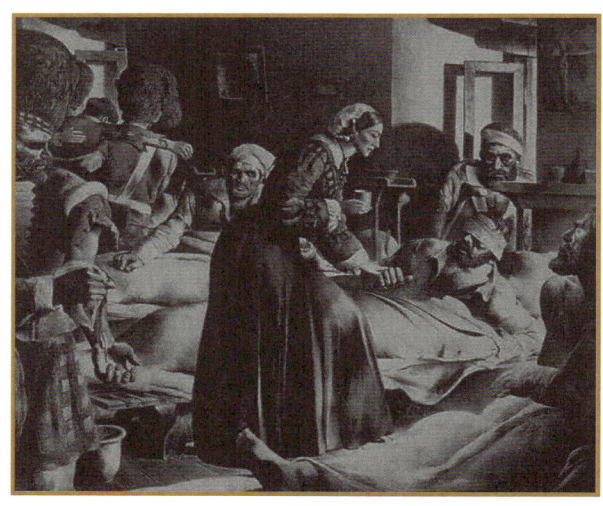

:: 등불을 든 여인
(Lady with a Lamp)

그러나 근대간호의 창시자인 나이팅게일은 그간 알려진 것처럼 희생과 봉사를 소명으로 하는 '백의의 천사' 역할보다는 사실은 여러 다른 분야에서 탁월함을 보였다.

첫번째는 통계학자로서의 면모이다

나이팅게일은 야전병원의 위생을 개선하기 위해 숫자로써 야전병원의 상황을 정확히 파악하기 시작했다. 그가 숫자로 통계를 내기 전까지는 아무도 크림 전쟁에서 사망한 영국군 수를 제대로 알지 못했다. 동시에 나이팅게일은 입원, 부상, 질병, 사망 등의 통계 내역을 통일했고 많은 사람들이 보기 쉽게 어려운 통계를 도표화했다. 그 결과 개선사업을 시작한

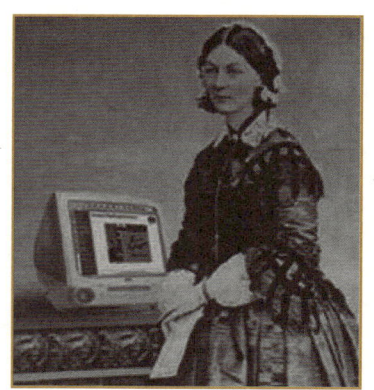

:: 나이팅게일은 탁월한 통계학자이자 정보학자였다. 그에게 컴퓨터가 있었다면?

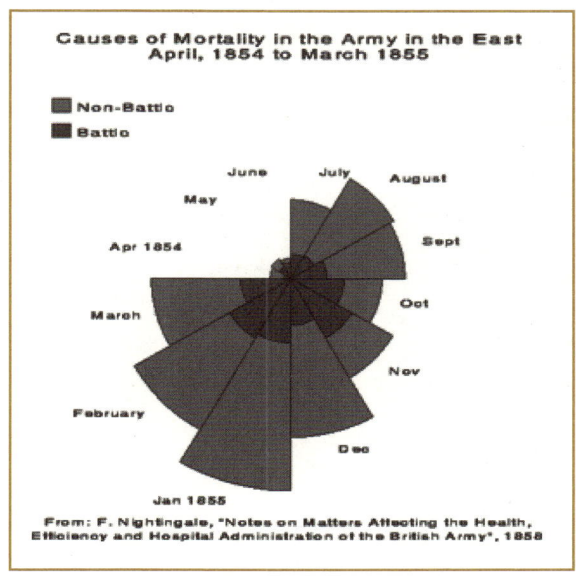

:: 나이팅게일에 의하여 고안되어 후에 파이 차트가 된 Cox Comb Diagram

지 한 달 만에 야전병원의 사망률이 급격하게 감소했고 42%에 달하던 환자 사망률이 2%까지 감소하게 된다. 그는 통계를 통해 깨끗한 위생상태가 사람을 살린다는 증거를 마련하고, 수도 없이 많은 사람의 목숨을 구했다. 나이팅게일은 전쟁이 끝나고 귀국한 이후에는 1858년 영국왕립통계학회 최초의 여성 회원으로 선출된 명실상부한 통계학자였다.

두번째는 정보학자로서의 면모이다

나이팅게일은 여러 가지 정보를 모아 현황을 파악하고 중요한 의사결정을 함으로써 전장에서 혁혁한 쾌거를 이룬 사람이다. 정보의 중요성과 필요성을 일찍이 간파해, 현실의 문제점을 해결하는 데 적절히 활용했고, 그 효과도 괄목할 만했으니 가히 최초의 간호정보학자라고 불려도 손색이 없다고 본다.

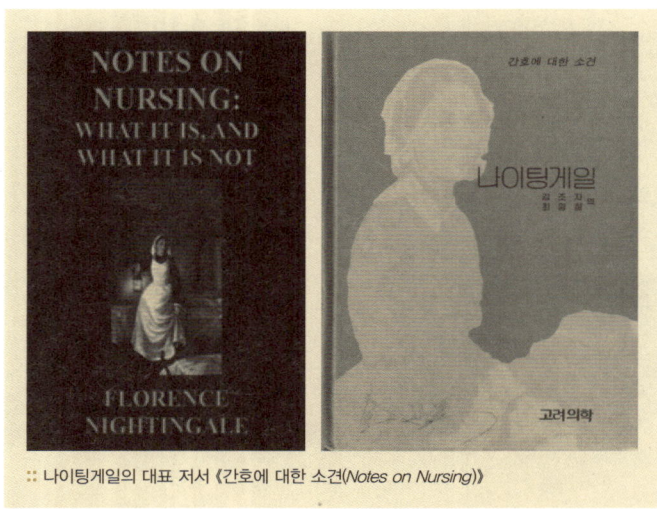

:: 나이팅게일의 대표 저서 《간호에 대한 소견(Notes on Nursing)》

세번째는 환경학자로서의 면모이다

나이팅게일은 여러 권의 저서를 남겼는데 그 중 가장 많이 알려져 있고 간호사들 교육에 많이 사용된 것이 《간호에 대한 소견(Notes on Nursing)》이다. 이 책에서 나이팅게일은 환경이 얼마나 환자들의 투병과 회복에 영향을 미치는지 잘 설명하면서, 위생적이고 편안한 환경 조성이 얼마나 중요한지를 체계적으로 잘 알려준다. 따라서 나이팅게일 이후에 환기와 보온, 주택 위생, 청결, 소음 관리 등 환경 관리가 주요 간호원칙이 되었다. 요즘 주택 설계나 환경 보존이 인간의 건강에 미치는 중요한 영향을 다시금 강조하는 것을 볼 때, 나이팅게일은 타고난 환경학자의 소질이 있는 것으로 보인다.

(2) 미국 독립전쟁(1775~1783년)

미국 독립전쟁 당시에는 군대에는 의무대, 적십자, 훈련된 간호사가 없었다. 간호지식이 있는 조직된 집단인 가톨릭 교회 수녀들이 스스로 군대에 자원해 부상병들을 돌보았을 뿐이다. 1777년 미국 정부는 최초로 여성들에게 군대간

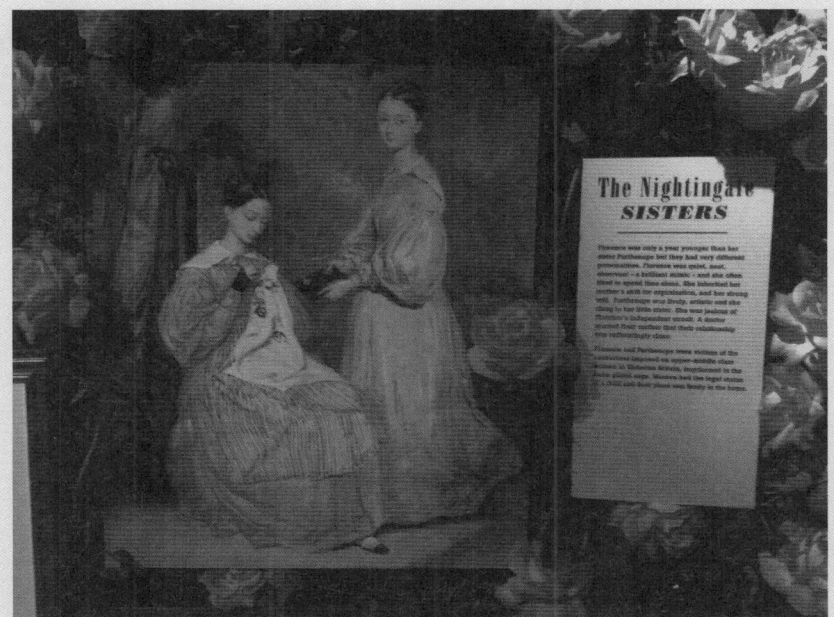
:: 나이팅게일 박물관에 있는 자매의 초상화(런던 성토머스병원의 나이팅게일 박물관 소장)

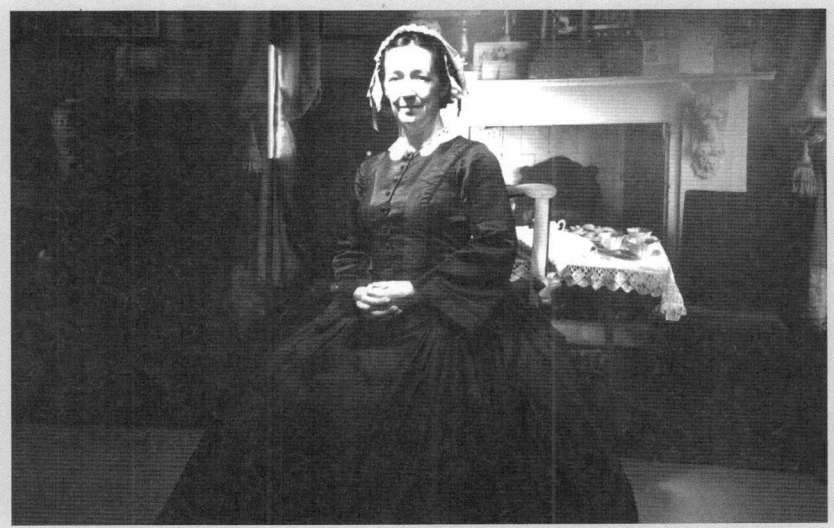
:: 나이팅게일 역할을 하는 여배우

호를 실시하도록 지시했으나 음식보급을 돕는 정도의 역할을 했을 뿐 전문적 간호는 불가능한 상황이었다. 대부분 남편을 따라 전장에 오는 여성들이 남편을 간호하는 정도에 그쳤기 때문에 전문적 지식이 없어 간호가 불가능했다고 볼 수 있다.

미국 독립전쟁 당시에는 식량보급상태가 나빴고, 신발이나 의복도 쉽게 닳았고, 위생상태도 매우 열악했다. 성홍열, 이질, 천연두 같은 전염병마저 유행했기 때문에 부상당한 환자 대부분이 전쟁터에서 사망했다. 또한 살아남은 사람도 패혈증, 탄저,

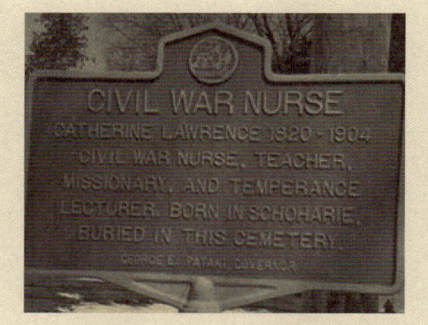
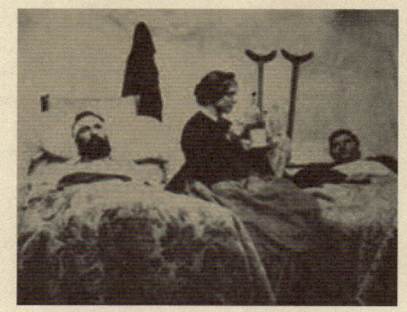

:: 미국 남북전쟁에서 헌신한 간호사의 묘비명과 전상자를 돌보는 간호사의 모습

파상풍과 같은 합병증으로 고생했기 때문에, 질병으로 죽는 사람이 전사자보다 더 많은 형편이었다.

(3) 미국 남북전쟁(1861~1865년)

미국 남북전쟁 당시에도 군 간호단, 부상병 수송체계, 야전병원과 같은 의무체계가 전혀 없었기 때문에 가벼운 부상으로도 사망하거나 합병증으로 고생하는 일이 많았다. 부상이 가벼운 환자는 위생상태도 좋지 않았고 제대로 조직되지도 않은 의무대에 맡겨졌으며, 환자후송도 부적절한 수단을 통해 이

루어졌다. 전체적으로 병자와 부상자에 비해 간호인력이 매우 부족한 형편이었다. 이러한 상황에서 종교적 사명을 가진 간호자원봉사단들이 비교적 제대로 된 간호를 제공했으며, 특히 600여 명의 수녀들로 구성된 간호단이 전염병 간호에 크게 기여했다. 2,000~10,000여 명의 여성들이 간호와 병원 행정분야에 참여했던 것이다.

당시 나이팅게일은 미국에 군인 구호사업을 위한 참고자료를 제공한 것으로 알려져 있다. 전쟁 당시 간호사 대부분은 아마추어였으나 성실하고 열의를 갖고 실무에 임함으로써 여성에 대한 긍정적인 사고와 평가를 얻었다. 이후 미국이라는 사회에서 간호사라는 새로운 전문직의 가능성을 열게 한 것으로 평가된다.

윌리엄 셰퍼드(William L. Sheppard)의 수채화 〈병원에서(In the Hospital)〉(1861)는 전쟁에서 다친 부상자들의 상처를 정성껏 보살펴준 남부 여성들에게 경의를 표하는 작품이다. 오랜 전쟁 속에 헌신적인 모습을 보여준 한 간호사의 다음과 같은 말이 전해진다.

"살면서 지금까지 이렇게 열심히 일한 적은 없었어요. 저는 다른 어떤 일보다 이 일을 하는 것이 좋아요. (중략) 저의

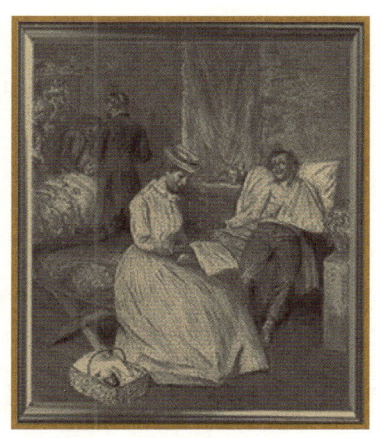

:: 〈병원에서〉, 윌리엄 셰퍼드,(1861)

작은 노력이 우리 남부에 보탬이 된다면, 제 행복한 얼굴과 미소에 도움을 받은 아픈 병사들이 있다면, 죽음을 앞두고 있지만 저의 희망의 말과 부드러운 태도가 작은 위로가 된 병사가 있다면, 이러한 결과들은 제가 그들에게 받은 응원의 메시지로 생각하겠습니다."

(4) 제1, 2차 세계대전

세계대전에 참여한 모든 나라가 간호와 의료서비스의 대상이었기 때문에 간호의 필요성을 절실히 인식하는 계기가 되었다. 미국에서는 국방간호위원회 (Nursing Council of National Defense)를 조직했고, 전시에 대비해 간호사의 동태를 파악하고 국가 등록 간호사의 증가 계획과 국방에 관련한 간호와 간호사의 역할에 대해서도 정의를 내렸다.

기존 간호학교를 활용해 병원 및 공공보건기관에서 간호서비스를 제공했고, 많은 졸업간호사가 일반의료기관에서 빠져나와 육군과 해군에 참여하는 문제가 발생하기도 했다. 간호단체들은 재정적 지원을 통해 간호학교를 보조할 수 있도록 국가에 건의하기도 했다. 이 당시 간호사에게 정규군과 동일한 계급을 주는 법안인 육해군 간호사법(Army-Navy Nurse Act)이 승인되었으며, 그 결과 1949년에는 미국에서 공군간호장교단이 조직되었다.

한편 제1차 세계대전 당시 활약했던 간호사 단체로 캐나다의 'Nursing Sisters'가 있었다. 'Nursing Sisters'는 전쟁 속에서 병사들과 어려움을 함께 나누었다. 그들은 부상당한 병사들을 돌봐주었을 뿐 아니라 배고픈 들짐승들로부터 다친 병사들까지 보호해야 했다. 깨끗한 물이 부족했던 전쟁 상황은 전

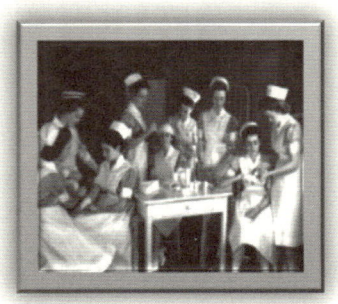 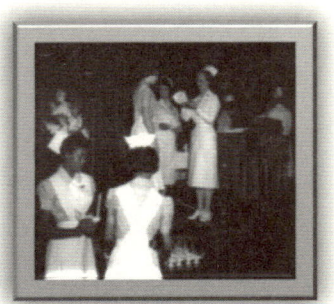

:: 제2차 세계대전 당시 교육을 받는 간호사들의 모습

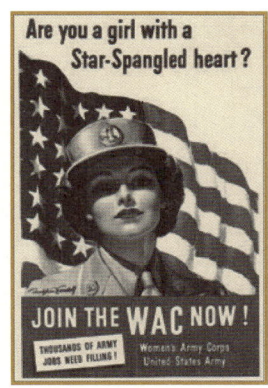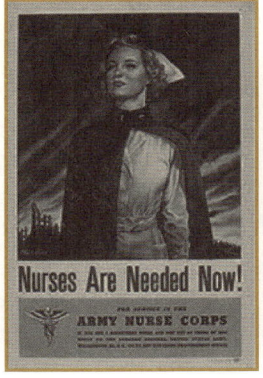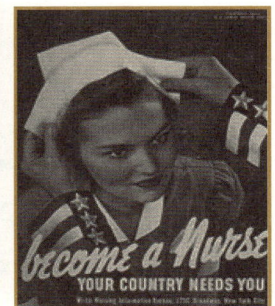

:: 애국심을 고취시키며 간호사들을 모집하는 포스터

염병을 확산시켰으며, 간호사들 역시 죽음의 위험에 처했다. 때로는 죽음을 앞둔 병사들을 뒤로하고 회생 가능성이 있는 병사들을 돌보기 위해 떠나야 하는 상황에 직면하기도 했는데 이러한 상황은 간호사들을 슬픔과 고통 속에 빠뜨렸다. 하지만 부상병들에게 제공된 간호사들의 보살핌은 대부분 대전쟁 속에서 많은 병사들을 살리는 데 도움을 주었다. 간호사들은 부상과 질병 이외에도 전쟁으로 상처받은 병사의 마음을 어루만지기 위해 최선을 다했다.

제2차 세계대전 당시 간호사는 군대의 힘을 나타내는 지표가 되었으며, 군대 내에서 공적인 역할을 수행하게 됨으로써 지위가 더욱 상승했다. 결혼한 후에도 계속 일하는 것이 허용되었고, 전문성을 인정받자 많은 여성들이 간호사라는 직업 세계로 뛰어들었다. 이에 따라 병원 수가 극적으로 증가하는 결과가 나타나기도 했다.

3. 한국전쟁과 간호

(1) 한국전쟁(1950~1953년)

한국전쟁 당시 민족분쟁의 비극으로 간호사들도 전쟁터에서 많은 수가 희생되었으며, 정규교육을 담당하던 간호교육기관 역시 파괴되었다. 대한적십자사 소속이었던 적십자 간호고등기술학교에서는 한국전쟁이 발발하자 재학생 139명을 국군장병 부상자 간호를 할 수 있게 배치했으며, 전시체제에서의 나이팅게일 정신을 발휘해 많은 공헌을 했다. 당시 납치된 적십자 간호학생 수와 행방불명된 사람은 약 178명에 달하는 것으로 알려져 있다.

《대한적십자사 70년사》를 보면 다음과 같은 기록이 나온다.

> 6·25 사변이 발발하여 서울이 북한공산군에 의해 점령당하자 학업이 중단됐고 학생들도 다른 간호사와 같이 적십자인으로서 인도적 입장에서 간호활동에 나섰다. 그러나 아침 저녁으로의 강제적인 사상교육과 자술서 강요 등은 매우 견디기 힘든 일이었다. 한창 치열했던 낙동강 전투가 벌어졌을 때 적십자병원에는 하루 평균 100여 명의 공산군 부상병이 쇄도했는데 병실이 없어 병원장실, 간호사 기숙사까지 점용해 병상자를 수용 간호했다.
>
> 1950년 9월 20일경 화장실 벽에 '인천상륙 만세'란 낙서를 썼다는 혐의로 당시 3학년인 이병철 양이 후퇴 병상자들과 함께 호송차 청량리 역까지 가는 도중 서울 문리대 자리에서 무자비한 공산군에 의해 사살을 당했다……

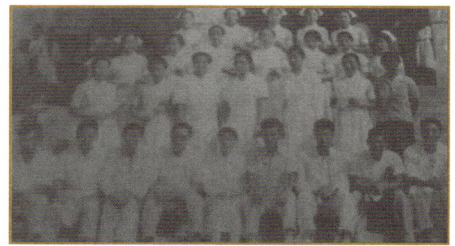

:: 세브란스 전시학교 졸업기념 사진

그러나 많은 어려움 속에서도 서울의대부속 간호학교(현 서울대학교 간호대학)를 비롯한 네 개 간호학교는 피난지에서도 계속 학업을 진행하며 피난민을 간호했다.

4. 영화 속의 간호사

전쟁과 부상, 죽음 등의 극한상황에서 어려운 처지에 놓인 남성들을 돌보는 간호사는 많은 영화 속에서 주인공의 로망으로 다양한 모습으로 그려지는 것을 볼 수 있다. 다음은 그 중 국내에서 상영된 오래된 몇 편의 포스터와 사진들이다.

(1) 일본 영화 〈야전간호부〉(1953년 작)

포스터의 글씨로 보아 일본영화가 아닌가 추정이 되나, 그 이외의 상세내용은 찾아보기 어렵다.

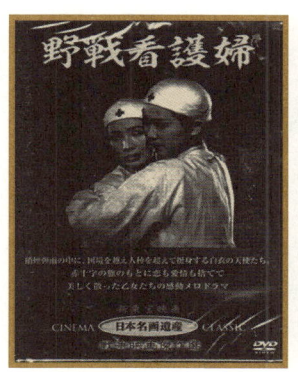 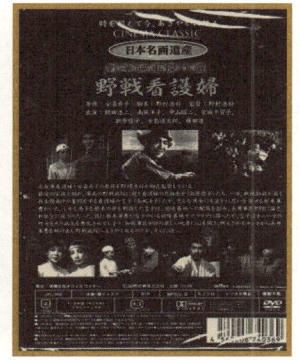

(2) 록 허드슨, 제니퍼 존스 주연의 〈무기여 잘 있거라〉(1957년 작)

헤밍웨이의 장편소설을 영화화한 작품으로 헤밍웨이 자신의 이야기를 소설화한 것으로 알려져 있다. 야전병원의 운전사였던 남자주인공과 간호사인 여자주인공의 비극적인 사랑을 그리고 있다.

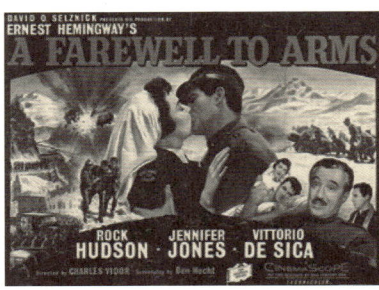
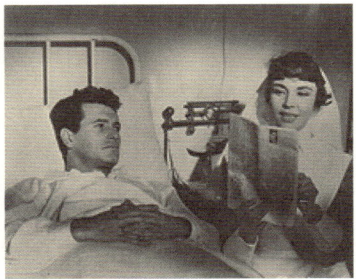

(3) 로사노 브래지, 미치 게이너 주연의 〈남태평양〉(1958년 작)

태평양전쟁 당시 남태평양의 작은 섬에서 젊은 날의 쓰라린 사연을 안고 프랑스에서 이주해 온 농장주와 종군 간호장교의 사랑을 그린 작품이다.

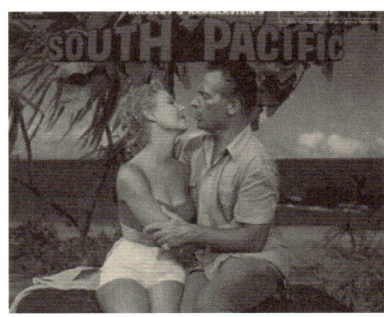
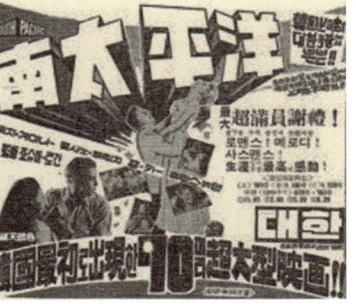

(4) 오드리 헵번 주연의 〈파계〉(1959년 작)

아름다운 여주인공이 남자 집안의 반대로 결혼을 못 하게 되자 수녀가 되고, 전쟁이 나면서 적군까지 돌보는 간호사가 된다는 명작이다.

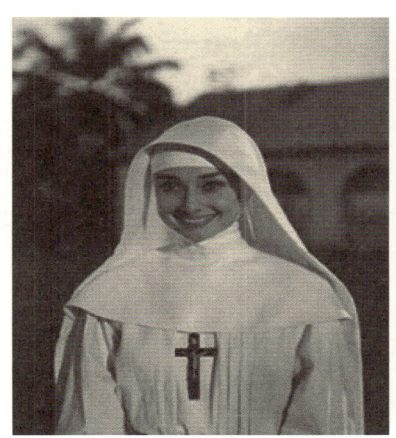 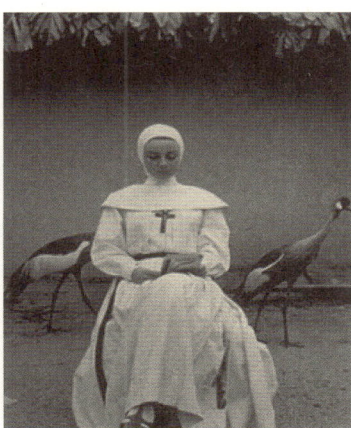

(5) 오마 샤리프, 줄리 크리스티 주연의 〈닥터 지바고〉(1965년 작)

닥터 지바고는 유리 지바고와의 결혼과 전쟁참전으로 인한 이별 그리고 전시 야전병원에서 함께 일한 혁명가의 아내이자 간호사인 라라와의 사랑 이야기로 요약할 수 있다.

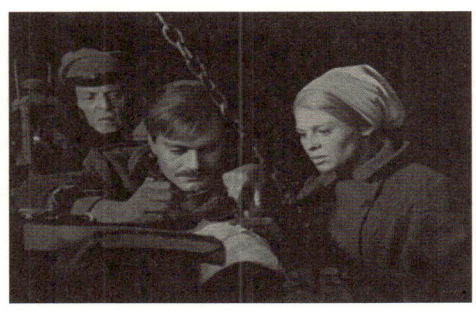

(6) 산드라 블록, 크리스 오도넬 주연의 <사랑과 전쟁>(1996년 작)

대문호 헤밍웨이가 19세 때인 제1차 세계대전 중 이탈리아 북부의 병원에서 만난 미국인 간호사와 사랑에 빠진 실화를 그린 헤밍웨이의 전기영화이다.

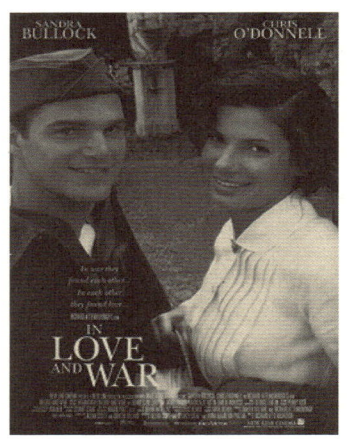

5. 맺는말

이상과 같이 전쟁과 간호는 떼려야 뗄 수 없는 불가분의 관계를 가진 사이이다. 전쟁은 많은 상처를 남기고 많은 사람들을 부상과 질병으로 고통받게 한다. 이러한 고통 속에 있는 사람들에게 작은 위로가 되고 그 아픔을 치유해 주는 손길을 건넬 수 있는 간호사라는 직업은 그렇기 때문에 전쟁이라는 극한상황 속에서 더욱 그 가치가 빛나는 것이 아닐까.

참고문헌

샘 월만,《사랑으로 세상을 바꾼 위대한 간호사, 나이팅게일》, 상상북스, 2006.

김문실 외,《간호의 역사》, 대한간호협회, 2003.

강익화 외,《간호학개론》. 수문사, 2008.

http://www.civilwarhome.com/civilwarnurses.htm

http://www.historynet.com/civil-war-nurses

http://suite101.com/article/canadian-nurses-in-world-war-one-a17994

1. 펠로폰네소스 전쟁(기원전 431~404년)과 아테네 역병 | 성영곤(관동대학교 사학과)

2. 나폴레옹전쟁과 근대의학의 발전 | 이재담(울산대학교 의과대학 인문사회의학교실)

2부

역사 속의 전쟁, 역사 속의 의학

| 성영곤(관동대학교 사학과)

펠로폰네소스 전쟁 (기원전 431~404년)과 아테네 역병

기원전 5세기 그리스인들에게 펠로폰네소스 전쟁은 유례없는 세계대전이었다. 수많은 사람의 목숨과 막대한 재산이 파괴되었고, 분파와 계층의 적대감이 증폭되었으며, 아테네를 중심으로 성장하던 민주정은 스파르타의 승리를 통해 과두정으로 역전되었다.

펠로폰네소스 전쟁은 20세기 서구인들에게도 낯선 것이 아니다. 제1차 세계대전의 발발 원인을 조명하기 위해 연구한 저술가들은 나름의 성과를 거둘 수 있었고, 제2차 세계대전 후 냉전시대의 정치가와 군인, 학자들은 델로스 동맹과 펠로폰네소스 동맹을 나토 및 바르샤바 조약기구에 비교하면서 양대 블록의 갈등과 대립을 설명했다. 공교롭게도 펠로폰네소스 전쟁은 대략 북위 38도 부근에서 벌어졌다. 그 전선은 비록 남북보다는 동서로 대치되었고 서쪽으로는 시칠리아의 시라쿠사로부터 동북쪽의 헬레스폰토스 해협에 이르는 넓은 지역에서 벌어진 전쟁이었지만, 지정학적 위치와 동족상잔이란 측면에서는 한국전쟁에 비견될 만도 하다.

1. 동시대의 역사가 투키디데스

(1) 펠로폰네소스 전쟁에 관한 사료

투키디데스의 《전쟁사》는 가장 기본이 되는 사료이지만 기원전 411년 가을까지만 다루고 있다. 투키디데스 자신은 '신그라페(syngraphe: 기록장, 책)'라고 부르기도 했는데, 원 제목은 헤로도토스의 책과 같은 《역사(istoria: 원뜻은 탐구)》이다. 언젠가부터 '펠로폰네소스인과 아테네인들의 전쟁(Ho Polemos ton Peloponnesion kai Athenaion)'이라는 제목으로 불리기도 했으며, 통용되는 영어제목은 '펠로폰네소스 전쟁사(The History of Peloponnesian War)'이다.

투키디데스가 끝내지 못한 뒷부분은 크세노폰의 《헬레니카(*Hellenica*)》에 주로 의존한다. 《전쟁사》에 비하면 미흡한 사료이지만, 기원전 362년까지 다루고 있다. 그 밖에도 '늙은 과두주의자(The Old Oligarch)'로 알려진 익명의 저자가 쓴 팸플릿 형태의 《아테네인의 국제(*Athenaion Politeia*)》—아리스토텔레스의 동명 저술과는 다른 것이다—와 《영웅전》으로 알려진 플루타르코스의 《대비열전(*Parallel Lives*)》으로부터 부분적인 도움을 받을 수 있다.

《전쟁사》는 단순한 '사료'가 아니라 권위 있는 '전거'이며, 많은 경우 '우리가 얻을 수 있는 전부'이다. 《전쟁사》는 제국의 흥망성쇠에 대해, 상이한 두 사회 체제 및 삶의 방식들 사이의 충돌에 대해 많은 것을 알려준다. 인민대중은 물론 뛰어난 개인들의 역할을 말해 주는 한편, 인간사에서 지성의 역할이 우연 및 자연이 부과한 제한에 종속되면서도 그것들과 상호작용했음을 전쟁의 경과를 통해 생생히 묘사한다.

투키디데스는 비범하고 창의적이었으며, 고대의 어떤 역사가보다 객관성과 정확성을 중시했다. 그러나 투키디데스 역시 결함이 있었으며, 인간적 정념으로부터 완전히 벗어나지 못했다. 그의 문체는 이해하기 어려웠고 《전쟁사》의 번역은 필연적으로 번안이며 해석이었다. 기원전 424년 에게해 북쪽 트라케 지역에서 함대를 지휘하던 투키디데스는 암피폴리스 구출에 실패한 뒤 클레온에 의해 반역죄(prodosia)로 고발되어 아테네에서 추방되었다. "나는 사건의 의미를 이해할 만한 나이에 정확히 알려고 주의를 기울이며 전쟁을 처음부터 끝까지 체험했으며, 또 암피폴리스에서 군대를 지휘하다가 20년 동안 조국에서 추방되기도 했다(V권 26. 5)." 투키디데스가 이 전쟁에 직접 참전했고 재판을 통해 패장으로 공직에서 물러났다는 사실은 서술의 정확성에 힘을 실어주는 동시에 《전쟁사》의 객관성에 대한 의구심을 불러오기도 한다.

핀리(J. H. Finley)는 1942년에 출간된 《투키디데스(*Thucydides*)》에서 《전쟁

사》는 정치가에게 예후진단(prognosis)을 제공하기 위한 것이었다고 주장하면서 투키디데스가 히포크라테스 의학의 합리성에 크게 영향을 받은 것으로 보고 있다. 이에 앞서 콘포드(F. M. Cornford)는 투키디데스를 합리적 역사가라기보다는 그리스의 신화와 비극작품에 영향을 받은 예술가로 평가해야 한다고 주장했다(Thucydides Mythstoricus, 1907). 두 학자의 주장은 상충하는 것 같지만 모두 새겨들을 만하다고 생각한다.

(2) 티케(Tyche)와 그노메(Gnome)

투키디데스는 인간사를 이면에서 이끌어가는 '티케'의 역할을 인정했다. 그리스의 전통적 사고에 따르면 티케는 정의와 밀접히 관련되며 신의 뜻을 포함한다. 이런 사고는 인과적 문제에 관련된 가장 적절한 단 하나의 답변은 신의 의지가 사건을 일어나도록 한 것이라는 '우인론(occasionalism)'적 주장과는 차이가 있다. '기회원인론'으로 번역되기도 하는 우인론은 원인성이 사물이나 사건에 속하지 않고 오직 신에게만 속한다는 인과론으로 그리스적 사고라기보다는 유대-기독교적 사고에 부합한다.

소피스트들에 의해 티케는 '그노메'로 파악할 수 없는 단순한 우연으로 평가절하되기도 했다. '원칙' 혹은 '판단력'으로 번역되는 그노메는 아이도스(aidos), 즉 존엄과 함께 고귀한 자가 갖출 덕목으로 생각되었다. 그노메는 근대적 '이성'이나 무신론과는 다른 뉘앙스로 전통적 법과 관습, 다시 말해 노모스(nomos)와 이것들에 밀접하게 연관된 신과 정의를 경시하는—의도적인 무시나 반대가 아니라—경향을 의미한다.

투키디데스를 포함한 그리스 역사가들에게 티케는 '공존의 정의'를 범한 아테네를 징벌하는 초자연적 존재로 드러난다. 예를 들자면 《멜로스 대담》(V권 85-113)에서 투키디데스가 그 자초지종을 기록하고 있는데, 기원전 416년에 아테네인들은 항복한 멜로스의 성인남자들을 모두 죽이고 여자와 아이들은 노예로 팔았다. 오랫동안 아테네를 자극한 것은 사실이지만 항복한 도시에 대한 조치로는 너무 잔혹한 것이었다. 이런 전력이 있는 아테네 시민들은 기원전 405년 헬레스폰토스에서 스파르타 장군 리산드로스에게 패하고 본국마저 위협받는다는 사실을 알게 되었을 때 패닉 상태에 빠질 수밖에 없었다. "페이라이에오스로부터 통곡이 시작되어 장벽을 지나 도시에 이르렀다." "그날 밤 아무도 잠을 이루지 못했다. 그들은 죽임을 당한 사람들을 위해서만 운 것이 아니었다." 멜로스인 등 "많은 다른 그리스인들에게 부과했던 것과 같은 운명을 스스로 당하게 되었다고 생각했기 때문에 자신들을 위해서 더욱 울었던 것이다(크세노폰, 《헬레니카》 2. 2. 3)."

우연의 작용이지만 인과응보라고도 말할 수 있는 티케의 이런 개입은 《전쟁사》 곳곳에서 드러나고 있다. 나중에 살펴볼 시칠리아 원정의 참패는 그 중 대표적인 것인데, 전쟁 초기에 발발한 '아테네 역병' 역시 이 같은 티케의 범주에 속하는 것으로 받아들여졌다.

2. 펠로폰네소스 전쟁

(1) 전쟁의 원인

펠로폰네소스 전쟁은 그리스 중심지에서 멀리 떨어진 지역에서 촉발되었다. 코린토스의 식민시인 코르키아가 건립한 에피담노스의 분쟁이 발단이었는데, 자신들을 무시하던 식민시에 대한 증오로 에피담노스를 장악하려 한 코린토스는 펠로폰네소스 동맹의 강력한 일원이었고, 수세에 몰린 코르키아의 요청으로 아테네가 개입했다. 코르키아 함대가 펠로폰네소스인들의 수중에 들어가면 해상군사력에 바탕한 아테네는 심각한 위협을 받을 수밖에 없는 상황이었다.

에피담노스는 그 위치조차 잘 모르고 있던 대부분의 그리스인들을 위해 투키디데스가 "에피담노스는 이오니아만으로 배를 타고 들어가면 오른쪽에 있는 도시"(I권 24. 1)라고 설명했듯이, 코린토스로부터 해안선을 따라 북쪽으로 500킬로미터 이상 떨어져 있다. 히틀러에 유화적이던 체임벌린이 1938년의 체코슬로바키아 사태를 회한의 심정으로 회상했듯이 당시 아테네인과 스파르타인들도 "머나먼 나라의 우리가 전혀 모르는 사람들 사이에서 벌어진 불화"라고 생각했을 것이다.

확전을 피하려는 아테네와 스파르타의 노력은 계속되었지만, 에게해 북쪽 해안에 있던 포티다이아에서의 군사적 충돌과 인접한 메가라에 대한 아테네의 경제적 제재로 양 진영의 갈등은 더욱 심각해졌다. 스파르타와 아테네는 여러 측면에서 대조적이었는데, 농업국가와 상업국가, 막강한 보병과 강력한 함대 그리고 인종적으로는 라케다이몬 지역의 도리아인과 아티카 지역의 이오니아인이었다. 투키디데스는 기질로도 대조적이었음을 말하고 있다. "아테네인들은 민첩하고 진취적인 데 반해 라케다이몬인들은 느리고 모험을 싫어했다(VIII권 96. 5)."

펠로폰네소스 전쟁의 뿌리 깊은 원인은 제1차 세계대전과 유사하게 제국주의적 야망과 헤게모니 경쟁이었다. 투키디데스는 아테네 '제국(arche)'의 확장과 이에 대한 스파르타의 '공포'를 꼽고 있다. 페르시아 전쟁이 끝난 기원전 479년부터 펠로폰네소스 전쟁 발발까지는 '50년 기(pentekontaitia)'로 지칭되는데, 이 기록이 시작되는 《전쟁사》 I권 89장에 대한 옛 주석에서 사용된 용어이다. 아테네는 페르시아 전쟁을 치르면서 델로스 동맹의 맹주가 되었고, 이후에도 상존하던 페르시아의 위협에 앞장서 대응했다. 동맹국들의 군선 및 병력 제공의무는 점차 공납금 납부로 바뀌었고, 이 기금을 이용하여 아테네의 빈민층(thetes)이 급료를 받고 수군으로 참여했다. 활발한 교역과 함께 민주정으로 성장한 아테네는 결국 제국주의적 성격을 띠게 되었는데, 아이러니하게도 제국은 논란 많은 노예제와 함께 아테네 민주주의의 양대 토대였다. 자비로 무장하고 중장보병으로 복무할 능력이 있는 유산계층만이 참여하던 제한적 민주주의는 수병의 역할증대와 함께 빈민층까지 확대될 수 있었고, 더 많은 부와 영토, 그리고 명예를 얻고자 하는 욕망, 즉 탐욕(pleonexia)은 아테네 제국과 함께 공공연한 것이 되었다. 이에 맞서 스파르타는 폴리스들의 독립과 그리스인들의 자유를 지킨다는 명분을 내세웠던 것이다.

(2) 전쟁의 발발과 페리클레스

기원전 432년 7월에 소집된 스파르타 민회에는 아테네에 불만 있는 동맹국은 누구나 참석해 발언하도록 초대되었다. 의견을 수합하여 8월 말 아테네로 파견된 스파르타 사절단은 페리클레스 모계가문의 신성모독을 거론하기도 했지만, 포티다이아와 메가라에 대한 군사적·경제적 제재를 철회하라는 비교적 온건한 요구를 전달했다. "라케다이몬인들은 평화를 원한다. 만약 당신들이 그리스인들에게 자치권을 반환하면 평화가 올 것이다(I권 139. 3)." 그러나 이 제안이 사실상 아테네 제국의 해체를 의미한다고 파악한 페리클레스는 민회연설에서 이 결정이 결코 사소한 일이 아님을 강조했다. "만약 여러분들이 저들에게 양보하면 여러분들은 즉각 더 큰 양보를 하도록 요구받을 것입니다. 그것은 여러분들이 두려움 때문에 첫 양보를 했기 때문입니다(I권 140. 5)."

기원전 431년 스파르타왕 아르키다모스가 동맹군을 이끌고 아티카를 침공했다. 플루타르코스는 그 숫자가 6만 명에 이르렀다고 말하는데(《페리클레스》 33. 4), 중장보병으로 동원할 수 있는 20세부터 45세 사이의 아테네 시민들은

〈연표〉

기원전 479년 플라타이아 전투로 페르시아 전쟁 종결

    445년 소위 '1차 펠로폰네소스 전쟁'의 결과로 30년 평화조약
        양 동맹의 구성국들이 편 바꾸는 것을 금지
        육지에서 스파르타, 에게 해에서 아테네의 헤게모니 인정
    431년 스파르타 왕 아르키다모스의 아티카 침공
    430년 아테네 역병 1차 발발
    429년 페리클레스 사망
    427년 아테네 역병 2차 발발
    427-424년 1차 시칠리아 원정
    421년 니키아스 평화협정 (414년 소멸)
        30년 평화조약시의 국제질서 회복
    415-413년 2차 시칠리아 원정
    413년 원정대 시라쿠사에 참패
        스파르타군 데칼레이아에 요새 건설
        사실상 아테네 몰락
    412-411년 스파르타와 페르시아 협정 체결
        아테네 동맹국 반란 — 에게해 전쟁
    411년 아테네에 과두혁명, 400인 협의회
    404년 리산드로스의 봉쇄로 아테네 항복, 30인 참주정
    403년 아테네 민주정 회복

1만 3,000명, 성벽방어에 동원될 수 있는 사람들은 모두 합쳐서 6만 명 정도였다고 추산된다.

펠로폰네소스 전쟁 처음 10년은 관습적으로 '아르키다모스 전쟁'으로 불리지만 사실은 '페리클레스 전쟁'이었다. 스파르타와 그 동맹에 대한 전면전을 기피하려던 페리클레스의 일관된 의도는 공격을 위한 동맹(symmachia)보다는 방어동맹(epimachia)을 선호한 사실에서도 알 수 있는데, 이런 외교적 노력이 실패하고 벌어진 전쟁에서 그가 기획했던 전략은 10년 후인 니키아스 평화협정까지 지속되었다. 하지만 페리클레스가 구상한 소극적 방어전은 결코 인기 있는 것은 아니었다. 애써 키운 곡물과 과수가 짓밟히고 선조 때부터 살던 집이 불타는 것을 성벽 뒤에서 지켜보면서 자신들을 조롱하는 스파르타군과 차라리 정면 대결하겠다는 시민들을 달래던 페리클레스는 성벽 내부에 숨어든 막강한 복병을 예견치 못하고 있었다. 역병이 창궐했던 것이다.

3. 아테네 역병

(1) 투키디데스 역병

아테네를 강타한 역병에 대한 투키디데스의 서술(Ⅱ권 47. 3-54. 5)은 유일무이한 것으로, 이 때문에 이 역병은 '투키디데스 역병'으로 불리기도 한다. 투키디데스는 자신이 직접 경험한 이 역병에 대한 기록을 페리클레스의 '추도연설'(Ⅱ권 35. 1-46. 2)과 '최후연설'(Ⅱ권 60. 1-64. 6) 사이에 배치하고 있다. "이 역병이 처음에 어떻게 발생했으며 그토록 심각한 변화를 유발했던 원인이 대체 무엇인지 숙고하는 일은 의료경험이 있건 없건 다른 저술가에게 맡기고, 나는 단지 이 역병이 실제로 어떠했는지 기술하고, 이 역병이 재발할 경우 현명한 사람들이 그것만 미리 알면 이 역병을 확실히 알아볼 수 있도록 그 증상들을 말할까 한다. 나는 몸소 이 역병을 앓아보았고, 다른 사람들이 앓는 것도 직접 보았으니 말이다(48. 3)." 의사들의 임상기록을 능가하는 이 상세한 기록의 동기는 투키디데스가《전쟁사》를 서술한 총론적 목적과 일맥상통한다. 투키디데스는 독자의 뇌리에 '영원히 새겨질(ktema es aei)' 이야기의 교훈을 추구한다고 말하고 있다. 이른바 '교훈적 역사관'이라고 불리는 것인데, 세월이 흘러도 인간본성(to anthropinon)은 변하지 않으므로 자신의 역사가 훗날 유사한 전쟁의 비극을 막는 데 도움이 되기를 바란다는 것이다.

기원전 430년에 처음 발발한 아테네 역병은 페리클레스의 입지와 그의 전략에 대한 시민들의 신뢰를 잠식했으며, 그의 비타협적 태도 때문에 일어난 전쟁을 계속해야 하는지 회의가 생겨났다. 이 같은 여론의 변화에는 전통 종교관도 한몫했는데,《일리아스》앞부분에 자신의 사제를 모욕한 아가멤논에게 복수하기 위해 아폴론이 그리스 군대에 역병을 퍼뜨린 것으로 되어 있듯이 역병은 신을 노하게 한 인간행위에 대한 징벌이라고 이해되어 왔다.

《전쟁사》II권 54. 2에는 "도리아족과의 전쟁이 오면 역병도 따라오리라"라는 옛 신탁이 언급되고 있다. "역병(loimos)이 아니라 기근(limos)이었다는 반론이 제기되기도 했지만 지금 상황에서는 당연히 역병이라는 설이 유력하다. 사람들은 언제나 자신의 기억을 자신의 경험에 맞추기 때문이다"라고 투키디데스는 부언한다. 반면 라케다이몬인들이 받은 신탁은 "힘껏 싸우면 승리는 그들 것이 될 것이고 신 자신도 그들 편이 되리라"고 했다는 것인데(54. 4), 이런 소문들은 아낙사고라스 같은 종교적 회의주의자와 교류하면서 도리아족인 스파르타와의 전쟁을 완강히 주장한, 다시 말해 불경한 자들과 사귀고 신탁을 우습게 여긴 페리클레스를 암묵적으로 비난하는 것이었다. 더욱이 "역병은 분명 펠로폰네소스인들이 침입한 직후에 돌기 시작하여 펠로폰네소스에는 전혀 또는 이렇다 할 피해를 입히지 않고, 아테네에서 가장 맹위를 떨치다가 이어서 다른 지방의 최대 인구밀집지역에서 창궐(54. 5)"했는데, 이 역시 티케가 아테네 편이 아님을 말해 주는 증거로 생각되었다. 흥미로운 것은 투키디데스가 '역병'에 해당하는 loimos 대신 일반적인 '질병'을 의미하는 nosos라는 단어를 사용하고 있다는 점인데, 《해리포터》에서 볼드모트의 이름 말하기를 기피하는 것 같은 일종의 금기였다고 생각된다. 이 같은 용어선택은 '아테네 역병'을 소재로 삼은 비극작가들도 마찬가지였다.

아테네에서 역병이 맹위를 떨친 데 대한 보다 합리적인 설명은 인구과밀과 함께 급수사정 등의 악화가 역병의 전파에 '촉진제' 역할을 했다는 것인데, 플루타르코스도 반대파들이 "페리클레스 때문에 이런 일이 생긴 것으로 보았다고 말한다. 전쟁 때문에 그가 농촌사람들을 성벽 안으로 쏟아넣었고, 그 많은 사람들에게 일자리를 주지 않았기 때문"이라고 서술하고 있다(《페리클레스》 34. 3-4).

(2) 페리클레스의 전략과 역병의 창궐

아테네에서 역병이 기승을 부린 데는 분명 페리클레스의 전략이 한몫했다. 통상적인 전투는 밀집중장보병, 즉 팔랑크스가 적의 영토로 진격하여 상대 팔랑크스와 정면으로 충돌하는 것으로, 대규모 럭비스크럼 같은 이런 육상전투는 대개 단기전으로 끝났다. 그러나 페리클레스는 수적으로나 전투력에서 월등한 스파르타 보병에 대응하는 새로운 전략을 계획했다. 아테네시의 성벽을 강화하고 시가지와 페이라이에오스항을 연결하는 장성을 쌓음으로써 아테네를 섬처럼 만들고, 스파르타군이 침입하면 성벽 안으로 후퇴하여 농성하는 방어전을 구상했다. 육상전투를 기피함으로써 아티카의 농토와 곡물은 포기하지만 대신 페이라이에오스를 통한 교역은 계속 이루어질 것이고, 아테네

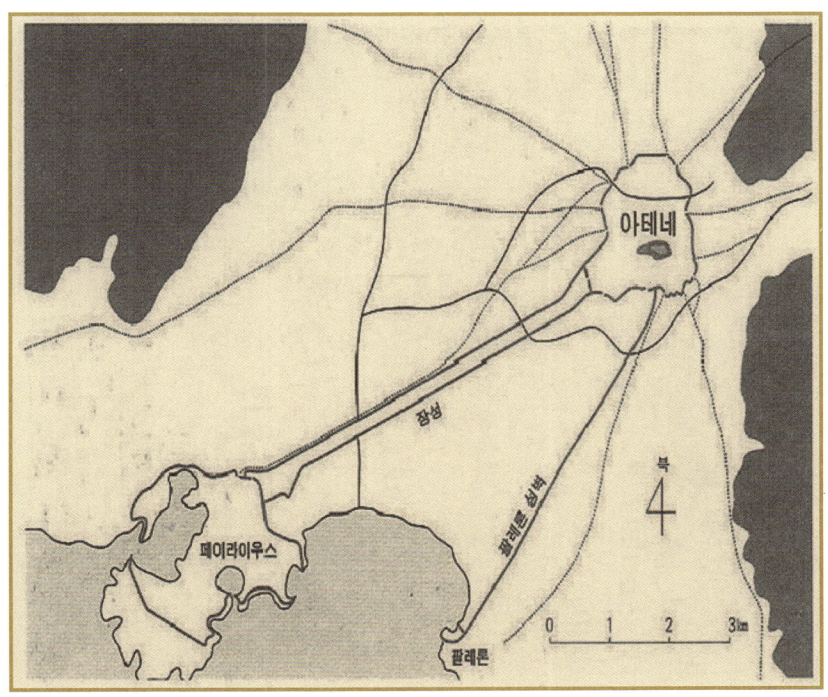

:: 아테네 장성 추정도
  김창성 편저, 《세계사 산책》(솔, 2003), p. 170.

함대는 펠로폰네소스 해안 곳곳을 습격하여 적을 괴롭힌다는 장기 전략이었다. 풍부한 재정과 해상제국 그리고 막강한 함대를 가진 성벽에 둘러싸인 아테네는 방어적 소모전을 계획했던 것이다.

아티카 주변 농민들이 장벽 안으로 피신함으로써 아테네 시가지가 과밀상태였음은 여러 기록으로 알 수 있는데, 기원전 424년에 공연된 아리스토파네스의 《기사》 792 이하에도 이런 상황이 풍자되어 있다. "뭐, 당신이 데모스를 사랑한다고? 8년째 데모스가 통들과 갈라진 틈들과 다락방에서 사는 것을 보면서도 전혀 동정 않고 가두어놓고는 꿀을 짜내는 주제에."

기원전 427년에 2차 아테네 역병이 발생했다. 투키디데스는 이렇게 썼다. "겨울이 되자 역병이 두 번째로 아테네인들을 덮쳤다." "두 번째 내습은 1년 이상 지속되었는데, 첫번째 내습이 2년이나 지속된 뒤였다. 이 역병만큼 아테네인들의 사기를 저하시키고 전력을 감소시킨 적은 한 번도 없었다. 현역으로 복무중이던 중장보병 4,400명과 기병 300명 이상이 죽었고, 일반 민중은 얼마나 죽었는지 그 수를 알 수 없었다(III권 87. 1-3)." 완전히 진정될 때까지 아테네 역병으로 총인구의 3분의 1이 희생되었던 것으로 추정된다.

(3) 역병의 정체

《전쟁사》 II권 49장에 이 역병의 증상에 대한 상세한 묘사가 있다.

> 누구나 인정하듯 이 해에는 다른 질병에 걸린 사람이 유난히 적었다. 그러나 무슨 병이든 이미 병에 걸린 사람은 누구나 결국 이 역병에 감염되었다. 그런가 하면 평소 건강한 사람들이 별 이유 없이 갑자기 감염되었는데, 최초 증상은 머리에 고열이 나고 눈이 빨갛게 충혈되는 것이었다. 입안에는 목구멍과 혀에서 피가 나기 시작하고, 내쉬는 숨이 부자연스럽고 악취가 났다.
>
> 다음에는 재채기가 나며 목이 쉬었다. 얼마 뒤 고통이 가슴으로 내려오며 심한 기침이 났다. 이 병이 복부에 자리잡게 되면 복통이 일어나면서 의사들이 이름을 붙인 온갖 담즙을 토하게 되는데, 큰 고통이 따랐다. 이어서 대부분의 경우 헛구역질과 함께 심한 경련이 일어나는데, 이런 경련은 어떤 사람들은 구역질을 하고 나면 곧 완화되었지만, 어떤 사람들은 한참 뒤에야 완화되었다.
>
> 겉으로 만지기에는 살갗이 별로 뜨겁지도 않고, 창백하기는커녕 오히려 불그스레하게 피멍이 들어 있으며, 작은 농포와 종기가 돋아났다. 그러나 속으로는 타는 듯 뜨거워서 환자는 가장 가벼운 린넨 옷이 닿는 것조차 참을 수 없어 홀랑 벗

고 싶어하며, 아닌게아니라 찬물에 뛰어드는 것이 가장 큰 소원이었다. 돌보는 사람이 없는 많은 환자들이 식힐 수 없는 갈증에 시달리다가 실제로 저수조에 뛰어들곤 했다. 그러나 물을 많이 마시건 적게 마시건 갈증에 시달리기는 매일반이었다.

게다가 환자들은 계속해서 불면증에 시달려 쉴 수가 없었다. 병세가 최고조에 이른 기간에도 몸은 쇠약해지기는커녕 모든 고통에 대해 놀랄 정도의 저항력을 갖고 있어, 대부분의 환자가 몸속의 체열 때문에 숨을 거두는 아흐레 또는 이레째 되는 날에도 여전히 힘이 남아 있었다. 그러나 환자들이 이 기간을 넘기면 역병이 배로 내려가 심한 궤양과 걷잡을 수 없는 설사를 유발해서 나중에는 대부분 그 때문에 쇠약해져 죽었다.

이렇듯 이 역병은 먼저 머리에 자리잡고는 꼭대기부터 시작해 온몸을 타고 아래로 내려갔다. 또한 어떤 사람이 최악의 결과를 피한다 해도 이 역병은 적어도 사지를 공격한 흔적을 남겼다. 이 역병은 생식기나 손가락이나 발가락을 공격해, 살아남은 많은 환자들이 이 지체들의 기능을 상실했고 더러는 시력을 잃었으니 말이다. 기운을 차리고 나면 기억력을 완전히 상실하여 자신이 누군지도 모르고, 가장 가까운 사람들마저 알아보지 못하는 환자들도 더러 있었다(천병희 옮김,《펠로폰네소스 전쟁사》, 도서출판 숲, 2011, pp. 177-178.).

게다가 통상적인 질병과는 달리 "묻지 않은 시신이 널려 있어도 인육을 먹는 새나 다른 짐승이 다가가지 않았으며, 인육을 먹은 경우에는 죽었다"고 한다(II권 50. 1). 전염력이 상당한 질병이었는데, 이 역병을 이질로 보는 병리학자들이 많다. 이밖에도 탄저병, 성홍열, 장티푸스, 매독, 말라리아, 선(腺)페스트, 천연두, 홍역, 맥각(麥角)중독, 유행성 발진티푸스 등의 가능성이 의학사가들에 의해 제기되었다.

19세기 초 일부 학자들은 림프절 페스트(Pest)라고 주장했지만, 페스트 증상은 투키디데스의 묘사와 다르다. 어떤 역병사가는 발진티푸스(Typhus exanthe-maticus)라고 주장했는데, 증상은 좀 다르지만 발진티푸스의 징후변화라고 볼 여지는 있다. 또 다른 학자는 당시에는 발진티푸스가 없었고, 농포에 대한 묘사는 두창 증상이라고 주장했다. 깜부기균에 의한 중독, 즉 에르고틴 중독(맥각중독)이라는 주장도 있었는데, 맥각중독은 전염병은 아니지만 집단발생할 수 있다. 일부학자는 홍역이라 주장했는데, 면역이 없던 지역에서는 치명적일 가능성이 없지 않다. 그 밖에 흥미로운 것으로 독버섯 중독설이 있는데, 맨 먼저 감염된 페이라이에오스 항구주민들은 스파르타인들이 우물에 독약을 푼 것으로 생각했다(II권 48. 2). 논란 많았던 이 문제는 전몰자기념묘지(Kerameikos)의 집단매장지에서 1994년에 발굴된 150구의 유골에 대한 DNA 분석으로 일단락되어, 2006년 이후에는 장티푸스(Typhoid fever)설이 유력하다.

4. 히포크라테스 전설

(1) 런던 대역병과 '히포크라테스 역병'

1665년의 런던 대역병은 새뮤얼 피프스의 일기와 이를 재구성한 대니얼 디포의 기록(A Journal of the Plague Year, 1722)을 통해 잘 알려져 있다. 1664년 네덜란드에서 역병이 발생했고, 방역 노력에도 불구하고 런던에 창궐했다. 선페스트로 진단된 이 역병으로 인한 공식 사망자는 68,595명으로 당시 런던 인구 46만 명 중 15%에 해당했다. 참고로 말하면 성경에 나오는 악성전염병을 역병(plague)으로 번역하고, 이것을 페스트로 이해하는 관례는 《제임스 흠정

역성서》 보급과 무관하지 않다. 17세기 성경주석가들에게 인상을 남긴 페스트는 이후 영국인들에게 역병, 혹은 전염병과 동일한 의미를 갖게 되었던 것이다.

1665년 5월 런던의 의사학교(College of Physicians)가 간행한 출판물과 7월 13일 자 〈뉴스(News)〉는 방향제 등을 섞어 불태움으로써 공기를 정화하도록 권장했는데, 동일한 방법으로 '의사들의 왕자인 히포크라테스가 전 그리스를 구했다고 강조했다. 그렇다면 아테네 역병 당시 이 같은 방역퇴치법들이 시도되었고, 실제로 효력이 있었던 것일까?

투키디데스는 의사들도 속수무책이었으며 오히려 멋모르고 환자를 치료하기 위해 접촉했기 때문에 그들이 가장 많이 희생되었다고 기록하고 있다(II권

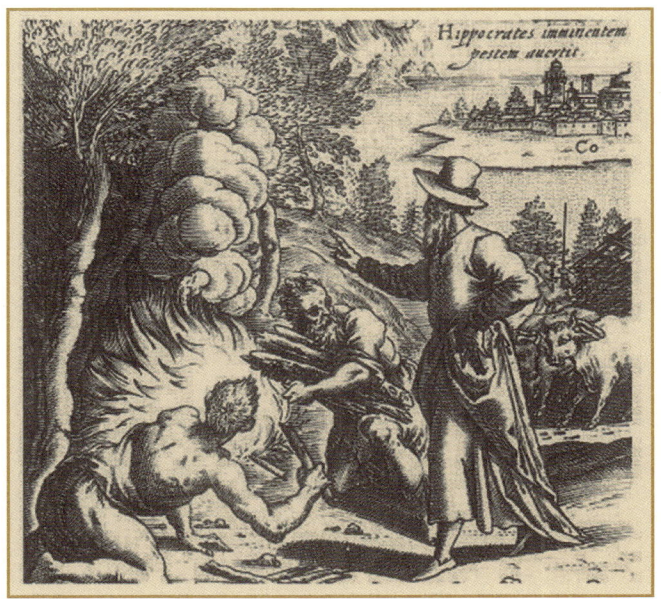

:: 〈방역하는 히포크라테스〉
    J. R. Pinault, Hippocratic Lives and Legends (Leiden: E. J. Brill, 1992), 속표지

1. 펠로폰네소스 전쟁과 아테네 역병

47, 4). 17세기에도 결정적 예방책과 치료책이 없었던 점을 감안하면 이 기록이 사실에 더 가깝겠지만, 투키디데스의 기록과 다른 이야기들이 고대부터 전해지고 있다. 플리니우스를 필두로 하여 갈레노스, 아에티우스 등으로 이어지는 전승은 히포크라테스가 큰 불을 놓아 나쁜 공기를 정화함으로써 역병을 퇴치했다고 설명하고 있는 것이다. 불 옆에서 일한 사람들은 역병에 걸리지 않는 것을 보고 광장에 불을 피움으로써 역병을 퇴치했다는 것인데, 실현가능성 있던 조치로 갈레노스의 '오염된 공기' 이론과도 일맥상통한다. 물론 효과가 있었다면 공기정화보다는 벼룩을 몰아냈기 때문일 것이다.

히포크라테스가 물리쳤다는 역병이 투키디데스가 아테네에서 직접 겪은 것과 같은 역병인지조차 논란이 있지만, 이 전승은 트라야누스 황제의 시의(侍醫)였던 소라누스의 이름으로 전해진 《소라누스에 의한 히포크라테스 전기(*Vita Hippocratis secundum Soranum*)》와도 연관된다. 문헌학적인 분석과 그리스 세계의 복잡한 정치역학에 대한 긴 논의는 생략하고 결론만 말한다면, 유감스럽게도 히포크라테스가 역병을 퇴치했다는 것은 일종의 전설이며 담론인데, 이것을 악의적인 역사왜곡으로 볼 필요는 없을 것이다. "전설의 근원에는 진정으로 진실된 것을 말하려고 이야기를 꾸며내는 민중의 천재성이 있다"는 것을 인정하고 미셸 푸코가 말하는 '담론의 질서'를 따른다면 말이다.

(2) 슈드에피그라파(Pseudepigrapha)와 히포크라테스 전통

히포크라테스의 방역활동은 마케도니아왕 페르디카스의 상사병을 고친 것, 페르시아왕 아르타크세르크세스의 초빙을 거부한 것과 함께 히포크라테스에 관한 3대 전설 가운데 하나인데, 이 중에서도 가장 먼저 등장한 것이었다. 히포크라테스의 업적과 생애에 관한 고대전승의 결집체인《*Pseude-pigrapha*(僞典)》는 전부 27편이 전해지는데, 당대의 역사적 인물들 사이에 오간 것으로 설정된 24편의《편지들》과 테살로니아인들을 대상으로 히포크라테스가 행한《연설(*Epibomios*)》, 히포크라테스를 위해 제정된《아테네인들의 법령(*Dogma Athenaion*)》그리고 히포크라테스의 아들인 테살로스가 아테네 민회에서 행한《외교연설(*Presbeutikos*)》로 이루어져 있다.

투키디데스는 에티오피아에서 발생하여 이집트, 페르시아 제국으로 퍼지는 한편 페이라이에오스항을 통해 아테네와 그리스 본토로 상륙했다고 역병의 전파경로를 설명하고 있지만(Ⅱ권 48. 1), 헬레니즘 시대에 작성된《외교연설》에는 역병이 북서쪽의 일리리아와 파이오니아에서부터 그리스 본토로 남하한 것으로 설정되어 있다. 이에 대해 문헌학자들은 기원전 5세기에는 야만족으로 간주되던 일리리아와 파이오니아 그리고 마케도니아가 그리스 세계의 새로운 중심지로 부상한 변화된 시대상황을 반영한 결과라고 설명한다. 역사왜곡보다는 전설과 이야기의 새 버전으로 이해하면 될 것이다.

아테네뿐만 아니라 전 그리스를 휩쓴 대역병기 동안 히포크라테스의 활약은《아테네인들의 법령》에도 언급되어 있는데, 이에 대한 보상으로 아테네인들은 공금으로 히포크라테스의 비의가입(秘儀加入) 의식을 거행하고 황금관을 수여하며, 이 사실을 '판 아테나이아 제전'에서 선포하도록 결의한다. 또 히포크라테스를 배출한 코스의 모든 시민은 아테네의 일원으로 허락되며, 히포크라테스에게는 시민권과 영빈관에서 일생 동안 무료식사를 할 수 있는 권리를 수여한다고 결의하고 있다.

이 같은 내용을 담고 있는《아테네인들의 법령》의 저자는 히포크라테스의 초빙을 놓고 아르타크세르크세스와 헬레스폰토스의 총독 히스타네스 그리고 코스 시민들 및 히포크라테스 사이에 오간 것으로 되어 있는 일련의《편지들》—아홉 편으로 이루어진 소위 '페르시아 편지들' — 의 존재를 알고 있었다고 추정된다. 페르시아 군대에 역병이 퍼지자 아르타크세르크세스는 금전적 보상과 함께 페르시아 귀족에 준하는 예우를 약속하고 히포크라테스를 초빙한다. 그러나 히포크라테스는 그들이 그리스의 적이라는 이유로 거절하며, 코스를 파괴하겠다는 위협에도 불구하고 그 주민들은 히포크라테스를 지지한다. '페르시아 편지들'에 상술된 이 이야기에서 히포크라테스는 능력 있는 의사일 뿐만 아니라 적군의 치료를 거부한 의식 있는 '애국자(philhellenic patriot)'로 부각되어 있다.

문헌학자들은 넓은 의미의 의업공동체라고 할 수 있는 코스의 '아스클레피오다이'들이 이런 이야기를 헬레니즘 시대에 만들어냈고, 《*Pseudepigrapha*》는 알렉산드리아 도서관에서 《히포크라테스 전집(*Corpus Hippocraticum*)》이 편찬되고 고대의 히포크라테스 전통이 확립되는 데 결정적 역할을 한 것으로 보고 있다. 우리에게 전해진 히포크라테스 상(像)은 역사적 전통과 함께 특정한 이해관계를 반영한 전설이 엉켜 있는 것이다.

5. 아테네 역병과 전쟁의 추이

(1) 아노미 상태와 페리클레스의 사망

역병으로 인한 아노미 상태(taragmos)는 회복하기 힘들었고, "아테네는 이 역병 탓에 무법천지"가 되었다(II권 53. 1). 장례절차 및 의식도 엉망이었다. "남이 쌓아놓은 화장용 장작더미에 먼저 도착해서 자신들이 운구해 온 시신을 올려놓고 불을 지피거나 아니면 남의 장작더미에 불이 붙은 것을 보고는 운구하던 시신을 다른 시신 위에 던져놓고 가버리곤 했다(52. 4)." 앞서 언급했듯이 전몰자기념묘지에서 집단매장이 이루어졌다는 사실도 평시에는 용납하기 힘든 일이었다. 전투에서 승리하고도 전사자들을 제대로 수습하지 못한 장군들을 처형할 정도로 시체매장에 민감했던 아테네인들에게 역병은 정말 대책 없는 상황이었다. 시민들은 순간적인 향락에 탐닉했다. "신들에 대한 두려움도 인간의 법도 구속력이 없었다(53. 4)." "목표를 이루기도 전에 죽을지도 모르는 판국에 고상해 보이는 목표를 위해 사서 고생을 하려는 사람은 아무도 없었다(53. 3)."

이런 와중에 장군(strategos)으로 매년 선출되어 15년 동안 아테네를 이끌었던 페리클레스가 사망했다. 플루타르코스는 역병으로 죽었다고 명시하고 있지만, 투키디데스는 모호하게 설명한다. "그는 전쟁이 터지고 2년 6개월을 더 살았고, 전쟁에 관한 그의 선견지명은 그가 죽은 뒤 더욱 널리 인정받았다. 왜냐하면 페리클레스는 아테네인들이 은인자중하며 함대를 증강하고 전쟁 동안 제국을 확장하지 않고 도시를 위험에 빠뜨릴 모험을 하지 않는다면 승리할 것이라고 말했기 때문이다(II권 65. 6-7)."

페리클레스는 공적연설에서 아테네 제국을 기꺼이 참주정이라 일컬었고, 투키디데스는 당시 아테네를 1인 지배체제로 묘사하고 있다. 희곡작가들은 페리클레스가 열변을 토할 때 '천둥'과 '번개' 같고 올림피오스, 즉 제우스로 불리기도 했다고 전한다. 전쟁중에 낙선하고 50탈란톤의 벌금형에 처해지기도 했지만, 페리클레스는 아테네의 민주주의를 대표하는 인물이었다. 페리클레스는 '최후연설'에서 전쟁을 결정한 자신을 탓하는 시민들을 달래면서 스스로의 자질에 대해 자부하고 있다. "나야말로 누구 못지않게 무엇이 필요한지 볼 수 있는 식견이 있고, 본 것을 설명할 수 있는 능력이 있으며, 조국을 사랑하고 돈에 초연한 사람이라는 것이 내 생각입니다(II권 60. 5)."

이런 자질을 갖추지 못한 '선동가(demagogues)'들이 페리클레스 사후 아테네 정치를 주도했다. 대표인물인 클레온은 '무두장이, 가죽장수' 출신이었다. 아리스토파네스는 클레온을 끊임없이 증오를 자극하는 전쟁광으로 풍자했고, 투키디데스도 "아테네 시민 가운데 성격이 가장 난폭했으며 그 무렵에는 민중에게 가장 큰 영향력을 행사하고 있었다"고 묘사한다(Ⅲ권 36. 6). 그 밖에도 소거간꾼 리시클레스, 아마장수 에우크라테스, 등잔업자 히페르볼로스, 수금제작자 클레오폰 등을 꼽을 수 있는데, 사실 이들은 명문귀족은 아니었지만 부자였고, 토지 대신 무역과 제조업을 통해 부를 쌓은 인물들이었다. 니키아스는 여러 면에서 클레온과 대조적이었다. 클레온은 과격한 주전론자로 속물이었던 반면 니키아스는 경건하고 강직하며 내성적이지만 절도가 있었다. 그러나 그 역시 은광에 노예를 공급하는 일로 재산을 모은 신흥계층 출신이었고, 아테네 제국의 유지와 승전을 위해 나섰다는 점에서는 클레온과 마찬가지였다.

(2) 분파갈등과 전쟁의 과격화: '전쟁은 폭력교사'

펠로폰네소스 전쟁은 동맹들과 폴리스 사이의 대립이었을 뿐만 아니라 분파간의 대립이 되어갔다. 당파적 소속감과 충성심이 최고의 덕으로 간주되었고, 전통적 덕과 관습이 파기되었으며, 광신적 행동과 등뒤에서 상대를 파멸시키는 배신이 정당화되었다. 게다가 8년도 유지하지 못하고 폐기된 '니키아스의 평화' 이후 아테네는 생전의 클레온이 제안한 '공포를 통한 억지정책'으로 방향을 바꾸었다.

공포상태는 분파갈등에 수반된 개인적인 탐욕과 야망 그리고 권력욕의 결과였다. '시민의 정치적 평등'과 '탁월한 자들에 의한 온건한 통치'를 각각 내세웠지만, 민주파와 과두파 모두는 권력을 잡기 위해 불법을 서슴지 않았다. 결정적 계기가 된 만티네아 전투에서 아테네와 아르고스가 주도한 동맹군을 물리친 스파르타는 기원전 417년 3월 체제전복을 통해 민주파 동맹을 뿌리째 흔들고 과두정을 확산시켰다. 아테네의 과두주의자들은 스파르타를 본뜬 에우노미아(eunomia, good order)로 카코노미아(kakonomia, bad order)인 민주정을 대체하려고 했다. 가장 뛰어나고 가장 자격을 갖춘 자들이 법령제정을 주도하고, 선한 자가 악한 자를 심판하는 것이 옳다는 것이었다. 기원전 411년에 아테네의 과두파들은 30인 위원회(syngrapheis)를 설치하고 공무수행에 급여지급을 금지함으로써 무산층의 공직참여를 막았고, 400인 협의회를 구성했다.

전쟁은 그리스인들에게 큰 고통을 주었고, 투키디데스가 인정하듯이 "이런 고통은 사람의 본성이 변하지 않는 한 잔혹함에서 정도의 차이가 있고, 주어진 여건에 따라 달라져도 되풀이되고 있으며 언제나 되풀이될 것이다." 평화로울 때에 문명과 부유함이 인간성을 야만과 동물성으로부터 구분짓지만 "일상의 필요가 충족될 수 없는 전쟁은 난폭한 교사이며, 사람의 마음을 대체로 그들이 처한 환경과 같은 수준으로 떨어뜨린다(III권 82. 2)"는 것이다.

경제적 어려움도 심화되었다. 페리클레스가 마련한 전쟁준비금은 예상 외로 전쟁이 장기화됨에 따라 고갈되었고 부유층도 급감했다. 혼자서 삼단노선을 제공할 수 있었던 트리에르아르코스(선장, 선주) 계층의 몰락으로 두 사람이 배 한 척을 감당하는 신트리에르아르코스(syntrierarchia) 제도가 도입되었으며, 수병들의 일일수당도 1드라크마에서 절반인 3오볼로스로 줄어들었다. 아테네 제국을 이탈하려는 동맹국들을 상대로 한 '에게해 전쟁' 동안에는 페르시아의 자금을 바탕으로 용병이 득세하기도 했다.

기원전 428년에 클레온은 반란을 일으킨 미틸레네에 대한 포위공격을 위해 재원 마련에 나섰다. 동맹국의 할당금을 증액하는 외에도 유산층과 자영

농을 대상으로 200탈란톤에 이르는 전쟁세(eisphora)를 부과했다(Ⅲ권 19. 1). 그러나 그리스인들에게 직접세는 개인의 독립에 대한 침해이며, 자유의 근간인 재산권에 대한 공격으로 간주되어왔다. 전비 마련을 위한 불가피한 상황이었다 하더라도 제국을 유지하기 위해 기꺼이 참전한 아테네 시민의 열정을 고갈시키는 조치였던 것이다.

(3) '니키아스의 평화'와 시칠리아 원정

기원전 422년의 암피폴리스 탈환전투에서 클레온과 스파르타의 브라시다스가 모두 전사했다. '전쟁의 절구와 공이'로 불리던 양측의 대표적 주전론자들이 제거된 상태에서 평화파와 니키아스의 입지가 강화되었고, 421년에 평화조약이 비준되었다. 이른바 '니키아스의 평화'가 도래했지만, 기원전 414년에 공식적으로 소멸하기 전부터 이 조약은 심각하게 손상되었다. 스파르타측의 책임이 더 크지만, 아테네도 전장을 확대하는 등 휴전상태를 침식했다. 그 자체로 펠로폰네소스 전쟁과 엇비슷한 규모의 2차 시칠리아 원정이 시작되었던 것이다.

2차 역병이 발발하기 직전인 기원전 427년에 1차 시칠리아 원정대가 출발했다. 코린토스가 시칠리아섬에 건립한 식민시인 시라쿠사의 침공을 받은 레온티니의 요청에 따른 것이었다. 전선을 확장시키지 말자는 페리클레스의 전략에 어긋나지만, 시칠리아로부터 펠로폰네소스 반도로 수입되는 곡물을 차단하고 시라쿠사 함대를 견제한다는 명분에 따른 결정이었다. 하지만 원정대는 별 성과 없이 기원전 424년에 철수했다. 공동평화를 모색한 외교회의에서 시라쿠사의 헤르모크라테스는 "우리 모두는 이웃이며, 바다로 둘러싸인 한 섬에 함께 살고 있고, 시칠리아인이라는 한 이름으로 불리고 있습니다"라고 애향심을 강조했고, 외부세력의 개입 없이 시칠리아가 공동으로 추구할 두 가지

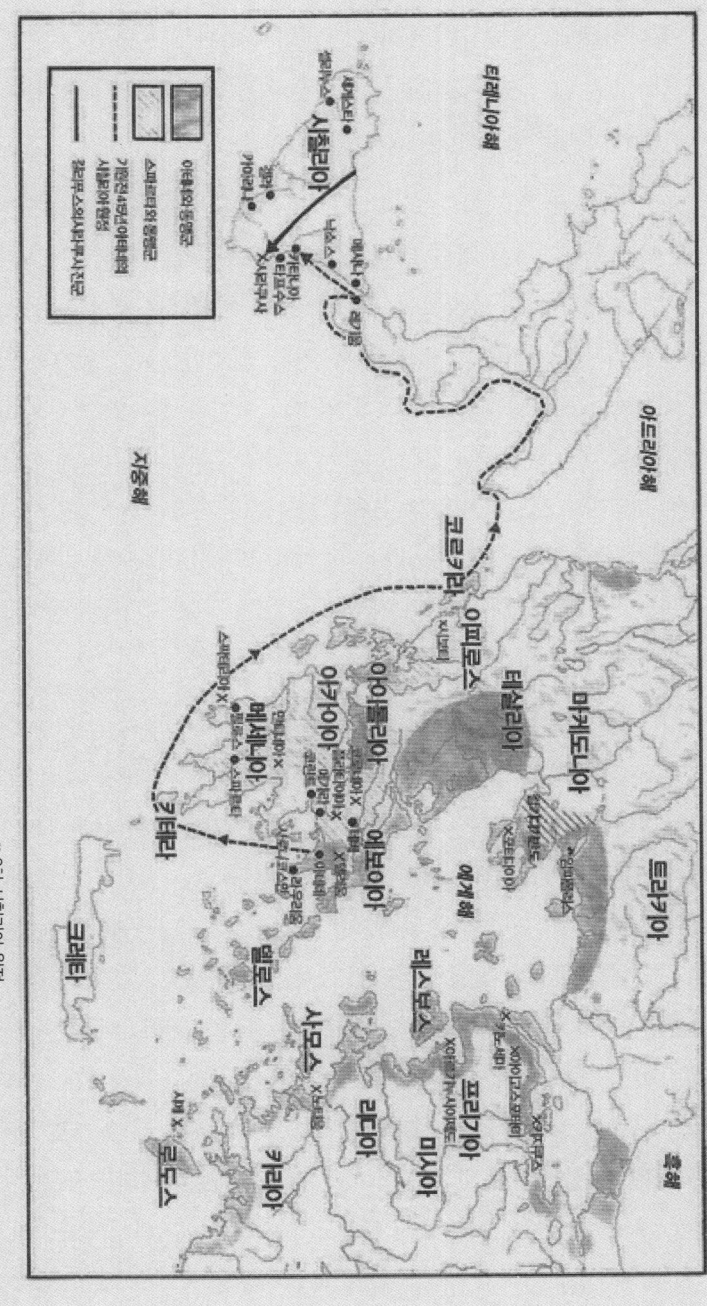

:: 2차 시칠리아 원정
존 워리(임웅 역), 《세계고대 전쟁사 박물관》(르네상스, 2001), p. 72.

유익은 "아테네인으로부터 벗어나는 것과 우리의 내전을 끝내는 것"이라고 주장했다(Ⅳ권 64. 3-5). 이후 '시칠리아인을 위한 시칠리아'라는 자결원칙은 아테네 제국에 치명적인 골칫거리로 남아 있었다.

명목상으로는 '니키아스의 평화'가 존속되고 있던 기원전 415년에 시작된 2차 시칠리아 원정은 베트남전과 비교되곤 하는데, 막대한 군대와 함선을 잃고 제국에서 반란이 가속화되고 페르시아가 개입하는 계기가 되었다. 어쩔 수 없이 끌려든 니키아스와 경험 많은 군인인 라코마스를 공동지휘관으로 선출함으로써 아테네인들은 시칠리아 원정의 주된 주창자였던 알키비아데스의 야심찬 과감성을 신중과 경건으로 균형 맞추었다. 그러나 이 원정도 아테네인들의 계획대로 진행되지 않았다. 역설적으로 라케다이몬인들이 아테네인들에게 가장 상대하기 편한 적이라는 사실이 시라쿠사인들에 의해 입증되었다. "그들은 아테네인들과 성격이 가장 비슷했고, 그래서 이들을 상대로 가장 잘 싸웠던 것이다(Ⅷ권 96. 5)."

지지부진하던 원정대의 마지막은 비극이었다. 세 명의 장군 중 단독지휘관으로 혼자 남아 철수를 결정한 니키아스에게 예의 티케가 다시 개입했다. 정확한 천문계산에 의하면 기원전 413년 8월 27일 밤 9시 41분부터 10시 30분 사이 시칠리아에 개기월식이 나타났다. 출항을 막는 신의 경고로 생각한 니키아스는 점술가의 권고로 '9일씩 3번' 기다릴 것을 명령했다. 지연된 철수계획은 탈영병들에 의해 적에게 알려졌고, 원정대는 새로운 함대전술을 개발하고 항만근해전투에 능숙한 시라쿠사 함대에 참패했다. 아테네 함대의 절대적 우위는 이제 더 이상 장담할 수 없게 된 것이다. 증원군 지휘관으로 파견되어 나름의 용맹을 떨치던 데모스테네스는 자결에 실패한 채 포로로 잡혀, 항복한 니키아스와 함께 시라쿠사 민회에서 처형되었고, 아테네군 다수는 매장되지 못한 채 죽거나 노예로 팔렸다. 동맹국의 피해를 제외하더라도 아테네는 최소한 중장보병 3,000명과 수병 9,000명 그리고 수천 명의 거류외인과 160척이 넘는 삼단노선을 잃었다.

6. 그리스 문화에 새겨진 아테네 역병

(1) 아스클레피오스 숭배와 비극작품 속의 아테네 역병

참혹한 역병을 경험한 아테네인들은 기원전 420년에 에피다우로스로부터 그리스 세계의 대표적 의신인 아스클레피오스 숭배를 도입했다. 디오니소스 신전 옆에 아스클레피온, 즉 아스클레피오스 신전이 건축되었는데, 당시 아테네가 섬기던 의신인 할론의 사제였던 소포클레스는 사저에 아스클레피오스를 임시로 모시면서 찬신가를 지어 바쳤고, 사후에 덱시온(Dexion)이란 이름을 얻고 복을 가져오는 영웅으로 추앙되었다.

투키디데스의 《전쟁사》에서도 한편의 비극작품을 읽을 수 있겠지만, 기원전 428년에 공연된 에우리피데스의 〈힙폴리토스〉, 공연연대가 확실치 않은 소포클레스의 〈트라키스 여인들〉 같은 비극작품들에는 역병과 아스클레피오스 숭배에 대한 아테네인들의 관심이 반영되어 있다. 하지만 아테네 역병은 기원전 425년경에 공연된 소포클레스의 〈오이디푸스왕〉에 가장 뚜렷이 반영되어 있다. 국경이 붙어 있어 상충되는 이해관계에 민감하고 아테네에 가장 적대적이었던 테베가 배경무대라는 사실도 의미심장한데, '아테네를 가장 사랑하는 사람(philathenaiotatos)'으로 인정받던 소포클레스가 〈오이디푸스왕〉 도입부에서 극의 배경으로 설정한 이 역병은 '테베 역병'으로 불리기도 한다.

"온 도시가 향료연기와 더불어 구원을 비는 기도와 죽은 이들을 위한 곡소리로 가득하구나. 우리를 오염시킨 것이 무엇이고 어떻게 정화하라고 하시던 가?" 스핑크스가 낸 수수께끼를 풀고 테베의 왕이 된 오이디푸스는 처남인 클레온에게 온 나라를 강타한 역병의 원인을 밝혀줄 아폴론의 신탁을 받아오라고 명령한다. 전왕 라이오스를 살해한 자를 처벌하지 못했기 때문이라는 신탁을 전해들은 오이디푸스는 "우리에게 역병을 가져다준 것은 그 자이니 모두들 그 자를 집 밖으로 내쫓도록 하시오"라고 선언한다. "우리가 라이오스를 살해한 자들을 알아내어 사형에 처하거나 나라에서 추방하기 전에는 이 역병에서 벗어날 길이 없을 것"이라고 각오를 다지면서 '비극의 확대(parekstasis tragica)'가 이루어지고, 니체가 말하는 '삶의 전도'가 일어난다. 눈먼 예언자 테이레시아스와 목동들의 증언을 통해 전모가 드러나고, 어머니이자 아내인 이오카스테는 자살하고 오이디푸스는 자신의 눈을 찌른다.

(2) 소포클레스와 비극의 정신

소포클레스의 〈오이디푸스왕〉은 서사시권(epikoskyklos) 테베 설화인 〈오이디포데이아(Oidipodeia)〉에 바탕하고 있지만, 원래의 설화에는 역병 이야기가 없었다고 한다. 테베와 코린토스 같은 적국들을 배경무대로 설정하면서도 소포클레스는 오이디푸스를 아테네 제국이나 페리클레스에 비견하고 있다. 사실상 아테네의 일인자였던 페리클레스와 테베의 왕이었던 오이디푸스가 대비되는데, 소포클레스는 운명의 여신 모이라가 내린 징벌의 궁극적 목표를 징벌 받는 자의 구원으로 승화시킨다. 이 주제는 소포클레스가 말년에 완성하여 기원전 401년에 같은 이름의 손자에 의해 초연된 〈콜로노스의 오이디푸스〉에서 완결되고 있다. 콜로노스 힙피오스는 아테네 근교 북서쪽에 있는 나지막한 야산으로 '자비로운 여신들(Erinyes)의 성역'인데, 살인죄를 재판하던 아테네의 아레이오파고스 법정과 대비되는 장소였다. 노인이 된 오이디푸스는 자신은 '행한 자'가 아니라 '당한 자'임을 거듭 강조하고, 개방적이고 너그러운 아테네 왕 테세우스의 중재하에 화해와 평화가 도래한다.

소포클레스는 그리스 비극 중에서도 가장 비극적이고 불행한 인물인 오이디푸스를 고귀한 인간으로 이해했다. 지혜로움에도 불구하고 잘못을 저지르고 비참한 운명을 타고난 이 인물은, 그러나 가혹한 수난을 거친 후 드디어 복된 아우라를 자기 주변에 발휘하게 된다. 소포클레스는 고귀한 인간은 결국 도덕적 의미의 죄를 범하지 않는다고 말하고 있는 것이다. 니체는 《비극의 탄생》에서 오이디푸스 비극이 이성과 도덕의 가치를 산산조각 내는 근원적인 힘들을 우리에게 일깨웠다고 주장한다. 비극은 인간 경험의 심연과 공포에 대한 심원한 통찰력을 전달하며, 삶을 계속되는 창조와 파괴의 순환으로 생각하게 하며, 권력과 지배를 갈망하면서 시대에 뒤진 구조들을 혁파하고 새로운 세계를 창조하려는 욕망의 산물이라는 것이다.

하지만 이 같은 비극의 정신은 소포클레스를 정점으로 새로운 국면에 접어드는데, 니체는 비극의 역사에서 결정적인 갈등은 소크라테스 철학과의 대립에서 빚어졌고, 에우리피데스를 거치면서 도덕적 평가에 굴복함으로써 비극이 몰락했다고 보고 있다. 인간적 감성과 의지를 넘어서는 형이상학적 위안을 전하던 전통비극 대신 등장한 새로운 아티카 극은 일상적인 자기발전에 대한 호소로 바뀌었고, 이런 변화들이 소크라테스적이고 알렉산드리아적인 후기 그리스 문화의 특성을 이룬다는 것이다.

(3) 폴리스적 삶의 해체와 알키비아데스

펠로폰네소스 전쟁은 그리스 특유의 폴리스적 삶의 방식과 그 독립성을 무너뜨린 최초의 전쟁이었다. 같은 맥락에서 아테네에 나타난 신세대 정치인은 그 자체로 이 전쟁의 산물이었다. 제1차 세계대전 이후 등장한 '1914년 세대'

나 소비에트연방 해체 후의 'P세대'처럼 펠로폰네소스 전쟁과 아테네 역병은 이전 규범으로는 설명하기 힘든 인간유형을 등장시켰다. 역으로 그 중 대표인물인 알키비아데스는 이기적이고 기이한 행적으로 펠로폰네소스 전쟁 후반기의 난해한 양상들을 보여주고 있다.

역병 당시의 행적은 알 수 없지만 기원전 420년 봄에 약관의 나이로 장군에 처음 선출된 알키비아데스는 유력가문 출신으로 올림피아 전차경주에 나갈 정도로 부유했고 외모도 출중했다. 아버지를 일찍 여의고 페리클레스의 보호 아래 성장한 알키비아데스는 뛰어난 지적 능력과 소크라테스를 통해 연마된 논쟁술을 갖추었지만 제멋대로의 성격이었다. 아테네 시민들은 그의 기행을 질투하면서 동시에 애정과 존경으로 알키비아데스를 받아들였다. 그러나 탁월함과 명성에 대한 열망 때문에 그의 일생은 조국을 배신하고 스파르타와 페르시아를 오가는 뻔뻔한 음모로 점철되었다.

클레온이 전사한 후 니키아스의 새로운 경쟁자가 된 알키비아데스는 성숙한 경륜에 맞서 젊은 세대의 모험심과 담대함을 제시했다. 양자 모두 페리클레스의 계승자가 되려 했지만, 두 경쟁자가 할 수 있었던 것은 상대의 계획을 방해하는 것뿐이었다. 2차 시칠리아 원정대가 출발하기 직전 아테네 전역의 헤르메스 석상들이 훼손되었다. 이 신성모독사건의 주모자로 의심받는 상태에서 니키아스 등과 함께 장군으로 출전한 알키비아데스는 증인이 나타남에 따라 이후 아테네로 소환되었고, 도중에 탈출하여 스파르타로 망명했다. 궐석재판에서 재산압류와 사형언도를 받고 현상금도 걸렸다. 중요범죄자로 아크로폴리스에 있는 불명예비석에 이름이 새겨졌으며 엘레우시스 사제들의 저주를 받았다.

알키비아데스는 스파르타측에 아테네 동북쪽의 데켈레이아를 장악하라는 치명적인 권고를 했다. 실제로 기원전 413년 3월에 스파르타가 데켈레이아에 항구적인 요새를 세움에 따라 아테네 국가 소유였던 라우리온 은광에서 2만 명의 노예가 도망갔으며, 가축을 옮겨놓았던 에우보니아섬으로부터 아테네로의 식량공급은 수니온곶을 경유함으로써 더 많은 비용과 노력이 들었다. 알키비아데스는 동맹국들의 반란과 '에게해 전쟁'을 부추겼으며, 스파르타왕 아기스의 아내와의 염문이 문제가 되자 페르시아군에 합류했다. 이런 행적에도 불구하고 "진정한 애국자는 조국에서 부당하게 쫓겨났는데도 조국을 공격하기를 망설이는 사람이 아니라, 조국을 사랑하기 때문에 조국을 되찾기 위해 수단과 방법을 가리지 않는 사람"(VI권 92. 4)이라는 궤변으로 자신의 배신을 합리화했다. 기원전 411년 아테네 민주정을 전복하고 결성된 400인협의회 및 확대 개편된 5,000인회는 '에게해 전쟁'을 위해 사모스섬에 집결해 있던 유력 인사들의 제안으로 알키비아데스를 복권시켰다. 아테네의 생존과 승리는 이제 페르시아의 지원에 달려 있으며, 오직 알키비아데스만이 그 도움을 얻어낼 수 있으므로 그를 복권시키고 페르시아가 거부하는 민주정을 제한해야 한다는 명분이었다.

기원전 407년 사모스 함대와 함께 알키비아데스가 아테네로 귀환했을 때 시민들은 그의 이름을 환호하고 머리에 화환을 씌웠다. 민회는 그에게 황금관을 수여하고 육해군 총사령관(strategos autokrator)으로 임명했다. 그러나 노티온에서 리산드로스에게 당한 알키비아데스는 해임되었고, 재판을 피해 갈리폴리 반도에 미리 마련해 둔 요새로 망명했다. 노티온 전투 이후 1년이 채 지나지 않아 공연된 한 희극에서 아리스토파네스는 "그들은 그를 동경했고 그를 증오했다. 그러나 그들은 그가 돌아오기를 원했다"고 세태를 조롱하고 있다(《개구리》, 1425).

이 같은 알키비아데스의 행적은 그 자체로 오이디푸스의 비극이나 오디세이의 귀환 서사극과는 다른 새로운 종류의 묵시극이었다. '파렴치하게 거짓말하는 알키비아데스(lüderlich lügenhaften Alcibiades)'와 그에 대한 아테네 시민의 집착은 사회병리학적 징후였으며, 아테네 패전의 원인이며 쇠망의 결과로 볼 수 있을 것이다. "어려운 것을 책임지지 않고 원대한 꿈을 추구하지 않으며, 지나간 것이나 미래에 올 것을 현재 있는 것보다 높이 평가하지 않으며, 진지함과 공포심 앞에서 도망 다니는 태도, 편안한 안락에 자족하는 비겁함"을 그렇게 부를 수 있다면, 알키비아데스가 표상하는 이 '그리스적 명랑성'은 바로 아테네의 몰락과 그리스 문명의 황혼을 예시하는 징후가 아니었던가?

참고문헌

투키디데스, 천병희 옮김,《펠로폰네소스 전쟁사》, 도서출판 숲, 2011.

도널드 케이건, 허승일, 박재욱 옮김,《펠로폰네소스 전쟁사》, 까치, 2006.

소포클레스, 천병희 옮김,《소포클레스 비극선집》, 도서출판 숲, 2008.

니체, 이진우 옮김,《비극의 탄생》, 책세상, 2005.

폴 벤느, 김운비 옮김,《그리스인들은 신화를 믿었는가?》, 이학사, 2002.

Robin Mitchell-Boyask, *Plague and the Athenian Imagination: Drama, History, and the Cult of Asclepius* (Cambridge: Cambridge Univ. Press, 2008).

J. R. Pinault, *Hippocratic Lives and Legends* (Leiden: E. J. Brill, 1992).

W. D. Smith, *Hippocrates: Pseudepigraphic Writings* (Leiden: E. J. Brill, 1990).

M. C. Papagrigorakis et als., "DNA Examination of Ancient Dental Pulp Incriminates Typhoid Fever as Probable Cause of the Plague of Athens" *IJID 10* (2006), pp. 206-214.

J. Longrigg, "The Great Plague of Athenes," *History of Science 18* (1980), pp. 209-225.

| 이재담(울산대학교 의과대학 인문사회의학교실)

나폴레옹 전쟁과 근대의학의 발전

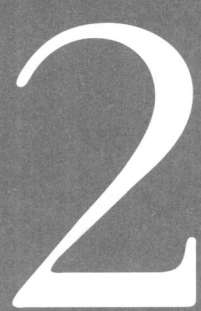

1. 혁명과 전쟁 그리고 새로운 의학

잘 알려진 바와 같이 1세기에 걸친 구제도의 모순이 축적되어 있던 프랑스에서는 영국의 명예혁명, 독일과 러시아의 계몽적 전제정치, 미국의 독립혁명에 대비되는 루이 14세 이래의 절대왕정에 반대하는 시민혁명이 일어난다. 이는 상공업 발전에 따른 시민계층의 성장과 계몽사상의 만연, 흉작과 이상기후, 지도층의 낭비에 따른 국가적 재정 위기, 엄격하게 유지되는 신분사회와 일부 상위계층에 편중되는 국부 등의 요인들이 상승작용을 일으킨 결과였다(참고로 혁명 전의 프랑스에서는 1% 이하의 성직자가 10%의 토지를, 2%의 귀족이 25%의 토지를 소유하고 있었는데 이들은 세금도 내지 않았다. 국민의 90%를 차지하던 농민들만 무거운 세금과 부역의 의무를 지고 있었다[조경래,《시민혁명사》, 일신사, 1992.]).

한편 그리스에서 시작하여 고대 알렉산드리아와 로마를 중심으로 발전해 왔던 서양의학의 전통은 중세 후기 이른바 스콜라 의학의 시대가 되면서 살레르노, 몽펠리에, 파리, 옥스퍼드, 볼로냐, 파도바와 같은 도시로 그 중심이 옮아갔다. 그 후 아랍의 영향으로 이탈리아나 스페인의 도시들이 의학의 중심이 되었던 시기도 있었지만, 르네상스 이후 꾸준히 유럽 의학의 중심 역할을 담

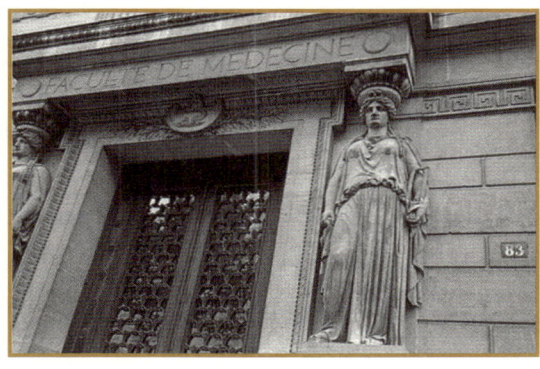

:: 파리 대학의 입구

당한 것은 프랑스 파리였다. 그러나 오랜 전통을 가진 프랑스의 의학도 18세기에 접어들면 한계에 도달한 듯한 느낌을 주는데, 절대왕권에 의지하여 파리 대학을 발판으로 삼아 의료 권력을 독점한 일부 내과 의사들이 새로운 의학 발전을 가로막고 있었기 때문이다.

이런 현상은 당시의 의학교육 체계를 살펴보면 더 잘 알 수 있다. 18세기 프랑스에서 의료행위를 하기 위해서는 프랑스 국내 대학의 졸업장이 있어야 했는데 1707년 칙령으로 대학의 교육 기간은 3년으로 정해져 있었다. 학생들은 이론 위주의 교육을 받고 두 번의 구두시험과 두 편의 논문을 제출하여 허락을 받으면 졸업할 수 있었으며 파리와 몽펠리에 외에는 어디에도 임상능력을 측정하는 시험이 없었다. 18세기 중반 유럽 의학의 중심으로 권위를 자랑하던 파리 의과대학은 신입생이 매년 45명이었는 데 비해, 졸업생은 매년 열 명쯤이었다고 한다. 이 대학의 졸업장을 받기 위해서는 약 7,000루블을 지불해야 했는데 이 금액은 다른 대학들의 300루블에서 500루블 수준에 비하면 대단히 큰 액수였다. 그 이유는 대학과 연계된 병원에 자리를 얻지 못하면 개업이 여의치 않았던 당시에 파리 의과대학 출신들만은 졸업 후 좋은 자리에 취업이 보장되었기 때문이었다. 따라서 기득권을 가진 파리 대학이 아닌 기타 대학을 졸업한 의사들이 취직을 하거나 개업을 하는 데는 많은 어려움이 따랐고 돈과 배경이 필수적인 요소로 인식되고 있었다(L. W. B., Brockliss, 'Before the Clinic: French Medical Teaching in the Eighteenth Century", *Constructing Paris Medicine*, Editions Rodolpi B. V., Amsterdam - Atlanta, GA. 1998.).

혁명 직전의 프랑스에서는 이런 의과대학 졸업장을 사고파는 행위가 성행할 정도로 대학이 부패하고 있었다. 학문적 흐름은 낡은 전통에 집착하는 파리 의과대학이 주도하고 있었으므로 의학 발전은 정체되었고, 교수들은 임상 실습을 하지 않고 천 년도 넘은 《히포크라테스 전집》을 성서로 여기는 수백

년 전의 교육 방식을 답습하고 있었다. 그러므로 1789년 혁명이 일어났을 때 의학교육 분야에서도 근본적인 개혁이 단행된 것은 어찌 보면 당연한 추이였다.

혁명 3년째인 1792년 8월 12일 국민의회는 기득권과 부패의 온상이던 33개 의과대학을 폐쇄한다는 포고령을 내렸다. 이제 프랑스에서는 누구든 의사를 직업으로 삼고 싶으면 자유롭게 택할 수 있게 되었다. 혁명의 가장 귀한 가치인 자유와 평등을 전면에 내세운 극적인 조치였다. 그러나 이러한 과격한 개혁은 상당한 부작용을 초래했다. 아무런 임상 경험이나 지식이 없는 돌팔이와 실력 있는 의사가 구분이 되지 않아 일반 국민들이 결과적으로 피해를 보게 된 것이었다. 한편 시민혁명의 확산을 방지하려는 주변 제국들과 1792년부터 전쟁을 시작했던 프랑스는 1793년 8월에 새로운 법을 만들어 육군의 병력을 두 배로 늘렸고, 이즈음 수백 명의 군의관이 전사하여 부상병을 제대로 처리하지 못하는 지경에 이르자 병사들의 사기를 올리기 위해 경험 있는 군의관의 필요성을 절감하고 있었다. 다급해진 혁명정부는 전선에서의 군의관 부족을 해소하기 위해 전국의 18세 이상 40세 이하 의사 및 의과대학생까지 소집했고, 신규 군의관들의 훈련을 위해 육군병원 내에 의학교를 다수 개설하기에 이르렀다. 이때 개설된 개혁적인 의학교가 프러시아의 군의학교를 참고하여 만든 에콜 드 상테였다.

1794년 11월 27일 설립된 군의 양성학교인 에콜 드 상테(국립위생학교라고 번역하기도 한다)는 의과대학이면서도 그 이름에 의학이라는 단어가 들어가지 않은 것에서 볼 수 있듯 내과와 외과를 평등하게 다루겠다는 의지를 표명한 것이었다. 여기에는 구시대에 왕실의 의료를 독점하며 대학을 좌지우지하던 내과 의사들의 기득권을 배척하고, 전투와 같은 실제 의료현장에 필요한 실사구시적인 의학인 외과를 존중하겠다는 뜻이 담겨 있었다고 볼 수 있다. 에콜 드 상테는 파리와 몽펠리에, 스트라스부르 세 곳에 설립되었으며 각각의 학교에 세 종류의 수련병원을 부설했다. 즉 외과계 환자를 위한 병원, 내과계 환자를 위한 병원 및 희귀한 병이나 심한 합병증 환자를 위한 병원이 서로 독립적으로 운영되었다. 각각의 에콜 드 상테에는 콩쿠르, 즉 공개경쟁에 의해 채용된 12명의 교수와 12명의 조교수를 전임으로 두었고 실험실이 설치되었으며 모든 새로운 전문과목을 표방했다. 1801년에 국립의학교로 바뀌게 되는 이들 의학교가 19세기 유럽의 병원의학을 주도하게 되는데 결과적으로는 이것도 혁명과 그에 따른 나폴레옹 전쟁이 낳은 발전적인 변화 중의 하나였다.

다시 말해서 프랑스 혁명은 의학의 면에서도 구체제를 타파하고 새로운 체제를 정립하는 기폭제가 되었으며 이후 파리를 중심으로 병원의학이라고 불리게 되는 새로운 의학이 성립하는 단초를 제공했다. 반면 혁명으로 초래된 급진적 변화에 따른 부작용은 나폴레옹이 정권을 잡으면서 최소화되었다고 할 수 있는데 이는 나폴레옹이 혁명 후의 혼란을 수습하기 위해 비교적 온건한 의사 개혁자들과 협력한 결과이기도 했다(참고로 나폴레옹은 이탈리아 원정에서 승리하고 개선한 1797년 12월에 프랑스 학사원의 역학 부문, 물리 및 수학 제1분과 회원으로 선출되면서 학자들과의 교류를 넓히는 계기를 마련했다). 계몽주의 시대에 성장한 이 프랑스 의사들은 나폴레옹 시대는 물론 루이 18세의 왕정복고 시대에도 의학의 주도권을 잃지 않았고, 나폴레옹의 치하에서 프랑스가 거대한 관료제도와 정밀한 시험에 의한 학교제도가 확립되는 것에 맞추어 새로운 의학 전통을 만들었는데 그것이 임상의학을 강조하는 병원의학이었다(후일 드골에 의한 개혁이 이루어질 때까지 백수십 년 동안 프랑스의 의학교에서는 1학년 때부터 임상의학을 가르쳤으며, 해부학과 같은 기초과목은 3학년이 되어서야 가르칠 정도로 임상의학 교육을 우선시했다). 예를 들어 프랑스의 신경학이나 피부과학이 19세기 초 치밀한 질병 분류를 기반으로 획기적으로 발전하게 되는 배경에는 교과서에 나오지 않는 질병까지도 직접 볼 수 있었던 다수의 병상을 가진 병원의 존재가 있었다 (Erwin H. Ackerknecht, *Medicine at the Paris Hospital, 1794-1848*, The Johns Hopkins University Press, 1967).

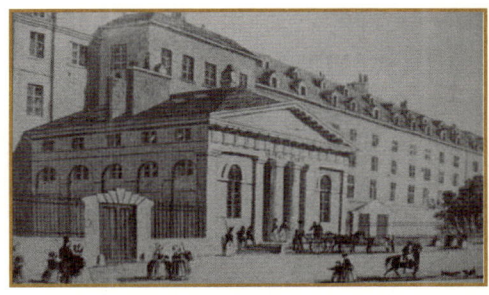
:: 파리의 가장 큰 병원이었던 오텔 디외(Hotel Dieu)

혁명 후 수십 년에 걸쳐 프랑스에서 이루어진 서양의학의 발전은 나폴레옹 시대에 그 바탕이 마련되었다고 할 수 있는데, 역사가들이 중세의학에서 근대의학으로의 전환점이었다고 주장하는 이 변용 과정에서 우리는 이제까지 없었던 몇 가지 특징적인 변화를 찾아볼 수 있다. 이 특징들은 어찌 보면 23년에 걸쳐 주변국들과 전쟁을 수행해야 했던 프랑스 군대의 총지휘관인 나폴레옹의 성향과도 잘 맞아떨어지는 것이었다. 학자들은 프랑스군이 전 유럽을 상대로 승리를 거둘 수 있었던 가장 중요한 요소 중 하나로 신분을 따지지 않고, 실질을 숭상하며, 신상필벌, 즉 세운 공에 따라 인물을 평가하는 나폴레옹의 용병술이 있었다고 주장한다. 의학에서 내과와 외과의 통합, 의학생을 신분이나 재산의 유무가 아닌 재능으로 발탁하는 입학정책, 의료진이 병원 운영의 주도권을 더 많이 확보하게 되는 국립병원의 존재, 학생과 의사들이 보다 쉽게 병원에 접근할 수 있게 개선된 교육제도 등이 나폴레옹 시대에 한꺼번에 어우러져 나타났던 것은 이러한 용병술의 또 다른 적용 예였다고 할 수 있었다.

결과적으로 의학의 분야에서는 혁명과 나폴레옹 시대를 거치는 동안 새로운 방식으로 교육을 받은 인재들에 의해 생전의 증상이나 신체검사 소견과 사후의 병리소견을 대조하는 새로운 의학연구의 방법론을 존중하는 실사구시적인 학문적 풍토가 조성되었고, 그 결과 환자가 아닌 질병을 객관적으로 관찰하는 병원의학이라 불리는 새로운 의학이 나타나게 된 것이었다.

2. 나폴레옹과 파리의 의사들

19세기 세계의 의학 발전을 주도한 것은 혁명 이후 계급이나 빈부에 관계없이 누구든 재능이 있으면 의업으로 신분상승이 가능하게 된 프랑스의 의학자들이었다. 새로운 의학교육의 상징인 에콜 드 상테 의학교의 개원과 더불어 새로운 의학이 파리의 병원들에서 시작되었는데 병원이 중심이 된 의학에서는 무엇보다도 부검이 많이 행해졌고 임상적 관찰이 중요하게 여겨졌다. 외래 진료를 주로 하던 클리닉과 다르게 대규모의 환자를 종합적으로 진료할 수 있는 병원을 바탕으로 많은 수의 환자에 관한 임상적 관찰이 이루어졌으며 한편으로는 타진법을 비롯한 객관성 있는 신체검사에 의한 진단이 다시 성행하게 되었다. 그 결과로서 환자의 생존시 임상증상과 부검에서 관찰되는 국소병변을 관련지어 설명할 수 있게 되었는데 이로써 질병의 양태를 객관적으로 파악하고 분류하는 작업이 가능해졌다. 의학 역사에서는 이 시대를 병원의학(hospital medicine)의 시대라고 부른다(Erwin H. Ackerknecht, *A Short History of Medicine*, The Johns Hopkins University Press. 1982).

당시 파리에서 활동하며 프랑스 병원의학을 대표한 의학자들로는 에콜 드 상테의 외과 과장이던 드소, 내과의 코르비사르, 근대적 피부과를 확립한 알리베르, 조직이 생리적 최소단위라고 주장했던 병리해부학의 비샤, 흉강질환에 대해 연구하고 청진기를 발명한 라에네크, 위장관 연구로 이름을 떨친 브루세, 정신병 환자들을 쇠사슬로부터 해방시킨 피넬, 치료법의 통계학적 검증을 강조한 루이 등이 있었다. 나폴레옹과 가까웠던 인물로는 피넬, 코르비사

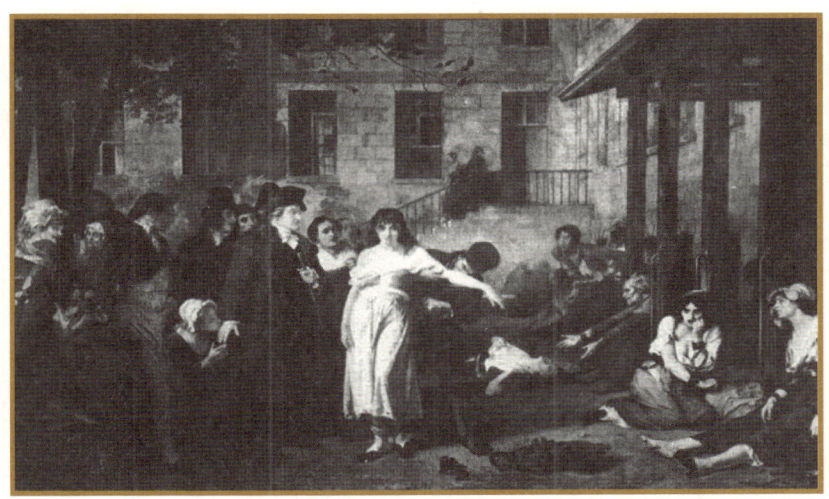
:: 정신병 환자들을 쇠사슬에서 풀어주는 필리프 피넬

르, 라레를 꼽을 수 있다. 이들은 나폴레옹의 혁명 동지로, 혹은 주치의로, 혹은 군의로서 나폴레옹을 도왔다. 나폴레옹이 몰락한 후에는 라에네크와 같은 왕당파 의사들이 활약하게 되는데 라에네크의 앙숙이었던 브루세가 열렬한 나폴레옹 지지자였다는 것도 흥미로운 현상이다. 라에네크는 1816년 파리의 네케르 병원에서 심장에 이상이 있는 젊은 여성 환자를 진찰하다 청진기를 고안하는데, 그가 네케르 병원에 취직할 수 있었던 것이 워털루 전투의 다음해로 왕정복고가 이루어진 시점이라는 사실은 당시의 정치와 의학이 무관하지 않았음을 보여주고 있다.

(1) 정치적 의사 피넬

파리 임상의학파에서 최초의 20년 동안 가장 유명했던 의사인 필리프 피넬은 가난한 시골 의사의 아들로 태어나 신학과 철학을 공부한 후 30세의 나이에 뒤늦게 의학 공부를 시작한 인물이었다. 프랑스 의학에서 비주류에 속했던 남부 프랑스 몽펠리에 의과대학 출신이었던 피넬은 파리로 상경한 후 지도적 의사로서의 입지를 구축하고 화학자 라부아지에를 비롯하여, 수학자 콩도르세, 의사였던 카바니스 등의 학자들과 교류하면서 정치권력과 연계한 개혁을 추진했다. 그는 카바니스가 소개한 사교 모임인 이데올로그 그룹에서 활동했는데 이 모임의 멤버들은 과격한 자코뱅당과는 선을 긋는 지롱드당의 성향이 강했고 혁명, 입법위원회에 참여하여 개혁을 추진하는 일에 앞장섰으며, 특히 교육제도의 개혁을 우선시했다(1793년 피넬이 발표한 '의사들의 임상교육'이라는 문서는 의학 개혁의 윤곽을 제시하는 것이었는데 내과와 외과의 통합, 병원에서의 의학교육 등을 골자로 하고 있었다. 이 제안은 후일 에콜 드 상테 설립에 큰 영향을 미쳐 프랑스 의학교육의 근본적인 개혁에 일조했다). 이데올로그 그룹은 로베스피에르가 실각한 테르미도르의 반동 이후 정치적 핵심세력으로 떠올라 정치군인이었던 나폴레옹과 기꺼이 협력했다. 정권을 잡은 나폴레옹은 진보적이면서도 온건한 성향을 가졌던 지롱드당에 먼저 접근했는데, 황제가 된 이후에도 이들이 주장했던 제도개혁이나 학제개혁을 지지했다. 그러나 이들도 나폴레옹이 황제가 된 이후에는 점차 정치권력에서 멀어지게 되었고, 나중에는 테크노크라트로 변신하여 나폴레옹의 다양한 개혁을 뒷받침했다. 계몽주의적 의학지도자였던 피넬은 후일 주치의를 맡아달라는 나폴레옹의 권유를 거절한 적도 있다(Lewis A. Coser, *Men of Ideas-A Sociologist's View*, The Free Press. 1965).

의학자로서의 피넬은 당시의 개혁적 의학이론가였던 슈탈의 영향을 받아 내과로서의 정신의학, 즉 분류학적이며 계몽주의적인 정신의학을 추구했다. 그는 1798년 《철학적 질병기술학, 분석적 방법의 의학에의 응용》이란 저서를 출판했는데 이 책은 그 후 20년 동안 6판까지 증판을 거듭할 정도로 뜨거운 호응을 받았다. 시드넘의 전통을 이어받아 질병을 린네의 식물 분류법과 같이 분류해 보려고 노력한 피넬의 업적은 피부과와 정신과의 영역에서 오늘날까지 영향을 미치고 있다. 당시까지도 피부의 발진은 체액의 이상에 의해 나타나는 것이라고 믿어졌는데 피넬이 도입한 발진의 세밀한 묘사와 분류법은 현재 피부과에서 쓰이는 피부 병변을 기술하는 방법의 원조라고 할 수 있다. 그러나 피넬의 업적 중에서 가장 높게 평가되는 부분은 정신병 환자의 인도적 처우를 실행에 옮긴 것이었다.

18세기 말까지 귀족이나 부자들과 같은 특권층이 아닌, 가난한 정신병 환자들에 대한 처우는 열악했다. 정신질환은 인간에 악마가 깃든 현상으로 여겨졌기 때문에, 환자들은 햇볕도 들지 않고, 환기도 되지 않는 감옥이나 다름 없는 시설에 수용되어 쇠사슬에 묶인 채 간수들에게 몽둥이로 얻어맞기 일쑤였다. 당시의 정신병 환자 수용소 중에는 일반인들에게 입장료를 받고 환자들을 구경시키는 시설들도 있어서 이런 시설을 '인간 동물원'이라는 별명으로 부르기도 했다. 런던의 베들레헴 병원이나 파리의 비세트르 병원 등에는 주말이면 가족을 동반한 수천 명의 관람객들이 몰려들었다.

피넬은 정신병을 앓던 친구가 어느 날 숲 속을 헤매다 늑대에 물려죽은 사건을 계기로 정신질환에 관심을 두게 되었다. 그는 편집을 담당하던 의학 잡지를 통해 정신질환 환자들을 수용하는 시설들의 비참한 실태를 고발하고, 정신병은 질병일 뿐이며 가난한 정신질환자들에 대한 비인간적인 처우를 개선해야 한다는 신념을 꾸준히 피력해 나갔다. 혁명 후 피넬이 악명 높았던 비세트르 병원의 원장으로 임명된 것은, 이러한 평소의 노력과 혁명에 이은 기성

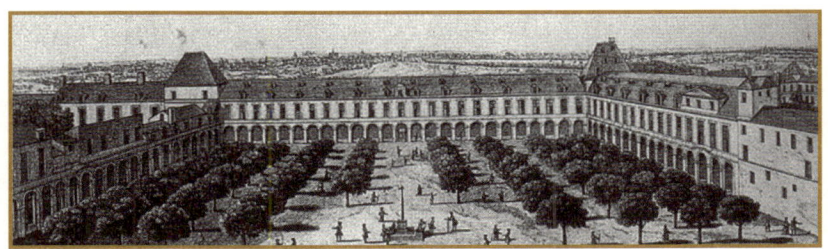

:: 1860년경의 파리 비세트르 병원

의료체계의 개편이라는 시대적 여망에 힘입은 바 컸다. 피넬은 결국 1798년 5월 24일 비세트르 병원에 수용되어 있던 정신병 환자 49명의 쇠사슬을 끊어주는 데 성공함으로써 해방자라는 별명을 얻었다.

그러나 혁명기의 프랑스에서 이러한 시도는 상당한 위험을 감수해야 하는 것이었다. 정신병원을 정적들을 감금하는 수단으로 즐겨 이용했던 권력자들이 정신병원의 개혁으로 자신들의 음모가 드러나는 것을 꺼렸기 때문이었다. 피넬은 이러한 압력과 오래된 일반의 편견에 맞서 정신병은 단지 정신적인 질환에 불과하며, 악마가 깃들었거나 마녀가 된 것이 아니라는 소신을 굽히지 않았다. 그는 맑은 공기, 운동 그리고 사회적 활동이 정신질환의 치료에 도움이 되며, 과도한 강제수용은 오히려 병을 악화시킬 뿐이라며 관계자들을 설득했다.

피넬은 2년 후 또 하나의 수용소였던 살페트리에르의 책임자가 되었다. 이곳은 범죄를 저질렀거나 정신질환을 앓고 있는 약 6,000명의 여성을 수용하는 곳으로, 매년 약 250명이 새로 수용되어 50여 명이 사망할 정도로 위생 상태가 나쁜 시설이었다. 피넬이 부임했을 때 무려 18년 동안이나 쇠사슬에 묶인 채 어두운 독방에 갇혀 지낸 환자도 있었다고 한다. 이 병원은 일요일이면 전성기의 비세트르 병원을 능가할 정도로 많은 관람객들이 모여드는 관광명소이기도 했는데, 여기서도 피넬은 인도주의를 강조하며 감옥과 같았던 병원을 제대로 된 의료시설로 개선하는 작업을 주도했다.

1826년 뇌졸중으로 피넬이 세상을 떠난 후 이 '해방자'의 장례식이 다소 특이했던 것은 운구행렬에 많은 노부인들이 섞여 있었다는 점이었다. 이들은 자신들을 쇠사슬로부터 해방시켜준 은인을 기리기 위해 따라나선, 살페트리에르 병원의 옛 여성 환자들이었다. 그의 사후 60년이 지난 1885년에 프랑스 의학계는 끊어진 쇠사슬을 손에 든 피넬의 동상을 살페트리에르 병원 앞에 세

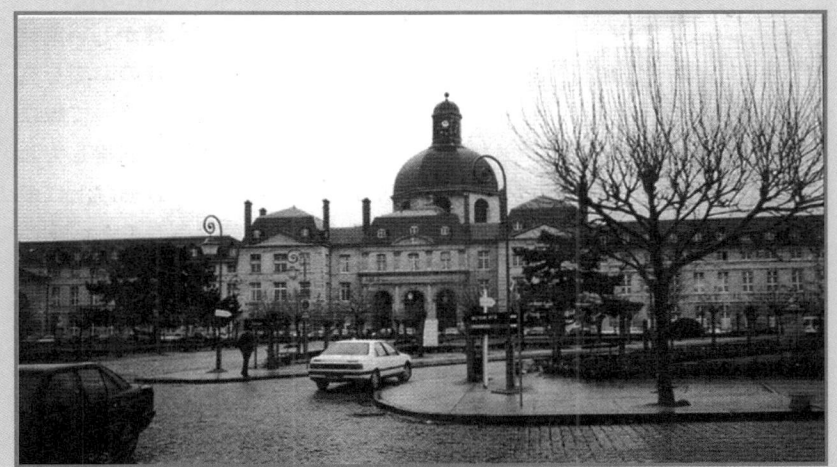
:: 현재 파리 살페트리에르 병원

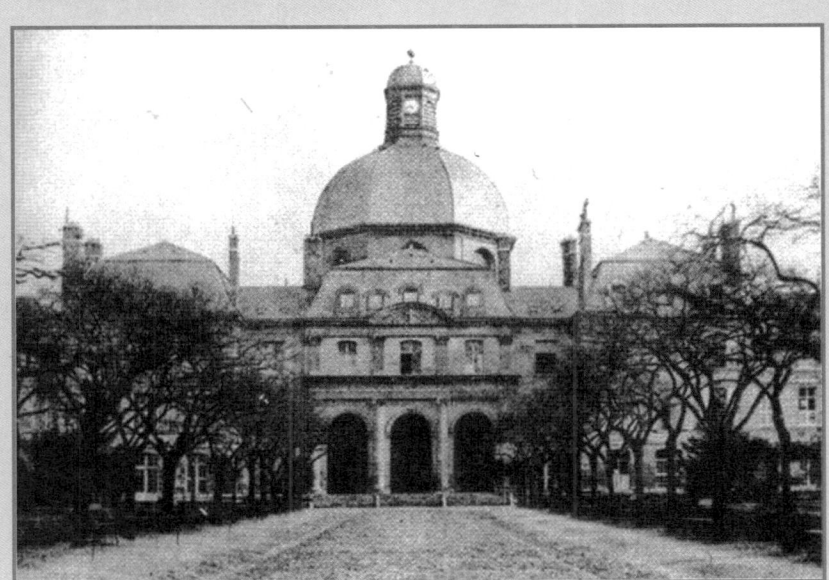
:: 1870년경의 파리 살페트리에르 병원

워 그의 정신병 환자에 대한 사랑을 기렸다(이재담, 《의학의 역사》, 광연재, 2013).

(2) 황제의 주치의 코르비사르

법률가의 집안에서 태어난 장 니콜라스 코르비사르는 타진법을 임상적으로 확립하고 널리 가르친 프랑스 의학계의 스승이었다. 코르비사르는 초상화만 보고서도 그림 속 인물의 사인이 심장질환이었을 것이라고 알아맞힐 정도로 경험이 풍부한 임상 의사였는데, 보수를 많이 주겠다는 어느 병원의 초빙을 '진료를 할 때는 반드시 가발을 써야만 한다'는 규정이 싫다는 이유로 거절한 개성이 강한 사람이었다. 그는 당시 파리

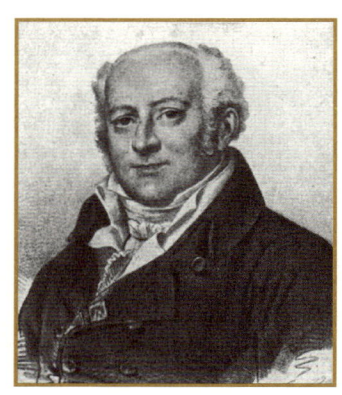

:: 니콜라 코르비사르

에서 가장 큰 병원이었던 오텔 디외의 드소에게 사사하여 1782년 의사의 자격을 얻었고, 샤리테 병원에서 근무했다. 230병상의 샤리테 병원은 남자 환자들만을 수용하고 있었는데 진료 책임을 맡은 루이 드보와 로슈포르가 빈의 슈톨이 시행하던 새로운 임상교육 방식을 도입하여 개인적인 병상수업을 시행하고 있었다. 코르비사르는 1788년 로슈포르의 직책을 이어받아 매일 오전 학생들과 같이 회진을 하고 처방을 검토했다. 그는 특히 학생들의 진단능력을 향상시키기 위해 환자의 증상과 신체검사 소견 그리고 사망 후의 부검을 강조했다고 한다. 혁명 후인 1794년에는 에콜 드 상테 의학교 병원의 제1외과 과장이던 드소와 함께 제1내과의 과장이 되어 프랑스 의학 발전을 주도했다 (Guenter B. Risse, *Mending Bodies, Saving Souls, A History of Hospitals*, Oxford University Press, 1999).

빈 학파의 영향을 받은 그는 슈톨의 《격언집》을 프랑스어로 번역했으며 1808년에는 원래 95페이지 분량이던 아우엔브루거의 저서 《잠재성 흉강질환의 새로운 진단법》을 번역하고 보충한 440페이지의 저술을 출판하여 타진법을 진단의 중요한 수단으로 확립시켰다. 코르비사르는 검사 후의 진단과 부검결과를 비교한 자신의 임상경험을 추가하여 아우엔브루거의 저술을 보충했으므로 그의 책은 의사들 사이에 매우 인기가 있었다. 그는 심장질환을 기능적 장애와 기질적 장애로 나누어 설명했으며 타진법이라는 새로운 진단법에 의해 심장질환을 구분해 보려고 노력했다. 라에네크, 로랑 베일, 뒤퓌트랑 등은 이러한 업적을 이어받은 그의 제자들이었다.

그는 나폴레옹의 주치의로도 유명한데, 1807년 심한 천식으로 고생하던 나폴레옹을 치료하여 호전시킨 것이 계기가 되었다. 그는 걸핏하면 의사들에게 화를 내는 성미 급한 환자였던 나폴레옹이 "의학은 믿지 않지만 코르비사르는 믿는다"고 말할 정도로 두터운 신임을 받았는데, 코르비사르가 황실의 주치의가 됨으로써 프랑스의 임상의학에 타진법이 널리 보급될 수 있었으며, 이후로 흉부질환의 진단 및 치료가 프랑스 의사들의 주된 관심사로 자리잡게 되었다.

인격적으로도 훌륭했던 그는 황제에게 남들이 감히 못 하는 이야기를 소신껏 하는 몇 안 되는 사람 중 하나였다. 후일 로마왕이 되는 아들의 출산을 기다리던 나폴레옹이 밤사 자기 자랑을 늘어놓자, 듣다가 지친 코르비사르가 "황제 폐하, 제발 그만 좀 하십시오! 폐하가 고금에 유례가 없는 대단한 행운을 누리셨다는 사실을 모르는 사람이 어디 있겠습니까? 그러나 운이란 돌고 도는 것입니다. 폐하의 운도 쇠할 날이 있을 것입니다"라며 꾸짖었다는 일화가 전해 올 정도다. 심한 말을 듣고 머쓱해진 나폴레옹은 "선생은 꼭 무식한 농사꾼같이 말하는구려!" 하며 언짢은 표정으로 방을 나가버렸다고 전한다.

프랑스의 의학계를 지도하던 코르비사르는 나폴레옹의 몰락과 함께 일선에서 은퇴했고 끈질긴 주변의 권유에도 불구하고 다시는 공직을 맡지 않았다 (이재담,《간추린 의학의 역사》, 광연재, 2005).

3. 군진의학

(1) 프랑스의 군진의학

17, 18세기 프랑스 군대의 외과 처치 수준은 열악한 상태에 머무르고 있었다. 야전병원이 있기는 했지만 이름뿐인 곳이 많고 초보적인 응급처치나 겨우 가능할 정도의 설비밖에 갖추고 있지 않았다. 그래서 전쟁터에서는 도저히 회복되기 어렵다고 판단되는 환자는 차라리 그 자리에서 사망시키는 처치가 관행적으로 이루어지고 있었다. 야전병원에서는 제발로 찾아오거나 농민들의 마차를 빼앗아 타고 도착한, 그 중 부상 정도

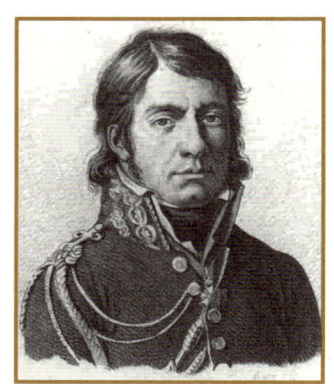
:: 군진의학의 창설자 라레

가 가볍고 상태가 양호한 부상병들을 치료하는 것이 보통이었다. 그런데 이런 전통은 혁명에 이은 프랑스군의 전 유럽을 상대로 한 전쟁에서 극적인 변화를 겪게 되었다. 나폴레옹이 지휘한 프랑스군의 외과 수준이 그 군대의 역량만큼 높아지게 된 것은 적군도 칭찬을 아끼지 않았을 정도로 뛰어난 역량을 갖추었던 두 명의 지도자, 페르시와 라레가 있었기 때문이었다.

(2) 구호부대를 제안한 페르시

피에르 프랑수아 페르시는 라레보다 12세 연상이었다. 그는 브장송에서 공부하고 외과 의사의 자격을 취득하자마자 군에 지원한 인물이었다. 입대 이유는 당장 집세를 지불할 돈이 없었기 때문이었다고 하는데 장기간 후방에서 복무하면서 책을 여러 권 저술하기도 했다. 1792년 프랑스가 오스트리아에 선전포고를 하면서 발발한 전투를 시작으로 전쟁터로 나간 페르시는 1805년 눈에 생긴 지병으로 물러날 때까지 줄곧 전선에서 활약했다. 라인 전투에서는 라레를 부하로 데리고 부상자 치료에 임했으며 라레에 앞서 프랑스 육군의 외과 총지휘관을 역임했다. 전장에서 효율적으로 부상자를 치료하기 위해서는 최전선에서 직접 환자를 후송해 와서 응급처치를 할 수 있는 구호부대를 창설하는 것이 좋겠다는 아이디어를 처음 제안한 인물도 페르시였다. 풍부한 임상 경험을 가진, 냉정하고 침착한 외과 의사였던 그는 수술 실력도 뛰어났는데 상완부 절단술을 2,000번 이상 시행했지만 사망률은 50례에 1례 정도였다고 한다. 이는 반세기 후의 크림 전쟁이나 미국의 남북전쟁에서의 수술 성적을 훨씬 능가하는 우수한 결과였다. 또 라레와 더불어 부대가 주둔하는 지역에서 후배들이나 지역의 의사들을 모아 강의를 시작한 것도 당시로서는 획기적인 시도였다. 라레와 마찬가지로 훌륭한 인격과 따뜻한 마음씨의 소유자였던 페르시는 "남을 고통으로부터 해방시켜줄 수 있는 인간은 행복하다. 비록 그들로부터 감사하다는 말을 듣지 못한다고 하더라도……"라는 말을 남겼다.

(3) 라레

도미니크 장 라레는 1797년부터 나폴레옹을 도와 참전했고, 1805년부터 1815년까지는 페르시의 뒤를 이어 나폴레옹 군대의 외과 총지휘관을 역임한 군의로서 말과 마차로 이루어진 이동식 야전병원을 창설한 것으로 잘 알려져 있다. 그가 만든 이 '날아다니는 앰뷸런스(ambulances volantes)' 부대는 마부, 위생병, 들것병들로 이루어졌는데, 전쟁터를 누비며 부상병들을 후방으로 실어 날라 신속한 처치를 받을 수 있게 만들어, 프랑스 육군의 사기를 올리는 데 크게 기여하였다.

라레는 13세 때 부친을 잃고 외과 의사였던 숙부로부터 의학교육을 받았다. 1787년부터 해군에 들어가 순양함의 군의관을 역임했으며, 돌아와서는 파리에서 가장 큰 병원이었던 오텔 디외에서 의학 공부를 계속했다. 베르사유 습격에도 참가한 전력이 있었던 그는 공화국 군대에 지원하여 라인 전투에 투입된 부대의 군의로 처음 전장에 나섰고, 나폴레옹과의 인연은 그 후 신설된 군의학교의 해부학 교수로 근무하던 중 이탈리아에 파견된 것이 처음이었다. 그는 나폴레옹의 거의 모든 원정에 동반했는데 25번의 전쟁에 참가하여 대규모 60회, 소규모 400회 이상의 전투를 치렀고 세 번이나 부상을 당해, 레지옹 도뇌르 훈장과 남작의 서훈을 받았다. 코르비사르가 나폴레옹 황제 개인의 주치의였다면 라레는 나폴레옹이 자랑하던 '그랑 다르메(프랑스 대육군)'의 주치의였다고 할 수 있었다.

그는 이집트 원정에서 말에 채여 오른쪽 무릎이 부어오른 나폴레옹을 치료하여 10일 후에 완쾌시킴으로써 의사로서의 실력을 인정받았다. 이집트의 아부키르에서는 하루 1,900명을 진료하는 기록을 세우기도 했고 러시아 침공 초기의 보로디노 전투에서는 포탄이 터지는 들판을 수술대 삼아 48시간 동안 200차례의 절단 수술을 시행했는데, 평균 4분에 1례 수술을 끝냈다는 전설적인 외과 의사이기도 했다(이 전투에서 프랑스군은 13만 중 사상자 3만, 러시아군은 12만 중 사상자가 6만이었다고 한다).

그는 또 최초의 유방절제술에 성공했을 뿐 아니라 최초의 고관절절단수술에 성공한, 당시로서는 유례를 찾기 어려운 새로운 수술에 도전한 외과 의사였다. 그 시기 외과 의사들의 실력을 가늠하던 수술 속도에서도 최고로 인정 받았는데 라레는 17초에 팔을 절단한 기록을 보유하고 있었다. 그는 자신이 만든 이동외과병원인 말 두 마리가 끄는 앰뷸런스를 타고 직접 전선을 누비면서 총알이 날아다니는 전투 현장에서 부상병을 수술했다. 역사가들은 앰뷸런스 덕분에 부상 발생에서부터 수술까지의 시간을 최대한 단축할 수 있었던 점과 능숙하고 빨랐던 그의 수술 기술이 감염의 기회를 줄였을 것으로 추측한다. 바그람 전투에서 그가 수술한 부상자의 완치율은 90%에 달했다고 전하며 스몰렌스크에서는 열한 명의 상지절단술 환자 중 아홉 명이 회복했고 두 명은 소화불량으로 사망한 것으로 기록되어 있을 정도로 그의 치료 성적은 우수했다. 러시아 원정에서는 추위가 감염을 억제하고 마취효과가 있음을 알고 이후 수술에 냉동마취를 도입하기도 했다. 라레는 얼굴 상처 이외에는 되도록 봉합을 하지 않았고, 파리 샤리테 병원의 드소가 주장하던 데브리망(debridement), 즉 찢어지거나 뭉개진 조직이나 이물질, 혹은 뼈의 조각 등을 상처 부위에서 깨끗이 제거하는 처치를 철저히 행한 후 반창고와 붕대만으로 상처 면이 서로 닿도록 당겨 붙여주는 방법을 즐겨 사용했으며, 가능한 한 상처를 덜 건드리고 안정을 권하는 방식으로 감염 가능성을 최소한으로 줄일 수 있었다고 한다(Claude d'Allaines, *Historire de la Chirurgie*, Collection Que Sais-je? No 935, 3rd edition, Presses Universitaires de France, 1984.).

워털루에서 영국의 웰링턴 장군이 "비록 우리 편은 아니지만 이 시대의 용기와 헌신의 표상인 저 용감한 사나이가 부상자를 수습할 시간을 주어야 한다"며 라레가 있는 방향으로는 총을 쏘지 말라고 지시했을 정도로 그의 이름은 적군에게까지 알려져 있었다. 그는 워털루에서 총알을 맞고 쓰러져 포로가 되었는데, 군사재판에서 사형 판결을 받았으나 풀려났다. 이 과정에서 예전에 그의 강의를 들은 적이 있었던 독일인 군의관이 알아보고 몰래 풀어주었다는 설도 있으며, 왕년에 자신의 아들이 다쳐서 프랑스군의 포로가 되었을 때 수술까지 해가며 살려주었던 라레를 알아본 프로이센의 육군 원수 블뤼허가 모른 척해 주었다는 설도 있다. 워털루 전쟁 이후 공무에서 은퇴하고 다섯 권으로 된 《군진외과론》을 저술하여 군진의학의 중요성을 널리 알린 그는 세인트헬레나에서 사망한 나폴레옹의 유해가 프랑스로 돌아왔을 때 예전의 군복 차림으로 마중하여 보는 이들을 감동시켰다고 전한다.

(4) 라레의 앰뷸런스 부대

나폴레옹이 지휘하던 프랑스 육군은 '그랑 다르메'라고 불렸는데 보병, 포병, 기병 등 각종 병과를 융통성 있게 혼합 편성한 것이 특징이었다. 그 중에서 포병장교 출신이었던 나폴레옹이 특히 중점을 둔 것은 기병대와 같이 움직이는 기마포병대였는데, 대포를 끌고 전속력으로 달려 목적지에 도착하면, 대포를 거치하고 발포하는 데까지 걸리는 시간이 1분도 되지 않았다고 할 정도로 빠른 기동력을 자랑하고 있었다. 이 부대는 적군의 장교가 "우리가 총을 쏘면 프랑스군은 곧바로 대포를 쏘아온다"며 한탄했다고 전해질 정도로 훈련이 잘 되어 있었다. 라레는 이 부대를 본받아 부상병을 치료하는 기동부대를 만든 것이었다.

라레가 페르시의 구호부대를 개선하여 마차에 대포 대신 의무지원 차량을 연결시킨, 이동식 야전병원의 일종이었던 의무지원부대는 이미 언급했듯이 '날아다니는 앰뷸런스'라고 불렸는데, 두 개의 큰 바퀴와 튼튼한 스프링이 장착된 말 두 마리가 끄는 마차가 주종을 이루었다. 이 경량형 앰뷸런스로는 두 사람을 수송할 수 있었으며, 도로 사정이 여의치 않은 지형에서 주로 쓰인 말 여섯 마리가 끄는 바퀴 네 개짜리의 중량형 모델은 여덟 명의 인원을 실을 수 있었다. 이들 구급차들은 들것, 부목, 붕대, 약품, 음식물 등을 운반하는 역할도 담당했다. 이집트에서는 말 대신 낙타를 사용하여 환자를 후송하기도 했다고 전한다. 프랑스 육군은 전열의 후미에 수백 대의 앰뷸런스를 배치함으로써 전선의 병사들에게 혹시 부상을 당하더라도 의무부대가 구원하러 올 것이라는 위안과 용기를 줄 수 있었다(William John Bishop, *The Early History of Surgery*, The Scientific Book Guild, London, 1961.).

(5) 전상자 분류법

라레는 또 대량 재난이 발생했을 때 필요한 전상자 분류법을 처음 만들어 재난 상황에서 환자 치료의 우선순위를 결정하는 규칙을 만든 업적을 남기기도 했다. 오늘날에도 대량 재해나 전쟁으로 다수의 부상자가 발생하여 의료 인력이 부족한 경우 치료의 순서를 표시하는 카드를 환자에게 달아줄 때가 있는데, 검은 카드는 이미 가망이 없는 환자로, 비정하게 들릴지 모르지만 치료 순서가 맨 뒤가 된다. 붉은색 카드는 당장 치료하지 않으면 목숨이 위험한 경우로 최우선 순위, 노란색은 필요하면 바로 치료할 수 있도록 엄중히 관찰해야 하는 환자로 2순위, 초록색은 좀 시간이 걸려도 생명에는 지장이 없는 환자들로 3순위, 흰색은 의사의 처치가 필요 없고 응급처치 후 바로 일상에 복귀하면 되는 환자를 나타낸다. 이렇게 치료의 우선순위를 결정하는 환자분류법을 의학에서는 트리아지(Triage)라고 부른다. 때로는 가벼운 부상을 입은 환자를 먼저 치료하는 경우도 있는데 전장에 병사들을 최대한 빨리 복귀시켜야 할 특수상황에서 러시아 육군이 도입한 분류법으로 역(逆)트리아지라고 한다. 이는 가벼운 부상을 입은 의료 인력이 부상자 중에 포함되어 있을 경우 이들을 우선적으로 치료하여 다른 부상자의 치료에 투입하기 위한 방법이기도 하다. 트리아지는 원래 사물을 분류한다는 프랑스어 트리에서 유래했는데, 그 이유는 이 개념을 프랑스의 라레가 확립했기 때문이었다.

(6) 나폴레옹이 존경한 군의관 라레

나폴레옹 시대의 가장 뛰어난 외과 의사였던 라레는 세계 최초로 전장에 응급환자를 위한 앰뷸런스를 도입하고, 병사의 계급이 아니라 오로지 부상 정도에 따라 치료의 우선순위를 정한 군진의학의 창설자였다. 후배들의 교육에도 열심이었던 그는 전투가 없는 날이면 영내에서 제자들을 가르쳤는데 민간의사들도 그의 명강의를 듣기 위해 모여들었다고 한다.

한편 앰뷸런스는 오로지 환자의 신속한 치료만을 위해 고안되었으므로 타고 있는 의료진의 보호나 방어는 전혀 고려하지 않은 취약한 것이었다. 그렇지만 라레는 언제나 최전선에서 어떤 위험도 무릅쓰고 헌신적으로 치료에 임했다. 포르그라는 사람이 묘사한 전쟁터에서의 라레의 모습을 읽어보면 그가 얼마나 자기 몸에 닥치는 위험에 개의치 않고 부상자를 돌보았는지를 알 수 있다. "장군은 포대 밑의 땅에 쓰러져 있었고 포수 한 명이 장군의 상처에 손가락을 넣어 파열된 경동맥을 누르고 있었다. 라레가 필요한 처치를 하고 있는 동안 머리 위에서 산탄이 폭발했다. 땅에 떨어진 그의 모자에는 구멍이 여러 개 뚫려 있었다……."

성격이 까다롭기로 유명했던 나폴레옹마저도 "만약 프랑스 육군이 감사의 뜻으로 동상을 세운다면 그건 라레의 동상이어야 할 것"이라고 말했을 정도로 그를 존경해 마지않았다. "프랑스군 최고의 외과 의사 라레에게 10만 프랑. 그는 내가 아는 한 가장 고결한 인물이었다"라는 나폴레옹의 유언이 말해 주듯 그는 나폴레옹이 가장 존경하고 좋아했던 용감한 군인이자 뛰어난 외과 의사였다.

4. 나폴레옹의 지병과 사인에 얽힌 이야기

(1) 나폴레옹의 지병

나폴레옹만큼 다양한 질병을 앓은 것으로 알려진 역사적 인물도 드물다. 문헌에 나타나는 지병만 해도 아메바성 간농양, 비소중독, 방광결석, 브루셀라병, 위암, 콜레라, 이질, 간질, 치질, 성기능장애, 말라리아, 조울증, 신경성피부염, 비만, 소화성궤양, 하수체부전, 매독, 결핵, 정맥류, 위산과다 등등이 있다. 나폴레옹은 이런 지병들과 싸워가며 전 유럽을 상대로 전쟁을 수행했는데 어느 전쟁에서나 지휘관의 건강 상태는 군대의 작전에 영향을 미칠 수밖에 없다. 특히 고금에 유례가 없는 뛰어난 군사지휘관이었던 나폴레옹에 크게 의존했던 프랑스군의 경우에는 더욱 그러했을 것이다. 프랑스가 전 유럽을 상대로 승리를 계속할 수 있었던 이유로, 다른 나라들과 달리 국민개병제를 기반으로 하는 일종의 상비군 체제를 도입하고 나폴레옹이 출신 신분에 무관하게 각자가 세운 공에 따라 상을 주고 승진을 시켜 군대의 사기를 높였기 때문이라는 분석도 있지만, 뭐니뭐니해도 가장 큰 요소는 나폴레옹이라는 천재적인 지휘관의 존재였다는 사실을 부정하기는 힘들다. 따라서 나폴레옹의 건강 상태가 지휘를 할 수 없을 정도로 악화되었다면 전쟁의 승패를 좌우할 만한 요인으로 작용했을 가능성도 있다. 여기에서는 워털루의 패인이 나폴레옹의 지병이었던 치질과 관련이 있다는 특이한 분석을 소개해 보려고 한다.

(2) 일반적인 워털루의 패인 분석

나폴레옹이 워털루 전투에서 진 이유에 대해서는 많은 학자들이 나름대로 그럴 듯한 분석들을 발표한 바 있다. 영국 사람들은 웰링턴 장군이 나폴레옹의 전술을 깊이 연구하여 필승의 대책을 마련했기 때문이라는 주장에 동조하는 경우가 많지만, 다른 이들은 오랜 전쟁으로 나폴레옹 군대의 초급 장교나 부사관 등 전투에 익숙한 중간지휘자가 부족해졌기 때문이라고 이야기하기도 한다. 또 어떤 이는 비가 와서 포병전술을 특기로 하는 나폴레옹군의 대포가 진흙에 빠져 신속히 움직일 수 없었기 때문이라는 학설을 내놓기도 했다. 또 나폴레옹의 부하 장군이었던 글루시 장군의 융통성 부족이 이유라며, 적군을 발견하지 못한 글루시 장군이 워털루로 빨리 돌아와야 하는데 고지식하게도 엉뚱한 방향으로 자꾸 진격했기 때문이라고 주장하는 사람도 있다.

(3) 치질 패인설

치질설은 다음과 같다. 1815년 3월 1일 엘바섬을 탈출, 앙티브에 상륙한 나폴레옹은 가는 곳마다 옛 병사들과 합류하여 세를 불려가는 한편 연도의 군중들의 환영을 받으며 파리를 향해 진군했다. 그런데 수일간의 승마로 치질이 악화되었고, 항문 밖으로 탈출한 치핵이 극심한 통증을 유발했으므로 나폴레옹은 이틀간 마차로 행군 후 다시 기마 행군을 계속했다. 만약 이때 끝까지 말을 탈 수 없었다면 돌아온 황제가 병이 들어서 더 이상 군대를 지휘할 수 없다는 루머가 퍼져 재기할 수 없을지도 모르는 상황이었다.

파리에 입성해 권력을 되찾은 나폴레옹은 곧 전쟁 준비에 들어갔다. 그는 훈련도 부족하고 지휘체계도 제대로 확립되지 않은 12만 4,000명의 병력으로 웰링턴이 지휘하는 10만 명의 영국, 독일, 벨기에, 네덜란드 연합군과 12만 명의 프로이센 정예부대를 상대해야 했다.

다행히 나폴레옹은 서전에서 프로이센군을 상대로 승리를 거두었는데 이는 프로이센군이 영국군과 합류하기 전에 따로따로 격파한다는 그의 전술이 들어맞은 결과였다. 이때 프랑스군이 곧바로 프로이센군을 추격, 괴멸시킨 후 영국군을 상대했거나 프로이센군이 전열을 재정비하기 전에 재빨리 영국군을 쳤다면 나폴레옹이 승리했을지도 모른다는 것이 역사가들의 분석이다. 그러나 결과는 그렇지 않았다.

6월 16일 하루 종일 말 위에 앉아서 전투를 지휘한 나폴레옹은 저녁부터 항문의 격통에 시달렸고, 밤새 잠을 못 잘 정도로 극심했던 통증 때문에 다음 날 아침 8시까지도 침상에서 일어날 수가 없었다. 절호의 기회를 침상에서 흘려보낸 나폴레옹은 프로이센군의 위치를 파악할 수 없게 되어버린 오전 11시가 되어서야 지휘를 재개했고, 나폴레옹이 망설이던 6월 16일 밤 9시부터 다음날 아침 9시 사이의 12시간 동안 프로이센군은 충분히 후퇴하여 전열을 재정비하고 있었다. 나폴레옹은 뒤늦게 입수된 빈약한 정보를 바탕으로 북쪽으로 퇴각한 프로이센군이 동쪽으로 갔다고 판단, 엉뚱한 방향으로 추격을 명령하여 아군의 분산과 적군의 집결이라는 최악의 사태를 초래하고 말았다.

즉, 초고도의 집중력을 요하는 전장에서 재발한, 끊임없이 주의를 산만하게 만드는, 참을 수 없는 항문의 통증이 나폴레옹의 패인이었다는 것이다(이재담, 《간추린 의학의 역사》, 광연재, 2005).

(4) 나폴레옹의 사인

1821년 5월 5일 저녁, 세인트헬레나섬에서 임종을 맞이한 나폴레옹의 사인에 관해서는 여러 가설이 제기되고 있다. 특히 1961년에 스웨덴의 치과의사 포르슈후드가 《누가 나폴레옹을 죽였는가》라는 책을 저술하여 나폴레옹의 임상 증상이 비소 중독과 비슷하며, 생전에 여러 친지들에게 나누어준 그의 머리카락들을 분석해 본 결과 정상보다 많은 양의 비소가 검출되었다는 사실을 근거로 들며, 나폴레옹이 독살되었다고 주장해 커다란 파문을 일으켰다.

한편 1995년 8월 미국 FBI의 법의학 책임자도 나폴레옹의 또 다른 머리카락에서 다량의 비소를 검출했다고 확인했다. 그러나 이에 대해서는 겨우 몇 개의 머리카락에서 검출된 제한적인 실험 결과밖에 없다는 점, 당시에는 비소가 염료나 약의 원료로 광범위하게 사용되었기 때문에 어느 정도의 중독은 있을 수 있는 일이라는 점 등이 반론으로 제기되었다. 최근에는 나폴레옹이 세인트헬레나에 유배되기 전의 머리카락에서도 비소가 발견되었으며, 이는 당시에 유행하던 탈모치료제의 주성분이 비소였기 때문이라는 학설이 프랑스의 권위 있는 연구기관에 의해 발표되었다. 또 당시에는 벽지나 커튼의 염료로 비소가 많이 쓰였다는 주장도 있어 이 독살설은 점차 신빙성이 떨어지는 것 같다.

그렇다면 과연 나폴레옹의 진정한 사인은 무엇이었을까? 말년의 나폴레옹은 누군가가 자신을 독살할 것 같다는 의심을 품고 있었다고 하는데, 자신이 죽게 되면 반드시 사인을 밝혀달라고 주변에 당부한 바 있었다. 사망 다음날 시행된 부검에는 다섯 명의 영국 군의관들이 입회한 후 소견서에 서명했는데 주된 소견은 간에 위가 유착되어 있고, 이 부위에 새끼손가락이 들어갈 만한 구멍이 나 있는, '위 유문부의 암성 궤양'이었다. 부검에 입회한 나폴레옹의 시의(侍醫) 앙통마르시는 좌측 폐의 상엽에 있는 다수의 작은 공동을 지적하고 위의 궤양을 암성 궤양이라고 주장했지만, 영국 의사들은 폐가 정상이었으며 위의 궤양은 암으로 발전할 가능성이 있다고 기록했다. 그러나 당시의 병리학 수준으로는, 더구나 병리학자도 아닌 군의들이, 암과 궤양을 육안으로 구분하는 것은 쉬운 일이 아니었으므로 이 논란은 아직도 해결을 보지 못한 채 계속되고 있다.

또 하나의 가설은 그가 간염(당시에는 간의 질병을 모두 간염이라고 불렀다), 즉 아메바성 간농양의 파열로 사망했다는 것이다. 나폴레옹의 주치의 장 라레의 아들이며 자신도 외과 의사인 라레는 1892년 나폴레옹의 위궤양은 간농양의 합병증으로 생긴 것 같다는 아버지의 주장을 기록으로 남겼으며, 상당히 많은 의사들이 여기에 동조하고 있다. 그 근거로는 세인트헬레나가 원래 아메바성 이질이 만연하던 지역이기도 하지만, 무엇보다도 이 진단이 말년에 나폴레옹이 겪던 증세와 일치한다는 사실이었다. 오르내리는 열, 야간의 발한, 우측 상복부의 둔한 통증 및 우측 어깨로의 방사통, 통증이 있는 만져지는 간, 황토 빛깔 피부색 등의 증상들은 아메바성 간농양의 전형적인 증상이며, 심지어 피가 섞인 침은 간농양이 위나 폐 속으로 파열되었을 때 나타나는 소견이라고도 볼 수 있다는 것이다.

암 환자들은 보통 야위는 데 반해 나폴레옹은 말년까지 뚱뚱했었다는 것으로 보아, 그가 일반적으로 알려진 것처럼 위암을 앓다가 사망한 것은 아닐 듯싶지만 그의 사인에 관한 여러 학설 중 아직까지는 위암 또는 위궤양 천공에 의한 복막염설이 가장 많은 학자들의 지지를 받고 있는 것으로 보인다(이재담, 《간추린 의학의 역사》, 광연재, 2005).

5. 전쟁과 의학: 나폴레옹 시대를 통한 프랑스 의학의 변용

부르봉 왕조의 절대군주정을 폐기시킨 1789년의 혁명 이후 국민의회가 내건 가장 높은 가치는 자유와 평등이었다. 이들은 모든 계급의 소년들에게 사관학교를 개방한다거나 식민지의 노예제도를 폐지하여 흑인들에게 시민권을 부여하는 등의 개혁적 조치를 연달아 내놓았다. 또 교육은 정치적 권력이나 종교적 권위에서 해방되어 교육과 학문의 자유가 보장되어야 한다는 콩도르세의 주장에 따라 각종 학교를 설립하여 국민에게 혁명사상의 좋은 면을 고취시키기 위해 노력했다. 의학교육 역시 이런 사상의 영향으로 신분에 관계없이 누구나 원하는 사람은 나라가 운영하는 병원의 의학교에서 공부를 할 수 있게 되었다.

한편 나폴레옹은 스스로 "나의 진정한 명예는 40여 회에 걸친 전투에서 승리한 것이 아니다. 워털루의 실패는 그 승리의 기억을 지워버리고 말았다. 영원히 살아남을 것은 나의 민법전이다"라고 말했을 만큼 혁명이 제시한 이상을 제도화하려고 애쓴 통치자였다. 그는 교회와 귀족이 가지고 있던 특권을 폐지하고 매관매직, 부정부패 등의 악습을 타파하는 데도 힘을 기울였으며 능력주의에 의한 출세를 보장함으로써 국가에 대한 개인의 헌신을 유도했다.

피터 게이라는 학자는 '나폴레옹이 과연 프랑스 혁명을 완성시켰는가? 아니면 진정시켰는가? 혹은 수행했는가?'라는 질문에 대해 "그는 이 모든 것을 차례로 시행했다"라고 했는데, 나폴레옹은 혁명의 이념을 현실에 맞게 제도화하고 이를 주변 제국에 전파하는 역할을 했다고 말할 수 있다. 그의 침략은 유럽 제국에 민족주의를 고취시키는 한편, 혁명사상을 전파하여 자유주의를 보급하는 역할을 했고, 그의 몰락과 함께 찾아든 보수 반동체제도 그 후의 민주주의 혁명으로 소멸됨으로써 결국 나폴레옹 전쟁이 오늘날의 유럽이 탄생하는 기반을 마련했다는 평가를 받는다.

이 시기에 프랑스에서 일어난 변화를 요약할 수 있는 키워드 중의 하나는 강력한 중앙집권 체제를 갖춘 근대적 국민국가의 형성이었다. 나폴레옹이 국립학교 제도를 도입하고 모든 학교는 중앙정부의 지휘를 받도록 하며, 대학은 학문연구나 교육보다 교육행정과 하급 학제의 감독에 주력하도록 한 것도 학교 교육을 통해 전쟁수행을 위한 국민정신을 고취시키려는, 혁명정부 이래 지속된 국가적 노력의 일환이었다. 이러한 정책은 당연히 의료제도와 의학교육에도 영향을 미쳤다.

(1) 실사구시적인 의학교육으로

프랑스 혁명 이후 의학교육은 화학자 푸르크루아의 제안에 따라, 과거의 《히포크라테스 전집》만을 읽는 이론 중심의 학습을 탈피하고 보다 실사구시적인 방향으로 전환하기 시작했다. 그가 제출한 교육개혁안의 요점은 "적게 읽고, 더 많이 보고 행하자"는 슬로건 아래 누구에게나 열린 자유로운 교육을 지향하면서 파리, 몽펠리에, 스트라스부르에 설치된 에콜 드 상테와 그에 부설된 병원에서 임상교육이 주가 되는 교육을 시행하자는 것이었다. 교육의 내용면에서는 외과와 내과의 차별을 없애고, 외과와 내과 모두 3년간의 동일한 교육과정을 거쳐 동일한 학위를 수여하자는 것이었다. 또 교수가 수입을 위해 개인적으로 개업을 하면서 병원에도 근무하는 것이 아닌, 병원에서의 연구와 진료 및 교육에만 전념할 수 있도록 하는 전임교수제를 도입하고, 교수를 채용할 때에는 공개적인 경쟁을 통해 복수의 후보자 중에서 선발할 것을 제안했다. 또 강의는 라틴어가 아닌 프랑스어로 할 것이며, 학생들의 이해를 돕기 위해 그림이나 모형을 사용하는 강의를 장려해야 한다는 내용도 들어 있었다.

그러나 시행착오를 거듭하며 정착된 파리의 새로운 의학교육에는 문제점이 없지 않았다. 그 중 하나가 학생수가 너무 많다는 것이었는데 1798년에는 900명이었던 정원이 1801년에는 1,200명으로 늘어났다. 반면 교수는 열두 명밖에 없었기 때문에 많은 학생들이 교수로부터 직접적인 지도를 받을 수가 없었다 (그래서 피넬과 코르비사르는 샤리테 병원에 학생들의 '의학강의를 위한 협의체'를 만들고 4학년 학생들이 교수들의 지도하에 저학년의 강의를 담당하는 형태의 팀 티칭을 대안으로 제시했다). 그 결과 학생 대부분은 선배들의 사적인 강의에 의존할 수밖에 없었다. 학생이 학생을 가르치는 일이 벌어졌던 것이다.

교수의 회진 역시 마찬가지였다. 1796년 오텔 디외를 견학했던 인물의 기록에 따르면 교수가 회진을 돌 때 학생이 너무 많아서 제대로 걷지도 못하고 병상 사이를 떠밀려 다녔다고 한다. 학생들은 교수의 회진을 조금이라도 더 자세히 보기 위해 의자 위에 혹은 침대 손잡이를 잡고 올라서기도 했다. 회진중 병실의 가구가 부서지는 것은 예사였고 교수와 학생들은 설명과 질문을 하기 위해 서로 큰 소리를 질러대고 있었다고 한다.

또 교수가 부족하여 졸업시험을 제대로 치르기 어려웠고, 졸업 후에 실습을 할 수 있는 인턴 자리가 파리 전체에 18곳밖에 되지 않는 등, 졸업 후 교육의 장이 너무 적어 효율적인 인재 양성이 쉽지만은 않은 실정이었다. 그러나 이러한 문제들은 나폴레옹에 의해 정치권력이 안정되면서 점차 개선되었고 왕정복고 이후인 1820년대에는 프랑스 의학이 세계의 중심이 되었다.

한편 외과학의 역사에서 프랑스 혁명과 나폴레옹 시대만큼 특별한 시기는 없었다. 계속되는 전쟁으로 군대가 실권을 장악했던 시기였으므로 외과도 이 시대의 영향을 받으며 발전했다. 개전 초기인 1794년경에 외과 의사들은 선택의 여지없이 군에 편입되었으며, 갓 설립된 에콜 드 상테에서는 "수술 연습을 시켜 전장에 보내면 현장에서 실습을 했다"고 할 만큼 속성으로 외과 의사를 양성했다. 경위야 어찌 되었든 군진의학이라는 시급한 목표 덕분에 300년 이상 지속되어왔던 내과와 외과의 구별이 사라지고, 동일한 교육과정을 이수한 졸업생들에게, 내과나 외과의 구별이 없는 동일한 면허가 주어졌다는 것은 의학의 역사에서 중대한 의미를 갖는 변화였다. 바야흐로 외과는 해부학, 생리학을 포함한 임상 각 분야의 지식을 자신의 것으로 소화시킬 수 있게 되었으며, 이러한 흐름에 맞추어 학회도 자연스럽게 개혁되어 내과의가 주도했던 의학아카데미는 1821년 내과, 외과, 해부학자 등 여러 분야의 학자들로 이루어진 아카데미로 개편되었다(Guenter B. Risse, *Mending Bodies, Saving Souls, A History of Hospitals*, Oxford University Press, 1999.).

(2) 임상의학의 발전과 구태의연한 치료법

병원의학이라고 부르는 파리의 임상의학은 공통적인 증상을 나타내는 질병을 측정하고, 특정 질병의 신체검사 소견을 부검에서 나타난 질병의 병리해부학적 변화와 대조, 관찰하는 연구방식을 사용했다. 이 방식은 많은 질병을 합리적으로 분류하고 올바른 진단을 내리는 데 크게 기여했으나 치료법에 관해서는 뚜렷한 진전이 없었다. 전쟁터에서 수많은 병사들을 대상으로 수술을 시행하며 급속히 발전한 외과와는 달리 내과

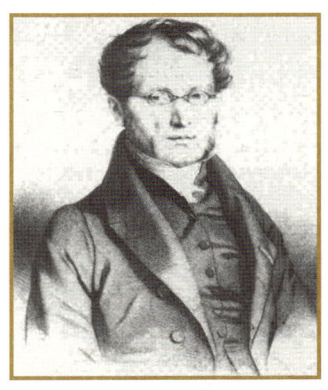

:: 방혈법의 치료 효과 검증을 주장한 피에르 루이

는 오래전부터 내려오던 방혈, 구토, 하제 등 히포크라테스의 체액설에 근거한 구태의연한 치료법들에 의존하고 있었다. 다른 한편으로 파리에서는 치료법을 통계학적으로 검증하려는 움직임이 나타났는데, 특히 나폴레옹의 러시아 침공군을 궤멸시켰던 발진티푸스는 열병임에도 불구하고 방혈법을 시행하면 더욱 쇠약해지는 것이 누구의 눈에도 일목요연했기 때문에, 루이와 같은 의사들에 의해 어떤 열병에 방혈법을 시행할 것인지에 대한 통계적 검증의 필요성이 강조되는 빌미를 제공하기도 했다. 이 치료법의 통계학적 검증 개념은 후일 신(新)빈학파가 활약한 빈종합병원을 비롯해 유럽 각지의 의학 중심에서 지도적인 의사들로 하여금 이제까지의 치료법에 대한 회의를 불러일으켜 치료를 해봤자 소용이 없다는 의미의 '치료허무주의(Therapeutic Nihilism)'를 불러오는 단초를 마련했다.

(3) 나폴레옹이 확립한 국가 주도의 의료제도

나폴레옹 전쟁 이후 프랑스의 임상의학은 다시 한 번 세계의학을 선도하게 되는데 여기에는 혁명 이후 프랑스가 단행한 병원개혁과 의료제도의 변화가 긍정적으로 작용했다. 당시 프랑스에서 유학하던 미국 학생의 편지에 따르면 "파리의 샤리테 병원은 병상수가 약 300이었으며, 병실이 넓어 병상 간격이 충분했고, 환기도 잘되었으며, 환자 한 명이 병상 하나를 차지하고 있어서 위생적이었고, 하루에 한 번 주임교수가 회진을 돌았으며, 여섯 명이 입원하면 다섯 명이나 무사히 퇴원하는, 당시의 미국에서는 상상도 할 수 없었던 높은 수준"을 자랑하고 있었다. 입원 환자들에게서 흔히 볼 수 있는 질병들은 진단명으로는 폐결핵, 폐렴, 티푸스, 심장병, 산욕열, 발진열(특히 천연두), 암, 요로질환 등이 있었다고 한다(Richard H. Shryock, *The Development of Modern Medicine*, Hafner, 1969.).

또 이전까지 군주나 교회가 운영하던 병원은 대부분 국가가 운영하는 방향으로 바뀌었으며 그에 따라 의사 전문직의 사회적 지위에도 변화가 생겼다. 모든 의료기관의 의사는 정부가 고용하게 되었으며 1822년 국립의학교(Faculty of Medicine) 폐쇄 사태에서 보는 것처럼 정치가 의료를 좌우하게 되었다. 나폴레옹 시대 의료개혁의 좋은 예로는 1803년 의사면허 제도를 재도입한 것을 들 수 있는데, 나폴레옹은 의학교육을 전혀 받지 않고도 아무나 의사를 할 수 있었던 혁명 이후의 혼란스러운 상황을 수습하기 위해, 국내 어디에서나 의업을 할 수 있는 4년제 학교를 나온 의사들과 조건부로 일정 지역 안에서만 의료 행위를 할 수 있는 한지 의사를 구분하여 의료계 내부의 직업적 위계질서를 확립했다. 이 제도는 돌팔이 의료인들이 의료시장에서 사라지고 국민들이 국가의 의료체계를 신뢰하게 되는 계기를 마련한 것으로, 정규교육을 받은 의사들이 정부의 정책적 지원에 힘입어 처음에는 도시지역에서, 나중에는 농촌지

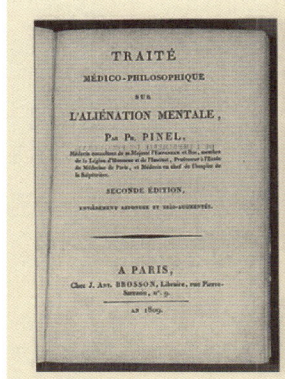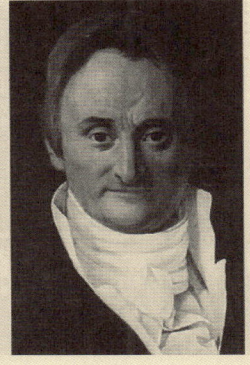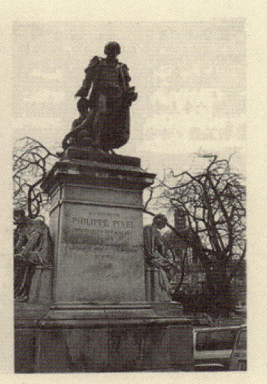

:: 정신장애에 관한 의학적, 철학적 연구를 저술한 필리페 피넬과 살페트리에르 병원 앞에 세워진 그의 조각

역에 이르기까지 약제사나 각종 민간요법을 시술하던 의료인들을 의료계에서 배제하고 의료를 독점하게 되는 바탕을 마련해 주었다. 즉 이전까지 지방정부가 관할하던 면허제도와 의료체계가 혁명과 나폴레옹 시대를 거치며 국가 중심으로 확고하게 재정립되었고, 이 개혁들이 나폴레옹의 승전과 더불어 네덜란드, 라인란트, 이탈리아 등지로 전파되어 다음 세대의 서양의학 발전을 위한 뒷받침이 되었다.

6. 요약

나폴레옹은 의학의 면에서도 구체제의 몰락과 이에 따른 혼란상을 적절히 수습하고 혁명의 이상을 계승, 발전시켰다. 프랑스의 의학은 전체 유럽을 상대로 전쟁을 치러야 했던 시대상황에 맞추어 군대의 필요에 따라 보다 실천적인 방향으로 발전하게 되는데, 사관학교 입학자격을 모든 신분계층에 개방한 것과 마찬가지로, 의지와 능력이 있는 사람은 신분이나 재산의 유무에 관계없이 누구나 의학교육을 받을 수 있게 만든 평등사상에 입각한 제도개혁이 그 원동력이 되었다. 한편 다수의 환자를 입원시킬 수 있는 대형병원의 등장과 이런 병원들을 무대로 이루어진, 환자의 임상증상 및 진찰소견을 부검소견과 대조 관찰하는 실사구시적인 해부병리 연구는 이른바 병원의학의 시대를 열었고 다음 시대의 의학발전을 위한 토대가 되었다. 또 혁명과 더불어 시작된 나폴레옹 전쟁은 국가 중심의 의료체제를 유럽 전역으로 전파하는 효과를 가져왔으며, 외과는 군대에서의 필요를 충족시키기 위한 새로운 의학교육체계와 현장 중심의 군진의학의 발전에 힘입어 내과가 독점해 왔던 해부학, 생리학, 기타 임상의학 등 다양한 의학지식을 흡수하고 체화하여 근대적 외과로의 변용을 이루어냈다.

참고문헌

1. 조경래. 시민혁명사. 일신사. 1992

2. L. W. B. Brockliss, "Before the Clinic: French Medical Teaching in the Eighteenth Century", *Constructing Paris Medicine*, Editions Rodolpi B. V., Amsterdam - Atlanta, GA. 1998.

3. Erwin H. Ackerknecht, *Medicine at the Paris Hospital, 1794-1848*, The Johns Hopkins University Press, 1967.

4. Erwin H. Ackerknecht, *A Short History of Medicine*, The Johns Hopkins University Press, 1982.

5. Lewis A. Coser, *Men of Ideas - A Sociologist's View*, The Free Press, 1965.

6. 이재담, 《의학의 역사》, 광연재. 2013.

7. Guenter B. Risse, *Mending Bodies, Saving Souls, A History of Hospitals*, Oxford University Press, 1999.

8. 이재담, 《간추린 의학의 역사》, 광연재. 2005

9. Claude d'Allaines, *Historire de la Chirurgie*, Collection Que Sais-je? No 935. 3rd edition, Presses Universitaires de France, 1984.

10. William John Bishop, *The Early History of Surgery*, The Scientific Book Guild, London. 1961.

11. Richard H. Shryock, *The Development of Modern Medicine*, Hafner, 1969.

1. 세계 명작 속의 전쟁과 의학 | 김애양(은혜산부인과)

2. 회고록을 통해서 본 의료인들의 6·25전쟁 체험 | 김상태(서울대학교병원 의학역사문화원)

3부

문학작품과 회고록을 통해 본 전쟁, 의학, 의료인

| 김애양 (은혜산부인과)

세계 명작 속의
전쟁과 의학

전쟁 이야기를 시작하기 전에 시 한 편을 보자.

나는 너무 오래 안전한가?

유안진

단기 4343년 올해까지 931번이나 침략받아
평균 4년꼴로 전쟁을 겪은 셈이라는데
1953. 7. 27. 휴전협정 이래
처음으로 57년 동안이나 안전하다는데
내게는 위험이 필요한가?
안전하게 밥 먹고 안전하게 잠자고 안전한 꿈만 꾼다
두통마저 안전해
딱따구리도 두통약 먹을까?
나의 미래는 어디서 오는가?

이 짤막한 시는 이 시대의 우리가 전쟁 앞에 선 모습을 생각해 보게 만든다. 오늘날 남북으로 대치한 우리나라는 정말 안전한 것일까? 전쟁의 두려움에 시달렸던 부모님 세대와는 달리 우리는 안일하기만 한 것은 아닌가 하는 점이다.

1. 전쟁을 다룬 세계 명작소설들

전쟁이 의학에 미친 영향이 지대하듯이 문학 또한 전쟁의 영향을 많이 받았다고 볼 수 있다.

어쩌면 전쟁 때문에 문학이 생겨난 건 아닐까? 하는 생각도 할 수 있다. 왜냐하면 그리스 최대 최고의 서사시인 《일리아스》와 《오디세이아》가 바로 전쟁에서 생겨난 이야기이기 때문이다. 고전 중의 고전으로 손꼽히는 이 작품들은 트로이전쟁을 소재로 삼고 있다. 트로이전쟁은 기원전 1159년경 그리스와 트로이 사이에서 발발한 것으로 저 유명한 트로이 목마도 여기에서 나온 것이다. 《일리아스》에는 의사들의 눈길을 끌 만한 구절이 나온다. 그리스 군대가 공격을 받아 의사 마카온이 오른쪽 어깨에 화살이 관통하는 상처를 입었을 때였다. 마카온은 의사 아스클레피오스의 아들이며 백성들의 목자로 존경받는 인물이었다. 마카온이 다친 것을 알고 사령관은 이렇게 말한다.

"자, 어서 전차에 올라 마카온을 옆에 태우고 통발굽의 말들을 지체 없이 함선들을 향하여 몰도록 하시오. 화살을 잘라내고 고통을 멎게 하는 약을 뿌려주는 의사 한 사람이야말로 만군의 가치가 있기 때문이오."

이로써 이미 3,000년 전부터 의사를 여느 사람들보다 중히 여겼다는 것을 알 수 있다.

전쟁이 나오는 주요한 문학작품들을 살펴보자.

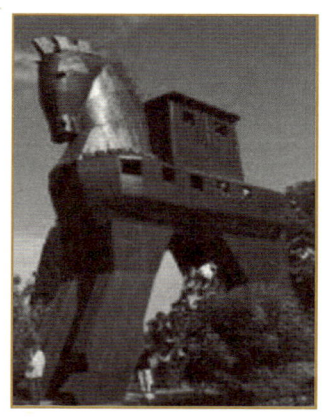
:: 《일리아스》의 배경이 되는 트로이전쟁 중에 나오는 트로이 목마.

톨스토이의 《전쟁과 평화》는 1805년부터 1820년까지 나폴레옹의 모스크바 점령을 시대적 배경으로 삼고 있다. 러시아의《일리아스》라고 일컫는 이 작품은 역사뿐 아니라 러시아 시대상을 잘 반영한 대하소설이다. 영화에선 오드리 헵번이 여주인공 나타샤 역을 맡았다.

《바람과 함께 사라지다》는 1861년부터 1865년 사이의 미국 남북전쟁 이야기다. 노예제도를 둘러싼 문화적 배경을 잘 표현한 이 작품은 1937년 퓰리처상을 수상했고 영화 속에선 비비안 리가 스칼렛 오하라 역을, 클라크 게이블이 레트 버틀러 역을 맡았다.

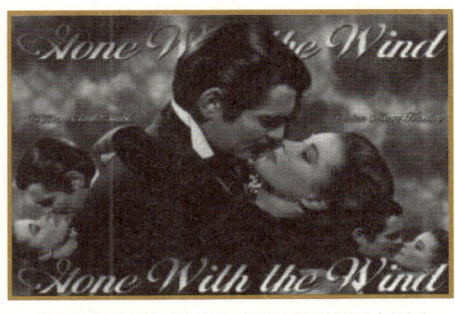

:: 미국 남북전쟁 이야기가 담긴 마거릿 미첼 원작의 〈바람과 함께 사라지다〉 영화 포스터.

본격적인 전쟁문학 작가로는 에리히 마리아 레마르크를 손꼽는데《개선문》과《서부전선 이상 없다》등의 작품이 있다.《개선문》은 특히 주인공의 직업이 의사란 점에서 더 감동을 자아낸다. 독일의 외과 과장이었던 주인공은 유대인을 숨겨주었다는 죄목으로 게슈타포에게 붙잡혀 모진 고문을 당한다. 그는 프랑스로 도망쳐 망명의사로서 서글픈 생활을 이어가는데 정의로운 성격에다 실력 있는 의사, 또 열렬한 사랑을 하는 남자이기 때문에 소설 속에 등장하는 가장 멋진 의사로 손꼽히기도 한다. 전쟁에 대해 그가 친구와 나눈 대화를 보자.

"사자는 양을 죽이고, 거미는 파리를 죽이며, 여우는 닭을 죽이지. 그러나 세상에서 단 하나 항상 같은 종족끼리 전쟁을 하고 싸우고 죽이고 하는 놈은 누구인가?"

"그야 물론 만물의 영장이라 자처하는 인간이지. 사랑이라든가, 친절이라든가, 자비라는 말을 만들어내는."

주인공은 프랑스 의사들이 하지 못하는 어려운 수술도 척척 해낸다. 하지만 환자가 마취된 사이 프랑스 의사 대신 집도를 하는 유령의사 노릇이다. 담낭절제나 자궁적출술 등 큰 수술을 해주어도 보수는 형편없이 적다. 프랑스는 우리나라와 마찬가지로 낙태수술이 금지되어 있다. 이 때문에 철없는 아가씨들이 임신이 되면 불법시술소를 찾아갔다가 곧잘 변을 당하곤 했다. 이런 세태를 프랑

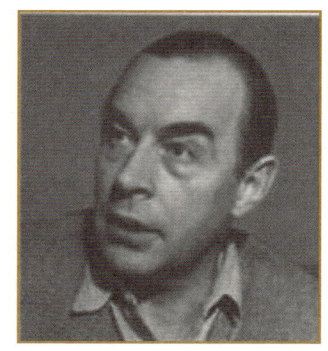

:: 전쟁소설 작가로 《개선문》과 《서부전선 이상 없다》를 쓴 에리히 마리아 레마르크.

스 의사들은 수수방관하지만 주인공은 돌팔이 산파를 찾아가 항의를 하기도 한다. 마지막은 제2차 세계대전이 발발하자 주인공이 자진해서 포로수용소로 향하는 트럭을 타는 장면으로 끝난다. 읽다 보면 전쟁에 대한 분노와 반전의식이 절로 솟게 된다.

레마르크가 쓴 또 다른 소설《서부전선 이상 없다》는 제1차 세계대전에 참전하는 독일 소년병 이야기이다. 이유도 모른 채 전쟁터에 뛰어들어 프랑스 군인에게 총구를 겨누지만 그들도 애송이 학생처럼 보이던데 혹시 그들은 이유를 알고 참전했을까?라고 묻는 장면에서 전쟁이란 누구를 위한 것일까 생각하게 만든다. 이 소설은 주인공들이 어린 학생이기 때문에 전쟁이 더욱 비극적으로 느껴진다.

하인리히 뵐의《아담, 너는 어디에 있었느냐》또한 제2차 세계대전을 그리고 있는데 제사(題詞)로 인용된 시가 눈길을 끈다.

> 세계적인 참극이 우연히도 많은 사람들에게 도움 되기도 했다.
> 그것은 하느님 앞에서 알리바이를 구하려는 사람에게도 그러했다.
> "아담, 너는 어디에 있었느냐?"

"저는 세계대전에 참가했었습니다."

-데오도르 하에커 〈밤과 낮의 수기〉에서

즉 전쟁에 참가했었다는 사유가 면죄부가 되는 그런 시대가 있었다는 것이다. 폐허문학에 속하는 《아담, 너는 어디에 있었느냐》는 1951년에 출판된 하인리히 뵐의 최초 성공작이다. 헝가리의 어느 전투 지역에서 후퇴하는 독일군의 상황에 초점을 맞추어 전장의 공포나 병사들의 초조감, 전쟁의 참화 등을 담담한 언어로 고발하고 있다. 더욱이 다른 군인들은 급하게 철수해도 군의관은 환자를 돌보느라 지체하는 사이 폭발이 발생해 생명을 잃는 장면들은 읽다 보면 같은 의사로서 울컥해지곤 한다.

또 다른 작가 어니스트 헤밍웨이도 전쟁소설을 썼다. 그는 세계대전 후의 '길 잃은 세대' 즉 'lost generation'을 대표하는 작가로 손꼽힌다. 《무기여 잘 있거라》는 제1차 세계대전이 배경이고 《누구를 위하여 종은 울리나》는 작가가 직접 참전했던 스페인 내란을 그리고 있다. 《누구를 위하여 종은 울리나》라는 제목은 잘 알려진 바와 같이 존 던의 시에서 인용한 것이다.

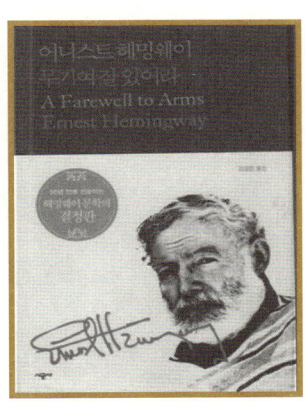

:: 전후 '잃어버린 세대'를 대표하는 작가 어니스트 헤밍웨이.

그러므로 누구를 위하여 종은 울리는지 알려고 사람을 보내지 마라.
종은 그대를 위하여 울리는 것이니.

무려 1천만 명이 넘는 젊은이들의 목숨을 앗아간 제1차 세계대전이 서구

1. 세계 명작 속의 전쟁과 의학

사회에 끼친 충격과 영향은 막대했다. 널린 시체와 진흙탕, 형편없는 음식에다 조악한 무기를 들고 사투를 벌이다 무의미한 죽음을 맞는 참호전의 악몽은 인류 문명의 발달이 인간을 살육하는 도구가 된 것임을 알게 했다. 용기나, 영웅주의, 애국 등의 추상적 이상을 앞세운 번지르르한 말로 젊은이들을 참호로 내몰았지만 모두 거짓 언어였다. 이 모두가 서구의 이성과 합리를 으뜸으로 치던 문명이 가져온 결과였음을 헤밍웨이는 여러 작품을 통해 말하고 있다.

동양으로 넘어와서 일본작가 사카구치 안고의《간장 선생》도 흥미롭다. 이 소설은 일본이 제2차 세계대전에서 패망하기 직전에 진료에 임했던 어느 의사 이야기다. 그 의사는 보는 사람마다 모두 간염이라고 진단 내리기 때문에 '간장 선생'이란 별명이 붙여졌다. 결국 그의 노력 덕분에 B형 간염이 바이러스에 의해 전파되는 전염병이란 게 밝혀진다는 내용이다.

우리나라에도 전쟁을 다룬 소설들이 있다.

최인훈의《광장》, 하근찬의《수난 이대》, 윤흥길의《장마》, 이청준의《병신과 머저리》, 황순원의《학》, 손창섭의《비 오는 날》, 장용학의《요한 시집》, 이범선의《오발탄》과《학마을 사람들》, 선우휘의《불꽃》등등을 대표로 들 수 있다. 이들은 모두 한국전쟁을 이야기한 단편소설이고 조정래의《태백산맥》은 대하소설이며 안정효의《하얀 전쟁》은 베트남 전쟁을 담은 장편소설이다.

2. 독가스에 대하여

그 가운데에서 의학적인 요소가 포함된 작품들을 추려보자.

간단히 두 가지만 들어보면 무기로 사용되었던 독가스란 물질과 전쟁으로 전파되는 전염병에 대한 내용이 있다.

먼저 독가스에 대해 말하자면 가슴 아픈 내용들이 많다. 독가스란 전시에 쓰이는 화학무기를 총칭하고 유독성 기체, 연무 액체, 고체형 등이 있다. 인체에 작용하는 기전에 따라 다음과 같이 종류를 나눈다.

> 1. 질식성: 호흡기를 침범하여 숨을 못 쉬도록 함.
> 2. 미란성: 피부에 미란을 일으키는 동시에 눈을 상하게 하고 호흡기까지 침범함.
> 3. 최루성: 저농도에서 눈 점막을 자극하여 일시적인 시력장애를 일으킴.
> 4. 호흡기 자극성: 저농도에서 호흡기에 견딜 수 없는 자극을 줌.
> 5. 중독성: 신경계통과 혈액을 침범함.

저 유명한 나치의 아우슈비츠 수용소에서 유대인을 학살할 때 사용했던 독가스는 치클론 B(Zyklon B)로서 시안화수소(청산가리)가 발생되어 사망에 이르게 하는 것이었다.

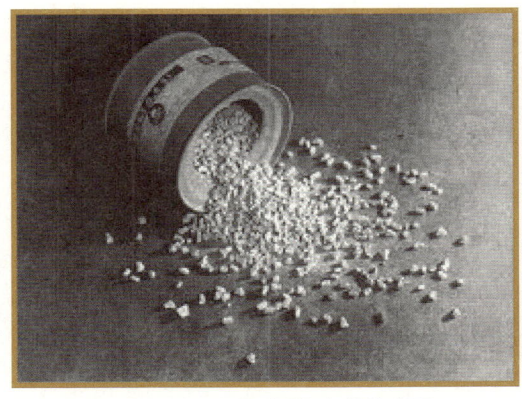
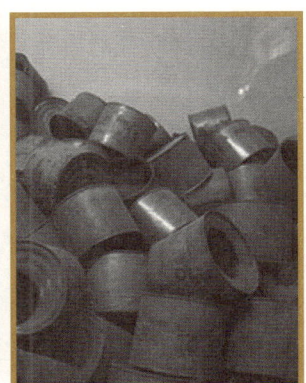

:: 아우슈비츠 수용소에서 유대인을 학살할 때 사용한 치클론 B

독가스의 역사는 다음과 같다.

- 1915년 독일군이 대량의 염소가스 방사로 연합군을 공격했으며 최초로 독가스를 사용한 공격임.
- 1899년 헤이그 평화회의에서 '독가스사용금지선언'을 채택하여 독이나 독을 이용한 무기 사용을 금지함.
- 1919년 베르사유(Versailles) 강화조약에서 독일에 대해 독가스 등의 사용·제조·수입을 금지함.
- 1922년 '잠수함과 독가스에 관한 5국 조약' 체결
- 1925년 '독가스 기타 사용 금지에 관한 의정서'는 질식성 물질 및 기타 독가스의 전쟁에서의 사용금지 명시함. 그러나 베트남 전쟁에서는 비치사성 가스와 고엽제 등이 사용되었으므로, 1969년 국제연합총회 결의로 고엽제 사용을 위법으로 정함.
- 1993년 화학무기의 개발·생산·저장·사용의 금지 및 그 폐기에 관한 화학무기금지협약을 작성함.

사실 독가스에 대해서는 이미 1899년에 헤이그 평화협정에서 사용하지 않기로 되어 있었는데 제1차 세계대전 중에 독일이 염소 따위를 사용했던 것이다. 수차례 금지협약을 맺어도 다시 베트남 전쟁에서 에이전트 오렌지, 즉 고엽제란 화학무기를 사용하여 인간의 잔인함을 드러냈다. 이라크는 1987년 4월 독립전쟁을 벌이는 쿠르드족에게 독가스를 살포해서

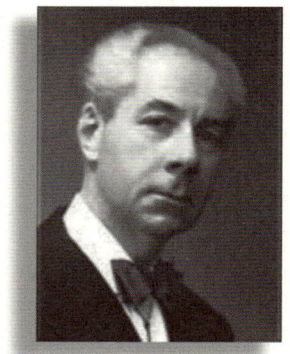

:: 1937년 노벨 문학상 수상작 《티보가의 사람들》을 쓴 로제 마르탱 뒤 가르.

5,000여 명이 희생되었다.

바로 이런 독가스가 문학 속에 등장한다.

프랑스 작가 로제 마르탱 뒤 가르의 《티보가의 사람들》이 대표적이다. 이 작품은 장장 19년간에 걸쳐 발표된 여섯 권 분량의 대하소설로서 제1차 세계대전이 발발하게 된 배경이 잘 그려져 있다. 반전운동과 평화주의에 기여한 공로로 1937년 노벨문학상을 수상했다. 간략한 줄거리를 보자.

티보씨 가족은 프랑스 부르주아 계급을 대표하는 집안이다. 정계에 관여하는 아버지는 아내를 일찍 여의고 홀로 두 아들을 키우고 있다. 형 앙투안느는 순종적이고 열심히 공부하여 의사가 된 반면 동생 자크는 어릴 때부터 가출을 하는 등 반항아의 기질을 가졌다. 전쟁이 터지자 평화주의자 동생은 전쟁을 반대하는 전단을 뿌리며 군인들을 설득하려 한다. 연합군이든 독일군이든 군인들이 모두 집으로 돌아가면 전쟁은 자동적으로 무산될 것이라는 내용이다. 자크는 전단을 뿌리다가 비행기가 폭발하는 바람에 심한 부상을 입는다. 더욱이 아군에게 생포되었으나 간첩으로 오인되어 총살당하고 만다. 그가 그토록 위하던 민중들의 손에 처벌받은 것이다. 파리에서 개원을 한 앙투안느도 전쟁이 나자 입대한다. 앙투안느는 전선에서 순찰을 나갔다가 독일군이 살포한 이페리트 독가스에 중독되고 만다. 방독면을 반드시 써야 한다는 규정을 지키지 않은 결과였다. 이페리트는 겨자냄새가 나서 머스터드 가스라고도 불리는데 호흡기를 침범하여 폐 조직을 경화시킨다. 처음 가스에 쏘인 피부에 물집이 잡히는 것으로 시작되다가 후두염, 기관지염이 생기고 점차 폐가 굳어지므로 호흡곤란과 40도 이상의 고열에 시달린다. 혈담이 수반되는 건성 늑막염으로 지독한 통증을 겪는다. 의사인 앙투안느로서는 자신이 아프다는 게 믿기지 않는다. 병세에 대해 대수롭지 않게 생각하지만 날로 살이 빠지면서 통증이 가중된다. 요양소에서 치료를 받으며 그는 자신을 환자 한 사람 치료하듯 관찰하고 기록해 나간다. 첫날부터 비망록을 작성하고 증상 분석과 엑스선 검사를 되풀이한다. 앙투안느는 도저히 자신의 질병과 죽음을 받아들일 수 없다. 하지만 휴가를 얻어 은사를 만났을 때 그의 눈빛에서 자신에게 희망이 없음을 알아차리게 된다. 나머지 삶은 지난 일들을 성찰하며 보낸다. 37세의 나이로 세상을 뜨기까지 의사였던 앙투안느는 무력한 환자가 되어 병상기록을 잘 남겨두었다. 그 중 한 구절을 보자.

"독일 놈들이란! 전쟁 수법이 짐승이나 다름없어요." 사람들은 그렇게 말하지만 전쟁에서 비인간적인 방법이라는 말은 아무런 의미가 없는 것이다. 총으로 죽이는 것은 인간적이고 독가스로 죽이는 것은 비인간적이라는 주장은 전쟁에 어떠한 방식이 있다는 것을 인정하는 말이다. 그러나 사람을 죽이는 데 있어서 인간적인 방법은 있을 수 없다. 말도 안 되는 것, 비인간적인 것은 이미 전쟁 그 자체인 것이다.

전쟁중의 독가스 이야기가 나오는 소설이 또 있다. 앞에도 잠깐 언급한 레마르크의 《서부전선 이상 없다》이다. 《서부전선 이상 없다》에 나오는 독일 학생들은 제1차 세계대전이 터지자 전선으로 내몰린다. 17세 소년들 전 학급이 담임선생님의 권고에 따른 것이다. 이 어린 학생들은 전쟁터에서 말할 수 없이

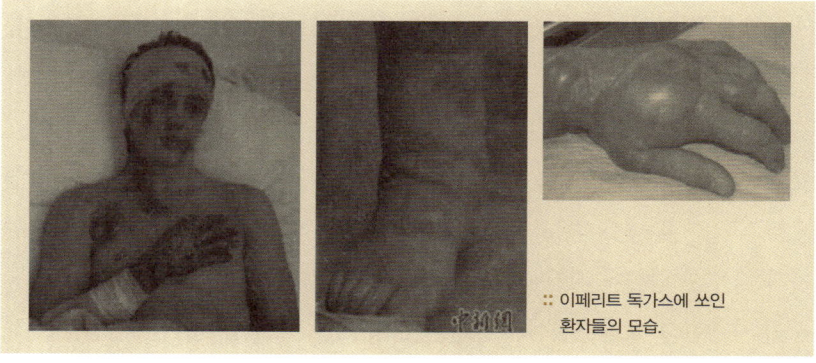

:: 이페리트 독가스에 쐬인 환자들의 모습.

험한 참상을 겪게 된다. 그 한 장면을 보자.

우리는 두개골 없이도 살아 있는 사람을 본다. 우리는 두 다리가 다 날아간 병사가 달리는 것을 본다. 두 다리가 절단되었는데도 비틀적거리며 인근의 구덩이로 들어가는 자도 있고, 두 무릎이 박살난 어떤 상병은 2킬로미터

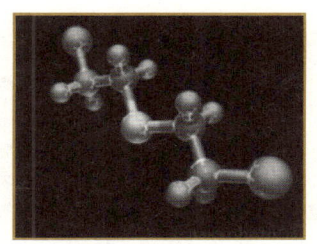
:: 이페리트의 분자구조

나 되는 거리를 두 손으로 기어서 몸을 끌고 왔다. 어떤 다른 병사는 흘러내리는 창자를 두 손으로 움켜잡은 채 응급 치료소까지 왔다. 우리는 입과 아래턱, 얼굴이 없는 사람을 본 적도 있다. 또 우리는 과다출혈로 죽지 않으려고 이빨로 팔의 정맥을 두 시간 동안이나 꽉 물고 있던 병사를 발견하기도 한다. 어김없이 해는 떠오르고, 밤은 찾아오며, 유탄은 쉭쉭 소리를 내고, 사람들은 한 명씩 죽어간다.

마침내 주인공이 죽는 날이 온다. 마지막 장면엔 이렇게 쓰여 있다.

그는 1918년 어느 날 전사했다. 그날은 온 전선에 걸쳐 지극히 조용하고 평온해서 군사보고서에는 '없음, 서부전선 이상 없음, 보고 사항 없음'이라는 문구가 보고되었을 뿐이다.

한 소년이 죽었는데도 보고서에는 '아무 이상 없음'으로 기록된다는 전쟁터의 현실이 가슴 아프게 다가온다. 어린 학생들이 왜 희생되어야 하는지 이유도 모르고 스러지는 이 작품은 대표적인 전쟁소설로서 읽고 나면 참 숙연해진다. 여기에서도 학생군인들이 이페리트 독가스를 두려워하는 장면이 나온다.

독가스 이야기에 부연해서 하고 싶은 이야기가 있다.

나치가 왜 독가스를 사용해서 유대인을 학살했을까? 하는 점이다. 물론 유대인을 죽이는 데엔 총알이 아깝다고도 하고 대량학살을 하는 데엔 가스만한

게 없다는 경제론적인 설명을 한다.

또 한편 나치가 유대인에 대해 가진 감정을 병적 혐오감(idiosynkrasia) 또는 접촉공포증으로 설명하기도 한다. 예를 들어 우리가 배설물 같은 걸 보면 절대로 접촉하고 싶어하지 않듯 나치는 유대인을 그렇게 취급한다는 것이다. 대상에다 손도 대지 않고 깨끗하게 처리한다는 것. 그건 죽는 이가 깨끗하게 죽는단 소리가 아니라 죽이는 이가 깨끗함을 원한다는 뜻이다.

한편 기술적으로(technically) 공기를 이용해 대량학살을 한다는 점이 문제로 대두하기도 한다. 그래서 아우슈비츠 이전에는 아우슈비츠가 하나였지만 이제는 세상이 온통 아우슈비츠가 되었다는 표현을 쓰기도 한다.

전쟁 후 아우슈비츠에서 요행히 살아남은 사람 중에 지식인들은 대부분 공통적으로 자살로 삶을 마무리지었다는 통계가 있다. 대표적인 예로 《죽음의 푸가》를 남긴 루마니아의 파울 첼란, 《이것이 인간인가?》, 《살아남은 자의 아픔》을 쓴 이탈리아의 프리모 레비, 〈신사 숙녀 여러분, 가스실로〉의 저자 폴란드의 타데우시 보로프스키, 《죄와 속죄의 저편》을 남긴 장 아메리 등등이 아우슈비츠에서 살아 돌아왔지만 훗날 자살을 선택하고 말았다. 그들이 그럴 수밖에 없다는 것을 이야기한 책으로 《소피의 선택》이 있다. 미국 작가 윌리엄 스타이런이 쓴 이 소설은 메릴 스트립이 주연한 영화로도 유명한데 수용소를

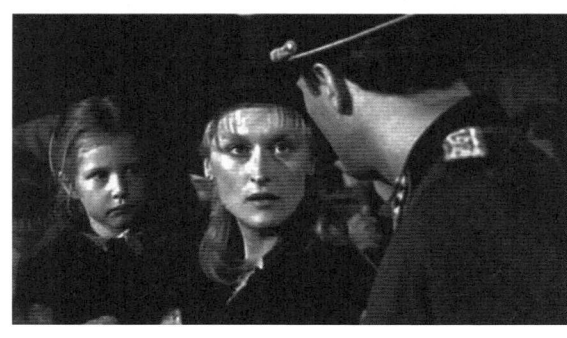

:: 영화 〈소피의 선택〉에서
아들과 딸 중 한 명만
선택하라고 종용하는 나치군

경험한 이후에 현실에서의 삶을 도저히 영위하지 못하는 남녀의 이야기를 그린 것이다. 전쟁이 의학에 미치는 영향 가운데 심리적인 것, 정신분석적인 면도 상당히 고려해 볼 만한 부분이지만 그건 다음 기회로 미루기로 하자.

여기서는 '아우슈비츠의 시'로 알려진 파울 첼란의 〈귀향〉을 소개하겠다.

점점 짙어지는, 강설(降雪),
비둘깃빛, 어제처럼,
그대 아직도 잠들어 있기라도 하듯, 강설

멀리까지 펼쳐진 백색
그 너머, 끝없이,
사라져 버린 이의 썰매 자국.

그 아래, 감추어져 있다가,
젖혀 올려진다.
두 눈을 이토록 아프게 하는 것,
보이지 않던
언덕 또 언덕.

그 언덕마다에
'오늘'로 되불려온,
침묵 속으로 미끄러져 들어간 '나'.
나무로 된, 말뚝.

저기, 얼음바람에 실려온

하나의 감정,

그 비둘깃빛, 눈[雪] 빛

깃발을 달고.

3. 독가스와 항암제

제1차 세계대전이 한창이던 1915년 4월 22일 벨기에 이프르 전선의 프랑스군 진지를 향해 노란 안개가 바람에 실려 날아왔다. 안개 속에서 매캐한 냄새를 맡은 병사들은 폐가 타들어가는 듯한 고통으로 몸부림쳤다. 노란 안개는 독일군이 살포한 독가스였다. 여기에서 프랑스군 5,000여 명이 질식사하고 1만 5,000명이 가스에 중독되었다. 이 독가스는 염화황과 에틸렌 성분으로 만들어진 물질 $(C_2H_4Cl)_2S$였다.

$$ClCH_2CH_2 - S - CH_2CH_2Cl$$

이 물질은 이프로란 벨기에 전선의 지명을 따서 이페리트라 이름 붙여졌다. 성분명으로는 황화다이클로로다이에틸·머스터드황(sulfur mustards)이라 부른다. 파인애플과 후추를 섞은 냄새 혹은 겨자향이 나서 머스터드 가스라 부르기도 한다. 이 물질을 개발한 사람은 '독가스의 아버지' 프리츠 하버이다. 남편의 화학무기 개발에 반대했던 하버의 아내 클라라는 이 사건 직후인 5월 2일 스스로 목숨을 끊었다. 그러나 하버는 아랑곳하지 않고 더 많은 독가스를 개발했다. 유대인을 학살하는 데 동원된 치클론 B도 그의 개발품이다. 하버는

1918년 암모니아 합성법을 발견한 공로로 노벨화학상을 수상했지만 전쟁 무기로 쓰인 독가스 개발에 앞장선 하버에게 노벨상이 주어진 것이 과연 합당했는가는 지금도 논란이 되고 있다.

그런데 우리는 의학적으로 이페리트 가스에 주목할 필요가 있다. 훗날 여기에서 항암제가 만들어지는 역사가 이뤄지기 때문이다. 앞서 이야기한 《티보가의 사람들》 가운데 형 앙투안느가 당한 독가스가 바로 항암제의 기원이 되었던 것이다.

전쟁중에 이페리트 가스로 사망한 병사들을 부검해 본 결과에서 연구가 시작되었다. 이들은 림프조직과 골수가 파괴되었다는 공통적인 특징을 보여주었던 것이다. 미국의 약리학자 굿맨과 길먼(Goodman& Gillman)이 쥐와 토끼로 한 동물 실험에서 머스터드 가스가 림프종 치료에 효과가 있음을 밝혀냈다. 임상실험으로도 비(非)호지킨림프종((non-hodgkins lymphoma)에 걸린 환자에게 머스타인(mustine, 원형 항암제)을 주입하여 24시간 내에 종양 덩어리가 부드러워짐을 확인하고 1946년 질소 머스터드를 암치료제로 사용한 첫 번째 논문을 발표했다. 이후 질소 머스터드가 세포 분열의 진행을 막는다는 점에 착안하여 점차 더 나은 수준의 화학요법을 위한 모델이 되었다. 이때부터 화학요법은 수술 및 방사선 치료와 병행하여 사용되고 있으며 나날이 다양해지는 암에 대한 표준 치료법으로 선택되었다. 오늘날 질소 머스터드는 비호지킨림프종을 위한 다약제 화학요법(multiple chemotherapy)에 널리 사용되고 있다. 비호지킨림프종은 면역세포인 B세포, T세포 또는 자연살해세포(NK cell: natural killer cell)에서 기원하는 림프구 증식 질환이며, 단일 질환이 아닌 이질성 질환의 집합체다.

비호지킨림프종은 호지킨림프종과 비슷하게 림프절을 침범하며, 림프절 이외에도 간, 폐, 골수, 피부, 위장관계, 뇌척수액 등 온몸에 침범할 수 있다. 온몸

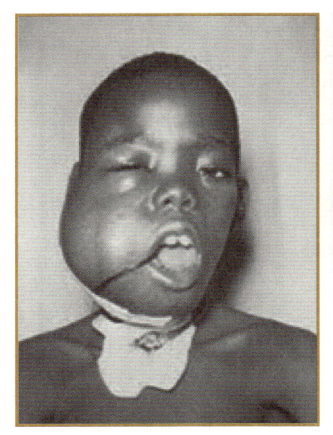

:: 비호지킨림프종에 걸린 흑인 소년의 모습과 현미경 소견

에 나타날 수 있으며, 종양이 어디로 진행될지 예측하기 어렵다. 비호지킨림프종의 아형(subtype) 중 우리나라를 포함한 동양에서 흔히 발생하는 결절외 NK/T세포림프종은 콧속을 침범할 수 있으며, 때로는 입천장 천공을 동반하기도 한다. 비호지킨림프종은 단일 질환이 아니고, 여러 종류의 유형이 존재하므로 분류 방법도 다양하다. 일반적으로 조직검사 소견에 따라 크게 3등급으로 구분되는데, 악성도가 낮은 저등급 림프종은 치료에 상관없이 수년간 생존한다. 그러나 완치가 되는 환자의 비중은 높지 않다. 따라서 증세가 없는 경우 특별한 치료 없이 경과 관찰을 하기도 한다.

이에 반하여, 우리나라에 가장 흔한 중등급 림프종은 항암 화학요법을 시행하지 않을 경우 수개월 내에 사망에 이르게 되지만, 제대로 항암 화학요법을 받을 경우에는 생존 기간이 연장되면서 절반의 환자는 장기생존(완치)이 가능하다. 특히 최근에는 단세포군항체(특히 B세포의 경우 리툭시맙[rituximab]을 사용)를 이용한 치료로 완치율이 더욱 향상되고 있다. 악성도가 높은 고등급 림프종은 급성 백혈병과 유사한 경과를 보이며, 이 경우 적극적인 항암 화학요법이 추천된다. 세상에 완전히 나쁜 일은 없다고 하듯 사람을 죽이는 독가스가 사람을 살리는 항암제로 개발된 것을 우연으로만 볼 수는 없는 일이다. 삶과 죽음의 아이러니가 전쟁과 의학에도 공존하는 것이리라.

4. 전쟁이 전파하는 매독에 대하여

오랜 세월 전쟁은 질병을 퍼뜨리는 데 일조했다.

예병일 교수의 《전쟁의 판도를 바꾼 전염병》에 보면 역사상 전투로 죽은 병사보다 전염병으로 사망한 병사의 숫자가 더 많다는 대목이 나온다. 대표적인 사례로 나폴레옹이 모스크바에서 퇴각할 때 50만 병사를 발진티푸스로 잃었다고 한다. 발진티푸스는 리케치아로 감염되는데 이가 전염시킨다. 이 병은 전쟁에서 생물학 무기로 이용될 정도로 전염성이 높다. 나폴레옹이 모스크바를 점령했으나 추위와 보급로 차단 그리고 발진티푸스 때문에 패배했단 내용은 익히 알려져 있고 차이코프스키는 〈1812년 서곡〉으로 역사적 사실을 표현하기도 했다. 그 밖에도 전쟁과 관계된 전염병으로는 페스트, 콜레라, 두창, 황열, 매독 등이 있다.

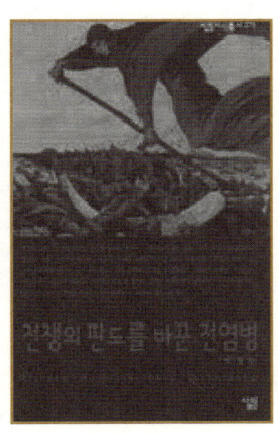

:: 전쟁의 판도를 바꾼 전염병

그 중 매독(syphilis)을 살펴보자. 매독은 콜럼버스가 신대륙을 발견하고 고국으로 돌아오면서 전해졌다고 알려져 있지만 확실하지는 않다. 유럽에 매독이 처음 나타난 것은 이탈리아 전쟁 때였다. 이탈리아 전쟁은 16세기에 이탈리

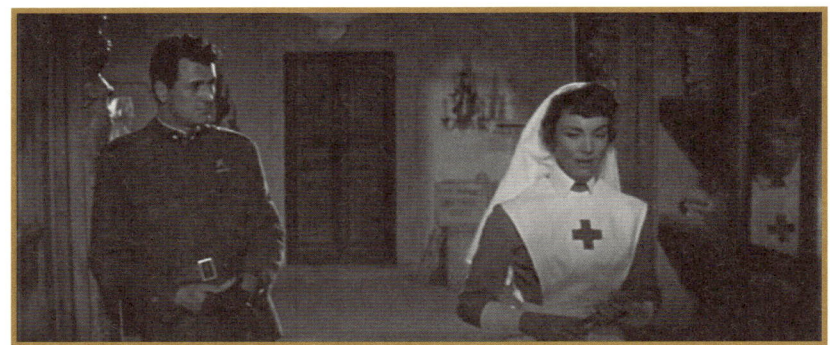

:: 영화 〈무기여 잘 있거라〉의 남녀 주인공

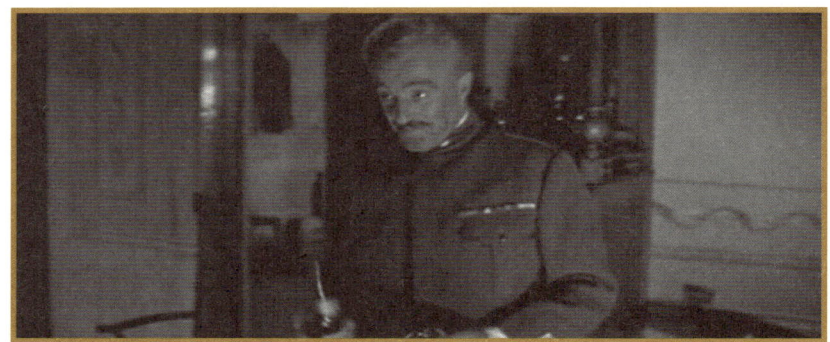

:: 영화 〈무기여 잘 있거라〉에서 '매독은 군의관의 직업병'이라고 말한 이탈리아 의사 리날디

아 지배를 둘러싸고 프랑스와 독일(신성로마제국) 사이에 일어난 전쟁이다. 그 시초는 1494년으로 거슬러올라간다. 이 전쟁은 16세기에 네 번이나 일어났다. 매독은 전쟁 초기부터 발생했다. 그리고 1495년 프랑스와 독일에서 위력을 떨쳤다. 그 해 말 스위스에서도 매독 환자가 나타났고 이듬해에는 네덜란드와 그리스, 1497년에는 잉글랜드와 스코틀랜드, 1499년에는 헝가리, 러시아, 폴란드에 감염자가 발견되었다. 그 후 매독은 유럽을 넘어 세계 곳곳으로 퍼져나갔다. 포르투갈인들은 매독을 아프리카와 아시아에 전파했고, 1498년에 인도에까지 퍼뜨렸다.

매독이란 단어는 이탈리아 의사인 프라카스토로가 1530년에 처음 사용했다. 그러나 오랫동안 이 단어 대신 이탈리아인들은 스페인병 또는 프랑스병, 프랑스인들은 이탈리아병 또는 나폴리병, 영국인들은 프랑스병, 러시아인들은 폴란드병, 아랍인들은 그리스도교(christian)의 병이라 불렀다. 스페인 사람들은 특별한 이름을 붙이지 않았지만 그 병이 아메리카 원주민에게서 전해졌다고 믿었다.

매독을 일으키는 균은 스피로헤타(spirochete)과에 속하는 세균인 트레포네마 팔리듐균(Treponema pallidum)이고 전신에 퍼졌을 때를 3기라 부르며 궤양(chancre)과 발진이 특징이다.

이 매독에 대한 이야기는 어니스트 헤밍웨이의 《무기여 잘 있거라》에 나온다. 헤밍웨이는 1954년 노벨문학상을 수상한 미국 작가로 저 유명한 《노인과 바다》의 저자다.

먼저 《무기여 잘 있거라》의 줄거리를 살펴보자.

때는 제1차 세계대전이 한창인 1917년경이다. 이탈리아 땅에 프레더릭 헨리 중위가 참전중이다. 그는 미국인으로 앰뷸런스 담당 의무장교이다. 어느 날 헨리 중위는 적군이 쏜 포탄을 다리에 맞고 밀라노로 후송이 된다. 거기에서 전부터 알고 지내던 간호사 캐서린 버클리를 다시 만나게 되자 둘의 사랑은 불타오른다. 처음엔 단순한 유희로 시작했지만 시간이 지날수록 애틋한 사랑으로 굳게 맺어진다. 캐서린의 임신 사실을 알고 서로 나눈 기쁨도 잠시뿐 헨리의 부상이 완치되어 귀대하는 날이 돌아온다. 둘은 잠깐의 이별 앞에 미래를 기약하고 헨리는 전쟁터로 돌아간다. 그러나 이틀이 지나지 않아 아군이 대패하는 바람에 퇴각길에 오른다. 뿔뿔이 흩어져 후퇴하며 눈앞에서 부하의 죽음을 목격하던 중에 헨리는 아군 헌병에게 붙잡힌다. 헨리는 탈영 장교로 오인되어 약식 군법회의 후 그 자리에서 총살당할 위기에 놓이게 된다. 순간 헨리는 강 속으로 뛰어들어 목숨을 구한다. 물에서 나온 헨리는 무기를 버리고 계급장을 떼어 낸다. 무기에게 안녕을 고하는 것이다. 그리고 화물열차를 올라타고 캐서린을 찾아 나선다. 둘은 마침내 극적인 해후를 한다. 그러나 부대를 이탈한 헨리는 어쩔 수 없는 탈영병 신세다. 둘은 헌병의 추적을 피해 스위스를 향하는 보트를 탄다. 달빛에 의지하여 밤새 노를 저어 평화의 땅으로 가는 것이다. 아름다운 스위스에서 두 사람은 행복한 몇 개월을 보낸다. 그 행복을 계속 누릴 줄 알았지만 뜻대로는 되지 않는다. 캐서린이 난산 끝에 제왕절개 수술을 받다가 과다출혈로 사망하고 만 것이다. 아들이었던 신생아도 살리지 못한다. 헨리가 이렇게 사랑과 미래를 잃어버리고 빗속을 걸어 호텔로 돌아오는 장면이 마지막을 장식한다.

전쟁의 무지막지함과 비인간적인 면모를 드러내고 그에 대한 환멸을 그리고 있는 이 소설의 간략한 줄거리다. 그 가운데 인상적인 인물은 주인공은 아니지만 헨리의 친구로 등장하는 리날디 중위이다. 이탈리아의 아말피 출신의 미남인 그는 군의관이다. 외과 의사로서 헨리와 비슷한 또래이다. 헨리와 리날디는 함께 막사 곁의 장교용 유곽을 자주 드나든다. 거기서 와인도 마시고 기분을 푸는 것이다. 전쟁터에 사창가가 공존하는 것은 지극히 당연한 일이다. 헨리가 "아침마다 욕을 하며 매춘부들을 저주하면서 유곽냄새를 닦아내려고 양치질을 했다"는 대사로 미루어 장교들의 생활이 어떻게 영위되는지 유추할 수 있다.

헨리가 부상을 입고 밀라노로 후송되었다가 오랜만에 복귀했을 때 그동안 군의관 리날디가 몹시 피폐해져 있음이 한눈에 드러난다.

의사 리날디가 헨리를 붙잡고 늘어놓는 대사들을 보자.
"이 놈의 전쟁이 지겨워 죽겠어. 기분이 아주 엉망이야."

"여름과 가을 내내 수술만 했어. 일만 죽어라 한 거지. 다른 사람이 해야 할 일도 내가 다 하고 있어. 힘든 일은 다 나한테 맡기지. 난 아주 사랑스러운 외과 의사가 된 거야."

"될 대로 되라지. 빌어먹을 전쟁 같으니."

"내게 신경 쓰지 마. 난 단지 조금 미쳤을 뿐이야."

"꺼져버려. 저들은 나를 쫓아버리려고 해. 매일 밤 나를 쫓아내려고 안달이지. 나는 싸워서 그들을 물리치고. 내가 걸렸다고 쳐. 누구나 다 그런걸. 세상 사람들 다 걸렸다고. 우선……."

"작은 여드름 같은 것이 생기지. 그런 다음, 어깨 사이에 발진이 나타나. 그 다음엔 아무 징후도 나타나지 않아. 하지만 우리에겐 수은이 있잖아."

"살바르산도 있지."

"그건 직업병이에요. 직업병일 뿐이라고요."

리날디의 말을 모아 해석해 보면 그는 전쟁에 지쳐 있고, 과중한 수술 때문에 탈진했으며 그 와중에 매독까지 앓고 있음을 알 수 있다. 그 때문에 절망적으로 상심하는 것이다. 그에게 매독이란 누구나 이미 다 걸려 있는 병, 또 누구나 다 걸릴 수밖에 없는 병, 군의관에겐 직업병일 뿐이다. 수은이나 살바르산으로 나을 것을 한 줄기 희망으로 삼고 나름대로 자가 치료를 열심히 하고 있다.

이 작품이 쓰인 1929년 당시만 해도 매독은 불치병이었을 것이다. 플레밍이 푸른곰팡이에서 페니실린을 발견한 때가 1943년이므로 이보다 훨씬 후의 일이다.

매독이란 성접촉이나 태반을 통해 전파되는 대표적인 성병으로서 이미 말한 트레포네마 팔리듐이란 나선형 세균에 의해 감염된다.

매독의 증상은 1기에는 성기에 궤양이 생기고 점차 진행되면서 피부발진이

돋고 신경계를 침범하여 발작이나 망상, 정신착란까지 보인다. 작품 가운데 리날디 의사가 "작은 여드름 같은 것"이 생긴다고 표현하는 부분이 바로 첫 증상으로 나타나는 피부발진을 말하는 것이다. 병이 진행되어 2기, 3기가 되면 전신에 매독균이 퍼지게 되므로 과거에는 매독인 줄 모른 채 정신병원에 수용된 환자들이 많았다.

페니실린으로 본격적인 치료를 하기 전까지는 살바르산이 치료제로 사용되었다. '세상을 구원하는 비소'란 뜻을 가진 살바르산은 1909년 에를리히가 화학요법으로 발명했는데 그보다 더 이전에는 수은으로 매독을 치료했으므로 부작용이 무척 심했다. 그러므로 매독환자들은 질병 자체뿐 아니라 치료제의 부작용까지 이중의 고통을 받았던 것이다.

페니실린으로 치료가 되는 지금도 매독은 사라지지 않았다. 우리 진료실에서도 일년에 다섯 명 남짓 새로운 매독감염환자를 발견하곤 한다. 매독은 본인뿐 아니라 배우자 그리고 임산부의 경우 태아에게도 전달된다. 엄마에게서 매독균을 물려받은 태아는 초기에 유산되거나 자궁 내에서 사망하는 경우가 많다. 출생되어도 조산이 대부분이다. 매독 특유의 증상은 나타나는 시기에 따라 나뉜다. 태아 매독은 발육과 영양상태가 모두 나쁘고, 내장이나 뼈까지 매독성 변화가 보이며, 피부도 짓물러 수포가 생길 수 있다. 젖먹이 때 발현하는 매독은 생후 2~3개월에 주로 발병한다. 빈혈이 동반되고 뼈의 변화, 간·지

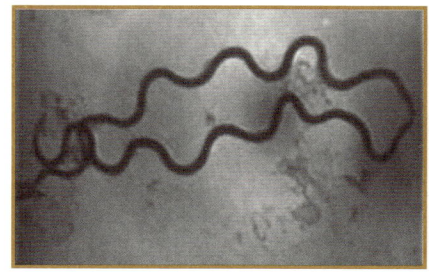
:: 매독의 원인균인 스피로헤타

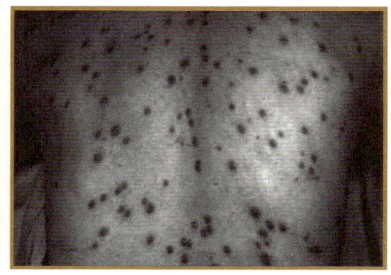
:: 매독에 걸린 환자의 피부.

라가 비대해지고, 비염 때문에 심하게 코가 막힌다. 얼굴 가운데 특히 입 주위와 손바닥이나 발바닥, 전신 피부에 구릿빛의 피진(皮疹)·수포·농포(膿疱)가 생기며, 입 주위에는 미란(麋爛)과 균열이 방사선상 반흔이 되어 남고, 머리카락이 빠진다. 소아매독은 2~4세 어린 아기에서 볼 수 있다. 늦게 발현되는 선천매독의 경우 신생아 때에는 증세가 없고, 8~12세에 처음으로 제3기 매독의 증세를 나타낸다. 유명한 허친슨 3징후(Hutchinson triad)는 특징적으로 앞니가 벚꽃의 꽃잎 모양을 나타내고, 눈은 실질성 각막염 때문에 시력장애를 일으키며, 청각장애가 동반된다. 선천성 매독의 아이들은 일반적으로 지능이 낮다. 이렇게 매독이란 자식에게 위중한 질병을 물려줄 수 있는 불행한 병이므로 철저한 혈청검사를 게을리하지 말아야 할 것이다.

지금까지 《무기여 잘 있거라》 속의 리날디 의사를 통해 전쟁으로 전파되는 매독을 살펴보았다.

5. 한국전쟁과 자궁경부암

마지막으로 자궁경부암에 대한 이야기로 마무리짓겠다.

병리학 책 가운데 자궁경부암 세포검진을 뜻하는 《*Pap Smear*》에 뜻밖에도 '한국전쟁' 이야기가 나온다.

자궁암을 일으키는 HPV(Human Papilloma Virus), 즉 인유두종 바이러스가 성관계로 전파되는 이야기가 실린 것이다. 이 바이러스는 성기에 콘딜로마(condyloma) 사마귀를 생기게 한다. 1954년 미국의 한 연구에 의해 한국전쟁에 참전했던 미국 군인들 중에서 한국 여성과 성 접촉이 있었던 사람에게서 성기에 콘딜로마가 발생했다는 것이 밝혀진다. 그리고 그의 배우자인 여성에 겐 4~6주 정도의 잠복기 후에 외음부 콘딜로마가 생기는 것이 발견된다. 이로써 성기 사마귀가 성병이란 걸 알게 되었고 결론적으로 자궁경부암이 성관계로 전파된다는 것이 규명되었다는 것이다. 한국전쟁이 자궁경부암 원인 발견의 단초가 된 것도 놀라운 일이 아닐 수 없다. 이를 토대로 요즘은 자궁경부암 예방 백신도 접종되고 있으므로 이에 대해서도 관심을 갖기를 권한다.

참고문헌

호메로스, 천병희 옮김,《일리아스》, 단국대학교출판부, 2005.

하인리히 뵐, 홍경호 옮김,《아담, 너는 어디에 있었느냐》, 범우사, 1999.

로제 마르탱 뒤 가르, 정지영 옮김,《티보가의 사람들》, 민음사, 2009.

에리히 마리아 레마르크, 홍성광 옮김,《서부전선 이상 없다》, 열린책들, 2011.

어니스트 헤밍웨이, 김성곤 옮김,《무기여 잘 있어라》, 시공사, 2012.

어니스트 헤밍웨이, 김욱동 옮김,《누구를 위하여 종은 울리나》, 민음사, 2012

마가렛 미첼, 장왕록 옮김,《바람과 함께 사라지다》, 동서문화사, 2010.

예병일,《전쟁의 판도를 바꾼 전염병》, 살림, 2007.

파울 첼란, 전영애 옮김,《죽음의 푸가》, 민음사, 2011.

프리모 레비, 이현경 옮김,《이것이 인간인가》, 돌베개, 2007.

프리모 레비, 이산하 옮김,《살아남은 자의 아픔》, 2011.

Edward F, Goljan, *Pathology*, Elsevier, 2011.

M. E. Boon & A. J. H. Suurmeijer, *The Pap Smear*, Coulomb Press, 1991.

| 김상태(서울대학교병원 의학역사문화원)

회고록을 통해서 본 의료인들의 6·25전쟁 체험

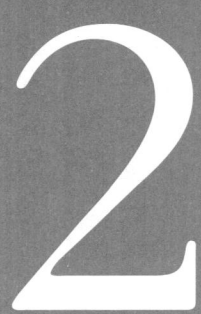

1. 머리말

1950년 6월 25일 새벽, 북한군의 전면 공격으로 6·25전쟁이 시작되었다. 만 3년 2개월간 전후방을 가리지 않고 치열한 전투가 지속되었다. 세계 역사상 그 유례를 찾아보기 힘든 파괴전이자 소모전이었다. 이로 인해 우리의 금수강산이 초토화되었다. 인명피해만 보더라도, 한국 및 유엔군측 약 150만 명에 북한 및 중국군측 약 250만 명의 인명손실을 가져왔다. 전쟁에 쓰인 비용도 엄청났다. 유엔군측만으로도 약 200억 달러가 넘었다. 게다가 남한에 있는 900여 개의 공장이 파괴되고 철도, 도로, 항만 등 사회간접자본의 훼손도 이루 말할 수 없었다. 일반 주거용 주택 60여 만 호와 5,000여 개의 학교가 파괴되었다. 남한의 경우 휴전 직후 집을 잃고 거리에서 방황하던 이재민이 200여 만 명에 이르렀다. 전쟁으로 한순간에 남편을 잃은 미망인과 부모를 잃은 고아들이 부지기수였다. 수많은 상이군인과 이산가족 역시 큰 사회문제가 되었다. 정치적·사상적 갈등과 대립은 극에 달했고, 분단은 고착되었다.

6·25전쟁은 또한 해방 후 5년 동안 힘겹게 축적한 국내 의료체계를 단숨에 헤집어놓았다. 전국에 산재한 1,000여 개의 병원·의원이 파괴되거나 문을 닫았고, 의료장비도 고장이 나서 못쓰게 되었고 의약품도 쉽게 구할 수 없었다. 중견인력, 신진인력 가리지 않고 상당수의 의료인이 북한으로 끌려가거나 행방불명되었다.

그러나 아무리 전쟁일지라도 잃는 것이 있으면 얻는 것도 있는 법이다. 모든 것이 파괴되는 와중에도 국내 의학계는 엄청난 변화와 발전을 이룰 수 있는 기회를 맞았다. 전쟁을 치르는 동안 미국, 스웨덴, 노르웨이, 덴마크 등 선진국들이 상당수의 군 의무인력을 한국에 파견하였다. 국내 의료진은 이들 외국인 의료진과의 협조하에 부상병들과 지역 주민들의 질병을 치료하였다. 이로써 국내 의료진은 자연스럽게 선진국의 의학과 의술에 눈뜨게 되었다. 특히 전상자(戰傷者) 치료와 관련이 깊은 외과, 정형외과, 재활의학과, 흉부외과, 신경외과, 마취과 등 외과 관련 분야의 수준이 크게 향상되었다.

그럼 의료인 개개인은 6·25전쟁 동안 어떤 일들을 겪었을까? 그들은 6·25전쟁 당시 정치적, 경제적, 사회적, 문화적으로 어떤 일들을 경험하였을까? 그들은 의학과 의술 면에서 6·25전쟁 동안 어떤 일들을 겪었고, 어떤 영감을 얻었을까? 6·25전쟁은 총체적으로 그들에게 어떤 영향을 끼쳤을까?

필자는 본고에서 6·25전쟁 당시 의료인(의대 재학생 2명 포함)으로 활동하였고, 훗날 회고록을 통해 6·25전쟁 당시 겪었던 일들을 상세하게, 진솔하게 기술하였다고 판단되는 의료계 인사 19명의 6·25전쟁 체험을 검토해 보고자 한다. 연구방법으로는 그 19명의 의료인이 남긴 회고록 16권, 회고담 2편(각각 수필집, 정년기념문집에 수록됨), 연구자들의 인물 평전 1권 중 6·25전쟁 관련 내용을 검토하는 방법을 택하였다. 본고 집필과정에서 검토한 회고록, 회고담, 평전의 목록을 〈표 1〉에 정리하였다.

저명인사들의 자서전이나 회고록에서 적잖이 나타나는 것처럼, 의료인들의 회고록 역시 과거 사실에 대한 기억에 오류가 있거나 집필 당시의 관점에서 과거를 돌아보며 자신의 행위를 은폐 또는 과장하였을 가능성이 있다. 그러나 필자가 판단하기에 본고에서 검토한 의료인 19명은 자신들이 직접 겪은 미묘한 정황이나 많은 지인(知人)들을 통해 알게 된 각종 정보를 상세히 기록해 놓았다. 그래서 그들의 6·25전쟁 체험 내용과 진솔한 속내를 파악할 수 있다는 장점이 있다. 필자는 이와 같은 장단점에 유의하면서 의료인 19명의 회고록, 회고담, 평전 중 6·25전쟁 관련 부분을 인용하고 해설을 덧붙임으로써 의료인들의 6·25전쟁 체험에 대하여 살펴보고자 한다.

표 1: 검토 대상 의료인 19명의 회고록 · 회고담 · 평전 목록

저자	도서 제목	출판사	출판연도	분류
김동익	함춘원 시절	순천당	1979	회고록
정일천	의료 반세기	일범회	1980	회고록
공병우	나는 내 식대로 살아왔다	대원사	1991	회고록
문창모	천리마 꼬리에 붙은 쉬파리	삶과꿈	1996	회고록
한심석	관악을 바라보며	일조각	1981	회고록
전종휘	남기고 싶은 이야기—醫窓野話	의학출판사	1994	회고록
한격부	그래도 남은 게 있는 捨石 九十 星霜	중앙문화사	2002	회고록
김자훈	서울의대 회고록	최신의학사	?	회고록
김효규	향린동산에서의 회상	도서출판 큐라인	1998	회고록
주근원	함춘원의 회상	효문사	1983	회고록
주근원	나의 80년의 발자취	중앙문화사	1998	회고록
윤덕선	낙엽을 밟으면서	정우사	1991	수필집
이문호	의학사랑 60년	중앙문화사	2001	회고록
권이혁	또 하나의 언덕	신원문화사	2000	회고록
홍창의	石泉隨想	서울대학교 의과대학 소아과학 교실 동문회	1988	정년기념 문집
심보성	한국 신경외과학의 선구자, 심보성	서울대학교 출판문화원	2011	평전
이용각	甲子生 醫師	아카데미아	1997	회고록
백낙환	영원한 청년정신으로	한길사	2007	회고록
이선호	세월 속의 서북간도와 조선인, 나의 생활	이지북스	2005	회고록
문태준	모든 사람에게 건강을	샘터	1997	회고록

2. 검토 대상 의료인 19명의 주요경력

본고의 검토 대상인 의료인 19명의 생몰연도, 출생지, 출신학교, 전공분야, 주요경력 등을 〈표 2〉에 정리하였다.

표 2 : 검토 대상 의료인 19명의 주요 경력

성명	출생·사망 연도	출생지	출신학교	전공	주요경력
김동익	1900~1987	서울	경성의학 전문학교	내과	개업 서울의대부속병원장 동국대 총장
정일천	1906~1993	경남 창원	경성의학 전문학교	해부학	세브란스의전 교수 서울의대 교수 부산의대 학장 가톨릭의대 학장
공병우	1906~1968	평북 벽동	의사 검정시험	안과	'공안과' 개원 한글 타자기 발명
문창모	1907~2002	평북 선천	세브란스 의전	이비 인후과	해주 구세병원 의사 세브란스병원장 국회의원
한심석	1913~1984	평남 강서	경성제대 의학부	내과	서울의대부속병원장 서울대 총장
전종휘	1913~2007	함북 성진	경성의학 전문학교	내과	서울의대 교수 가톨릭의대 교수 인제의대 학장
한격부	1913~2005	함남 정평	경성제대 의학부	흉부 외과	서울의대 교수 국립의료원 흉부외과장 의협 회장

김자훈	1914~2004	함남 함흥	경성의학 전문학교	외과	서울의대 교수
김효규	1917~?	경남 마산	세브란스 의전	소아과	개업 연세대 부총장 아주대 총장
주근원	1918~2012	함남 함흥	경성제대 의학부	비뇨 기과	서울의대 교수 서울대병원 부원장
윤덕선	1921~1995	평남 용강	경성의학 전문학교	외과	개업 가톨릭의대 교수 성심병원장
이문호	1922~2004	황해 해주	경성대학 의학부	내과	서울의대 교수 대한의학회장 아산병원장
권이혁	1923~	경기 김포	서울의대	예방 의학	서울의대 학장 서울대 총장 문교부장관
홍창의	1923~	황해 황주	서울의대	소아과	서울대병원장 서울대 보건대학원장
심보성	1924~2001	서울	서울의대	신경 외과	서울의대 교수
이용각	1924~1989	경기 남양 (서울 성장)	경성의학 전문학교	외과	이화의대 교수 가톨릭의대 교수 인하대 부총장
백낙환	1926~	평북 정주	서울의대	외과	백병원 의사 인제대 총장
이선호	1926~	중국 흑룡강성	서울의대	정형 외과	개업
문태준	1928~	경북 영덕	서울의대	신경 외과	연세의대 교수 국회의원 보사부장관

김동익은 1900년 서울에서 출생하였다. 1924년 경성의학전문학교를 졸업하고 경성제국대학 의학부 부속의원의 연구원을 거쳐 1935년 내과의원을 개업하였다. 해방 이후 서울대학교 의과대학 내과 교수가 되었고, 1949년에 서울의대부속병원장에 올랐다. 1956년 또다시 서울의대부속병원장이 되었고, 1968년 동국대학교 총장에 취임하였으며, 1987년 세상을 떠났다.

정일천은 1906년 경남 창원에서 출생하였다. 1928년 경성의학전문학교를 졸업하고, 1934년 세브란스의학전문학교 해부학 교수가 되었다. 해방 후 1946년 서울의대 해부학 교수 겸 학생과장을 역임하였다. 6·25전쟁이 끝난 후 서울의대로 복귀하지 않고 개업하였다가, 부산대학교 의과대학과 가톨릭의과대학의 학장을 차례로 역임하였다. 1993년에 세상을 떠났다.

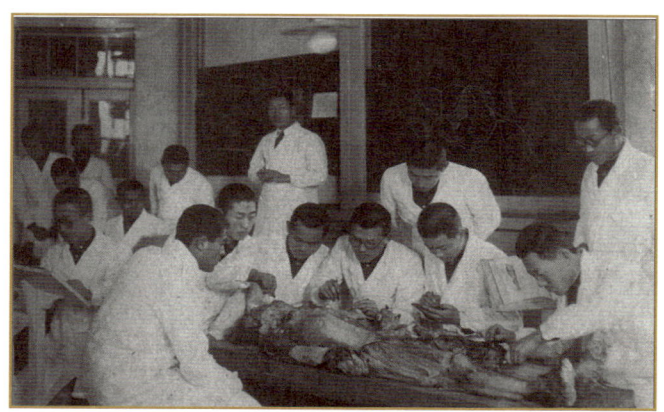

:: 세브란스의학전문학교의 해부학 수업(1941).
　　가운데 서서 정면을 바라보고 있는 교수가 정일천이다.

공병우는 1906년 평북 벽동에서 출생하였다. 1926년 의사검정시험에 합격하여 의사가 되었다. 1938년 한국 최초 안과 개인병원인 공안과를 개업하였다. 1949년 한글 타자기를 발명하였고, 1968년 공병우 타자기연구소를 설립하였다. 1995년 세상을 떠났다.

문창모는 1907년 평북 선천에서 출생하였다. 1931년 세브란스의학전문학교를 졸업하고, 이듬해에 해주구세병원 의사로 근무하였다. 1946년 인천도립병원장을 거쳐 1949년 세브란스병원장이 되었다. 그 후 대한결핵협회 사무총장, 원주 연합기독병원장 등을 거쳐 제14~15대 국회의원을 역임하였다. 2002년 세상을 떠났다.

한심석은 1913년 평남 강서에서 출생하였다. 1938년 경성제국대학 의학부를 졸업하고, 해방 후 서울의대 내과 교수가 되었다. 1964년 서울의대부속병원장, 1970년 서울대학교 총장을 역임하였다. 1984년 세상을 떠났다.

전종휘는 1913년 함북 성진에서 출생하였다. 1935년 경성의학전문학교를 졸업하고, 경성순화원 의사를 거쳐 함흥에서 내과의원을 운영하였다. 1946년 서울의대, 1964년 가톨릭의대, 1979년 인제대학교 의과대학의 내과 교수를 역임하였다. 특히 가톨릭의대와 인제의대에서 후학 양성에 크게 기여하였다. 2007년 세상을 떠났다.

한격부는 1913년 함남 정평에서 출생하였다. 1941년 경성제국대학 의학부를 졸업하고 1946년 서울의대 외과 교수가 되었다. 6·25전쟁이 끝나고 서울의대로 복귀하지 않고 스웨덴 유학을 거쳐 국립의료원 흉부외과 과장이 되었다. 1976년에는 대한의사협회 회장에 선출되었다. 2005년 세상을 떠났다.

김자훈은 1914년 함남 함흥에서 출생하였다. 1938년 경성의학전문학교를 졸업하고 1946년 서울의대 외과 교수가 되었다. 1968년 대한외과학회장을 역임하였고, 1972년 교직을 떠나 미국으로 건너갔다. 2004년 세상을 떠났다.

김효규는 1917년 경남 마산에서 출생하였다. 1941년 세브란스의학전문학교를 졸업하고, 소아과의원을 개업하였다. 1972년 연세대학교 의무부총장 겸 의료원장이 되었고, 1985년 아주대학교 총장에 취임하였다.

주근원은 1918년 함남 함주(함흥)에서 출생하였다. 1943년 경성제국대학 의학부를 졸업하고, 1946년 서울의대 비뇨기과 교수가 되었다. 1968년 대한비뇨기과학회장, 1978년 서울대학교병원 제1부원장을 역임하였다. 2012년 세상을 떠났다.

윤덕선은 1921년 평남 용강에서 출생하였다. 1942년 경성의학전문학교를 졸업하고, 해방 직후 고향에서 외과병원을 개업하였다. 서울 백병원 의사를 거쳐 1956년 가톨릭의대 외과 교수가 되었다. 1968년 성심병원을, 1982년 한림대학교를 설립하였다. 1995년 세상을 떠났다.

이문호는 1922년 황해도 해주에서 출생하였다. 1946년 경성대학 의학부를 졸업하고 독일 유학을 거쳐 1959년에 서울의대 내과 교수가 되었다. 1960년 대한의학회장이 되었고, 1988년 아산병원 초대 원장에 취임하였다. 2004년 세상을 떠났다.

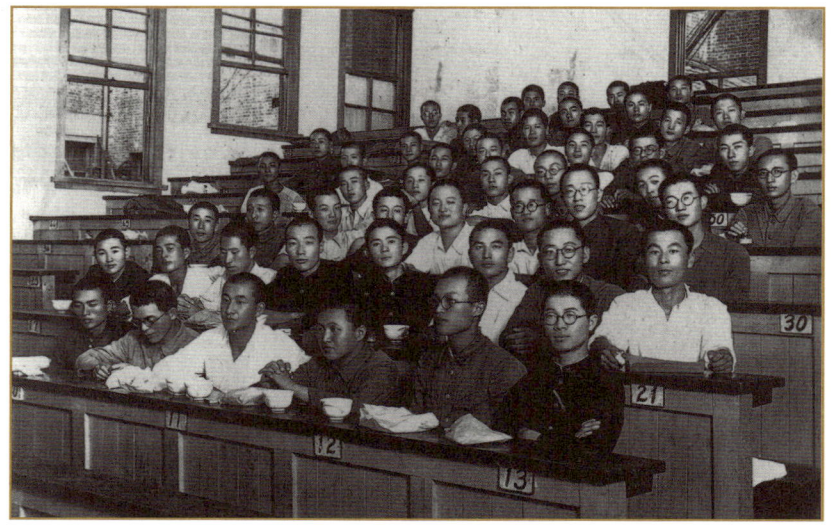

:: 한국인 학생들(1940).
임상강의실에 모인 한국인 학생들. 둘쨋줄 왼쪽에서 네 번째가 윤덕선이다.

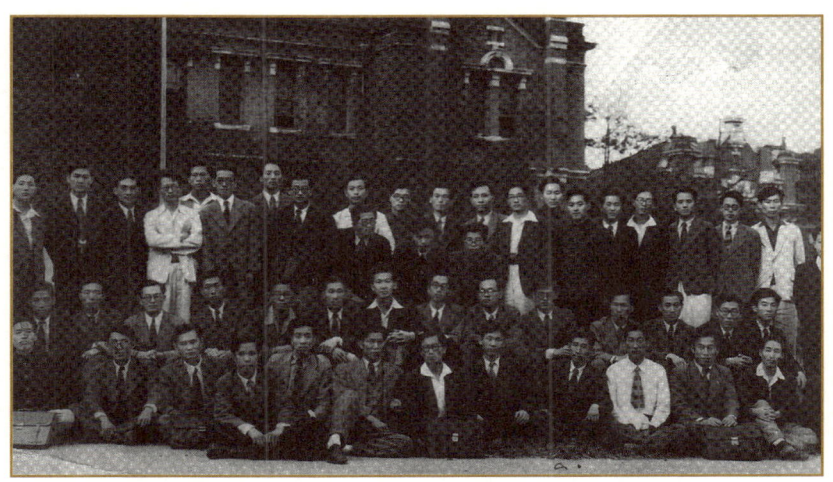

:: 서울의대 제1회 졸업생들(1947).
본고의 검토 대상 의료인인 권이혁, 홍창의를 비롯해 서병설, 신동훈, 백만기, 김정진, 김종설, 임광세 등이 포함되어 있다.

권이혁은 1923년 경기도 김포에서 출생하였다. 1947년 서울의대를 제1회로 졸업하고 미국 유학을 다녀온 후 서울의대 예방의학교실 교수가 되었다. 1970년 서울의대 학장, 1979년 서울대학교병원장, 1980년 서울대학교 총장을 역임하였다. 그 후 문교부장관, 보건사회부장관, 환경처장관, 성균관대학교 이사장, 학술원 회장 등을 역임하였다.

홍창의는 1923년 황해도 황주에서 출생하였다. 1943년 교토대학 의학부에 입학하였다가 1945년 경성제국대학 의학부로 전학하였고, 1947년 서울의대를 제1회로 졸업하였다. 1954년 서울의대 소아과 교수가 되었다. 1980년 서울대학교병원장, 1982년 서울대학교 보건대학원장을 역임하였다.

심보성은 1924년 서울에서 출생하여 1949년 서울의대를 졸업하였다. 1954년 서울의대 외과 교수가 되었고, 1957년 서울의대부속병원 신경외과 초대 과장이 되었다. 2001년 세상을 떠났다.

이용각은 1924년 경기도 남양에서 출생하여 서울에서 성장하였다. 해방되던 1945년에 경성의학전문학교를 졸업하고, 1958년 이화여대 의과대학 외과 교수가 되었다. 1962년 가톨릭의대로 자리를 옮겼다가 1969년에 한국 최초로 신장이식 수술을 성공시켰다. 1982년 성모병원장, 1989년 인하대학교 의무부총장을 역임하였다.

백낙환은 1926년 평북 정주에서 출생하였다. 저명한 외과 의사 백인제의 조카이다. 1951년 서울의대를 졸업하고, 백병원과 인제대학교의 발전에 기여하고 있다.

이선호는 중국 흑룡강성 영안현 영안시에서 독립운동가의 후손으로 출생하였다. 1955년 서울의대를 졸업하고 정형외과 개업의사로 활동하였다.

문태준은 1928년 경북 영덕에서 출생하였다. 1950년 서울의대를 졸업하고, 1957년 세브란스병원 신경외과 과장이 되었다. 이후 정계로 진출하여 1967년부터 제7~10대 국회의원을 역임하였다. 1979년 대한의사협회 회장, 1984년 세계의사회 회장, 1988년 보건사회부장관을 역임하였다.

지금까지 의료인 19명의 출생지에 대해 설명한 내용을 요약해 보면 다음과 같다. 서울 출신은 김동익, 심보성 등 2명이고, 경기도 역시 권이혁, 이용각 등 2명이다. 경상도 출신은 정일천, 김효규, 문태준 등 3명이다. 그러나 강원도, 충청도, 전라도 출신은 1명도 없다. 황해도 출신은 이문호, 홍창의 등 2명이고, 평안도는 공병우, 문창모, 한심석, 윤덕선, 백낙환 등 5명이다. 함경도 출신은 전종휘, 한격부, 김자훈, 주근원 등 4명이다. 한편 해외에서 출생한 의료인이 1명 있다. 독립운동 가문 출신인 이선호는 중국 흑룡강성에서 태어났다. 요약하면 분석 대상 19명 중 이남 출신은 서울, 경기도, 경상도 출신을 합쳐 7명에 불과하다. 특히 강원도, 충청도, 전라도 출신은 단 1명도 없다. 반면 평안도와 함경도를 중심으로 한 이북 출신은 11명이나 된다. 당시 이북 인구가 이남 인구의

절반에 불과했던 사실을 기억한다면, 결코 가볍게 넘길 수 없는 대목이다.[1]

검토 대상 의료인 19명의 출신학교에 대해 정리해 보자. 경성의학전문학교 출신은 김동익, 정일천, 전종휘, 김자훈, 윤덕선, 이용각 등 6명이다. 경성제대 의학부 출신은 한심석, 한격부, 주근원 등 3명이다. 경성대학 의학부 출신은 이문호 1명이다. 서울의대 출신은 권이혁, 홍창의, 심보성, 백낙환, 이선호, 문태준 등 6명이다. 세브란스의학전문학교 출신은 문창모, 김효규 등 2명이다. 의사검정시험은 공병우 1명이다.

검토 대상 의료인 19명의 6·25전쟁 발발 당시 연령, 거주지, 직업(직장)을 〈표 3〉에 정리하였다.

표 3 : 검토 대상 의료인 19명의 연령 · 거주지 · 직업(6·25전쟁 발발 당시)

성명	연령(세)	거주지	직업
김동익	51	서울	서울의대부속병원장(내과)
정일천	45	서울	서울의대 해부학 교수
공병우	45	서울	개업의사(안과)
문창모	44	서울	세브란스병원장(이비인후과)
한심석	38	서울	서울의대 내과 교수
전종휘	38	서울	서울의대 내과 교수
한격부	38	서울	서울의대 외과 교수
김자훈	37	서울	서울의대 외과 교수
김효규	34	부산	개업의사(소아과)

[1] 일제의 식민통치를 받던 1929~1942년에 경성제국대학 의학부를 졸업한 한국인 학생들 중 황해도, 평안남도, 평안북도, 함경남도, 함경북도 출신은 40.5%였다. 일제강점기에 세브란스의전을 졸업한 한국인 학생들 중 이북5도 출신은 42.9%였다. 그러나 경성제대 법문학부의 이북5도 출신은 25.6%, 문과 중심의 보성전문학교는 25.9%였다. 결국 의과대학에서 이북5도 출신의 비중이 상당히 높았음을 알 수 있다. 자세한 것은 김상태, 2002, 〈근현대 평안도 출신 사회지도층 연구〉, 서울대학교 대학원 문학박사학위논문 참조.

주근원	33	서울	서울의대 비뇨기과 교수
윤덕선	30	충남 홍성	개업의사(외과)
이문호	29	서울	서울의대부속병원 내과 의사
권이혁	28	서울	서울대 수의대 교수
홍창의	28	서울	서울의대부속병원 소아과 의사
심보성	27	서울	서울의대부속병원 외과 의사
이용각	27	서울	이화여대 의학과 미생물학 강사
백낙환	25	서울	서울의대 학생
이선호	25	서울	서울의대 학생
문태준	23	서울	서울의대부속병원 외과 의사

우선 검토 대상 의료인 19명의 1950년 당시 연령을 살펴보자. 50대는 김동익 1명이다. 40대는 정일천, 공병우, 문창모 등 3명이다. 30대는 한심석, 전종휘, 한격부, 김자훈, 김효규, 주근원 등 6명이다. 나머지 9명은 20대이다. 결국 20~30대 청장년층이 15명으로 압도적으로 많다.

검토 대상 의료인 19명은 6·25전쟁 발발 당시 어디에서 거주하고 있었을까. 김동익, 한격부, 이문호 등을 비롯한 17명은 서울에 거주하고 있었다. 반면 소아과 의사 김효규는 부산에서, 해방 직후 평남 용강에서 월남한 윤덕선은 충남 홍성에서 개업중이었다.

검토 대상 의료인 19명의 6·25전쟁 발발 당시 직업(직장)을 알아보자. 김동익, 정일천, 한심석, 전종휘, 한격부, 김자훈, 주근원 등 7명은 서울의대 교수였다. 특히 김동익은 서울의대부속병원장을 맡고 있었다. 예방의학을 전공한 권이혁은 서울대 수의대 교수로 있었다. 문창모는 세브란스의과대학 교수로서 세브란스병원장을 맡고 있었다. 이와 같이 9명은 대학병원 교수로 재직중이었다. 이용각은 이화여대 의학과의 미생물학 강사로 있었다. 이문호, 홍창의, 심보성, 문태준 등 4명은 서울의대부속병원 내과, 외과, 소아과 등의 의사였다. 백낙환, 이선호는 의과대학에 재학중이었는데 모두 서울의대 학생이었다. 사회로 진출하여 개인병원을 운영하고 있던 의사는 공병우, 김효규, 윤덕선 등 3명이었다.

3. 6·25전쟁 초기 피난 여부

1950년 6월 25일 한민족 역사상 최대의 비극이 시작되었다. 북한군의 남침으로 전면전이 발발하여 전세가 대한민국에 크게 불리했다. 불과 3일 만에 북한군은 서울을 점령하였다. 서울 시민들은 피난도 못 가고 북한군 치하에 놓였다. 여기까지가 서울에 거주하던 한국인들이 겪은 6·25전쟁 초기의 상황이다.

그러면 검토 대상 의료인 19명은 6·25전쟁 초기에 정세를 어떻게 판단하고 있었을까? 6월 25일부터 28일 사이에 서울을 빠져나가 지방으로 피난에 성공한 의료인은 몇 명이나 될까? 서울에 남은 의료인들은 피난을 안 간 것일까, 못 간 것일까?

우선 의료인들은 6월 25일 어떤 경로를 통해 전쟁 발발 소식을 들었으며, 그 순간 어떤 생각을 했는지 알아보자. 서울의대부속병원 내과 의사로서 미국 유학을 앞두고 있던 이문호는 전쟁 발발 소식에 큰 위기감을 느꼈다. 이문호의 회고를 들어보자.

거리엔 군용트럭의 행렬이 바쁘게 이어지고 있었다. 사람들의 발걸음이 부산했고 여기저기서 수군대는 소리가 들리기 시작했다. 한 번도 겪어보지 못했던 전쟁이 발발한 것이었다. 순간 '나는 이제 죽었구나' 하는 생각이 들었다. 부모님이 얼마 전 월남하여 서울에 정착하셨지만 북한에 계실 때 지주라는 이유로 이주 명령이 떨어진 상태였다. 그들의 명령에 불복종하고 월남한 것을 알게 되면 위험에 처할 게 분명했다. 더욱이 그들은 지주나 지식인, 친미 성향을 띠고 있는 사람들은 반동분자로 처단했다. 미국 유학을 한 달 앞두고 있는 나는 그들의 눈에 당연히 친미자(親美者)로 비칠 것이 분명했다. 나는 어디로든 피해야 할 것 같은 생각이 들었다.[2]

이문호는 고향이 황해도이고, 부모님이 북한에서 지주라는 이유로 강제 이주 명령이 떨어지자 이를 어기고 월남한 상황이었다. 더욱이 그는 미국 유학을 앞두고 있었기 때문에 북한군의 시각에서는 '친미파'에 속할 것이 분명하였다. 따라서 그는 위기감을 느낄 수밖에 없었고, 결국 7월 1일 경기도 금촌의 친척집으로 피난하였다.[3]

그러나 이문호의 경우는 다소 이례적인 일이었다. 다수의 의료인은 전쟁이 발발했다는 소식을 접하고 놀랐지만 경각심은 크지 않았다.

서울의대부속병원 외과 교수 김자훈은 1950년 6월 25일 아침에 서울의대로부터 북한군이 탱크를 앞세우고 의정부 쪽으로 침공해 오고 있다는 연락을 받았다. 그러나 그는 미군이 주둔하고 있다는 생각에 크게 걱정하지 않았고, 그 즉시 자전거를 타고 서울의대 제2부속병원으로 출근하였다.[4]

1950년 서울의대를 졸업하고 서울의대부속병원 외과에 갓 입국했던 문태준은 1950년 6월 25일 아침 대한학생유도연맹 회장직을 맡고 있던 채병덕 육

---

2 이문호, 2001, 《의학사랑 60년》 중앙문화사, 40~41쪽
3 이문호, 앞의 책, 41쪽
4 김자훈, 《서울의대 회고록》 최신의학사, 55쪽. 1928년에 서울시 종로구 소격동에서 개원한 경성의학전문학교 부속의원은 해방 후 서울의대 제2부속병원으로 개편되었다.

군 참모총장의 사택을 방문하였다. 그는 그곳에서 38선에서 긴급사태가 발생하여 채병덕 총장이 육군본부에 갔다는 이야기를 들었고, 곧바로 당직근무를 하기 위해 서울의대부속병원으로 갔다. 그러나 그 순간 그는 전쟁이 일어나리라고는 생각하지 않았다. 그는 6월 27일 북쪽에서 포성(砲聲)이 들려오고, 피난민이 서울로 몰려온다는 소식을 들었지만, 미군이 개입하면 곧 수습될 것으로 낙관적인 판단을 견지하였다.[5]

세브란스병원장 문창모는 1950년 6월 25일 주일예배 도중에 세브란스병원 직원에게서 '큰일'이 일어났다는 급한 전갈을 받고 병원에 갔다. 세브란스병원 입구에는 중상을 입은 군인과 경찰관들이 장사진을 이루고 있었다. 그러나 그는 그 광경을 목격하고서도 '간단한' 총격전이 발생한 것이라고 생각하였다.[6] 1949년부터 38선상에서 남북한 군대 사이에 크고 작은 교전이 계속되어 부상병이 자주 발생하였기 때문이었다.

충남 홍성에서 개인병원을 운영하고 있던 윤덕선은 라디오 방송을 통해 북한군이 침공하였다는 사실을 알았다. 그러나 그는 대단치 않은 일이라고 생각하였다. 그는 하루, 이틀 지나면서 전쟁이 일어난 것을 실감하게 되었지만, 전세가 홍성까지 밀릴 것으로는 생각하지 않았다.[7]

요약하면 6월 25일 여러 경로를 통해 전쟁 발발 소식을 접한 의료인들 중 처음부터 위기감을 느낀 사람은 이문호뿐이었다. 그는 북한군에게 '친미파'로 몰릴 것을 우려하였기 때문이다. 그러나 김자훈, 문태준, 문창모, 윤덕선처럼 다수는 전쟁 발발 소식을 접하고 놀라기는 했지만 크게 걱정하지는 않았다. 그 이유는 대체로 두 가지였다. 첫째, 미군이 개입하면 전쟁이 곧바로 수습될

---

5 문태준, 1997, 《모든 사람에게 건강을》, 샘터, 41~42쪽
6 문창모, 1996, 《천리마 꼬리에 붙은 쉬파리》 삶과꿈, 194쪽
7 윤덕선, 1991, 《낙엽을 밟으면서》 정우사, 114쪽

것이라는 판단 때문이었다. 둘째, 당시 38선상에서 남북한 군대 사이에 빈발하였던 교전 정도일 것이라는 판단 때문이었다. 결국 일반 국민과 마찬가지로 의료인들 또한 객관적으로 정확한 전황을 파악할 방법이 없었고 주관적인 판단만 하였던 것이다.

사정이 이렇다 보니 6월 26일 의료인들에게는 어이없는 일들이 벌어졌다.

우선 서울의대 내과 교수 전종휘는 황당한 일을 보았다. 자신과 함께 일하는 3명의 조수에게 국방부 의무국장 명의로 경기도 의정부로 출동하라는 명령이 하달되었다. 국방부 의무국은 전쟁이 일어났으므로 전염병 발생을 우려하여 전염병 관리요원들을 전선으로 파견한 것이다. 그러나 전염병 관리요원들은 서울의 미아리 고개에서 후퇴하는 국군에 떠밀려 되돌아왔다. 국방부 의무국조차 정확한 전황을 파악하지 못하고 있었던 것이다.[8]

서울대 수의대 교수 권이혁은 학생들을 데리고 전선을 위문하라는 당국의 지시를 받았다. 그리하여 학생들과 함께 의정부 방면으로 갔다가 국군 장교에게 전황도 모르면서 위험천만하게 전선으로 왔다는 꾸지람만 듣고 되돌아왔다.[9]

6월 26일 서울 시내 대형 종합병원의 상황은 급박하게 돌아가고 있었다. 서울의대부속병원장 김동익의 회고에 따르면, 6월 26일 서울의대부속병원에는 전상환자(戰傷患者)들이 속속 밀려들었다. 게다가 전세가 지극히 불리해서 서울이 위험하다는 얘기가 병원 내부에 퍼지면서 의료진은 혼란에 빠졌다.[10]

서울의대부속병원 외과 의사 문태준의 회고도 비슷하다. 6월 26일 서울의

---

8 전종휘, 1994, 《남기고 싶은 이야기-의창야화》 의학출판사, 86쪽
9 권이혁, 2000, 《또 하나의 언덕》 신원문화사, 125쪽
10 김동익, 1979, 《함춘원 시절》 순천당, 140쪽

대부속병원에 당국으로부터 전상환자들을 수용하기 위해 기존 입원환자를 전원 퇴원시키라는 지시가 내려왔다. 그는 부상 환자가 속속 후송되어 오는 것을 보면서 전쟁을 실감하게 되었다. 그는 의과대학을 졸업한 지 겨우 1개월 정도 된 처지라 수술 조수로서 간단한 임무만 수행할 수 있었다.[11]

당시 세브란스병원의 상황도 급박하였다. 병원장 문창모의 회고를 들어보자.

> 심한 부상자들이 끊임없이 들어왔다. 입원실은 이미 만원이었고 환자들은 끊이지 않았다. 우리 병원은 회의를 열어 병원 가까운 곳에 환자들을 입원시키기로 협의하고 남대문교회를 임시병원으로 이용하기로 했다. 침대가 없어 들것에 누인 채 진료를 해야 했다. 다행히 추울 때는 아니어서 교회의 운동장도 병실이 될 수 있었다.[12]

그런데도 정부 당국자들은 라디오 방송을 통해 전황을 거꾸로 설명하였다. 이화여대 의학과 강사로서 서울 혜화동에 살고 있었던 이용각은 6월 26일 서울 미아리 방면의 포성을 들었고, 남쪽으로 향하는 피난민 행렬을 보았다. 그러나 라디오 방송에서는 반격작전이 성공적으로 진행되고 있으니 시민들은 안심하라는 발표가 계속되었다.[13]

6월 26일 정부의 라디오 방송 내용에 대해서는 서울의대에 재학중이던 이선호의 회고 내용이 좀더 상세하다.

> 6월 26일 저녁 라디오에서 신성모 국방장관 명의의 방송에서는 우리 국군은 반격을 개시하여 적을 격퇴중에 있으니 국민 여러분은 군을 믿고 안심하라는 방송에 이어 국군은 서울을 사수할 테니 시민 여러분은 동요하지 말 것과 만일의

---

11 문태준, 앞의 책, 41쪽
12 문창모, 앞의 책, 195쪽
13 이용각, 1997, 《갑자생 의사》 아카데미아, 82~83쪽

경우 서울에서 시가전이 전개되더라도 경거망동을 하지 말라는 방송이었다.[14]

이와 같이 6월 26일 의료인들이 체감하는 전쟁 상황과 라디오 방송을 통한 정부 당국의 전황 설명은 극과 극이었다. 의료인들은 이러지도 못하고 저러지도 못하면서 피난 갈 수 있는 기회를 놓치고 있었다.

드디어 운명의 6월 27일이 되었다. 이 날 서울에서 한강을 건너 피난에 성공한 의료인은 누구일까. 그들은 어떤 과정을 거쳐 피난에 성공했을까.

우선 서울의대부속병원장 김동익의 회고를 들어보자.

> 상황으로 보아서는 대학병원도 피난을 시켜야겠는데 라디오에서는 '서울이 절대로 안전하니 시민들은 추호도 동요하지 말고 서울을 떠나지 말라'는 이승만 대통령의 육성이 계속 방송되고 있지 않겠는가. 서울을 사수하겠다는 것이다.
>
> 27일 밤 대학병원(서울의대부속병원-필자 주) 시계탑 위로 적의 포탄이 나는데도 서울이 안전하다니 어느 누가 믿겠는가. 모두들 혼비백산이었다. 나 자신도 단안을 내리지 않으면 안 될 시간이 왔다. 촌각을 다투듯 사태는 위급하고 급박했다. 그러나 입원환자들을 병실에 그대로 두고 후퇴한다는 것이 더할 수 없이 괴롭고 가슴이 아팠다.
>
> 뒤늦게 한강에 다다랐다. 비는 억수같이 쏟아지고 있었다. 그런데 이 어찌된 셈인가. 군인들이 앞을 가로막고 한강을 건너지 못하게 하니 말이다. 참으로 난감하기 짝이 없었다. 그때였다. 빈 군 트럭이 내 앞에 선다. 군인들이 이 트럭을 검문하는 사이 대학병원 운전사 유현길 군이 황급히 차에 뛰어오르면서 나의 손을 잡아 끌어올렸던 것이다. 참으로 눈 깜짝할 순간이었다. 이 트럭이 한강 다리를 건넌 지 1분이나 되었을까. 뒤에서 천지를 뒤흔드는 일대 폭음이 울렸다. 이것이 바로

---

14 이선호, 2005, 《세월 속의 서북간도와 조선인, 나의 생활》 이지북스, 187쪽

한강교 폭파였던 것이다.[15]

김동익은 6월 27일 저녁 라디오에서 서울을 사수하겠다는 이승만 대통령의 육성을 들으며 사태를 관망하였다. 그러다가 상황이 심상치 않자 그는 피난을 결심하게 되었다. 그는 6월 28일 새벽 한강 인도교가 폭파되기 직전에 운전기사의 도움을 받아 극적으로 서울을 빠져나갔다. 그는 충남 온양의 처가로 내려가 은거하였다.

다음으로 서울의대부속병원 외과 교수 김자훈의 사례를 보자.

라디오에서는 밤 사이로 맥아더 사령부가 설치된다는 뉴스가 이승만 대통령의 음성으로 계속 나온다. 그러니 서울은 안전하다는 것이다. 지붕 위로는 야크 전투기가 기총소사를 하는지 기와를 때리는 날카로운 소리가 귀를 찌른다. 억수처럼 내리는 비를 무릅쓰고 짊어진 짐짝 위에 아이까지 실은 피난민이 자꾸만 집 앞을 지나간다. (중략)

군중 속에서 '선생님요' 하고 누가 불렀다. 놀라서 돌아보니 중년 노동자 차림의 사내가 '배 탈긴기요' 한다. 이 혼란 속에서도 돈벌이를 하는 것을 눈치 채고 나는 얼른 그를 따라 나섰다. 그의 배도 이미 초만원이었다. (중략) 나는 물속에 뛰어들어 배 뒤꽁무니에 매달렸다. 얼마나 흘러갔는지 모른다. 정신을 차려보니 김포 벼랑에 배가 닿았다. 여기서부터 젖은 몸으로 굶주린 배를 안고 도보로 영등포, 수원을 거쳐 마침내 대전에 왔다.[16]

김자훈도 라디오를 통해 이승만 대통령의 방송을 듣고 있다가 사태의 심각성을 인지하고 피난을 서둘렀다. 이미 한강 인도교가 폭파된 후여서 그는 나

---

15 김동익, 앞의 책, 140~141쪽
16 김자훈, 앞의 책, 61~62쪽

룻배에 의지하여 힘겹게 한강을 건넜다. 그러나 6월 27일 밤에서 28일 사이에 한강을 건너 피난에 성공한 의료인은 김동익, 김자훈 2명뿐이었다.

　서울의대 해부학 교수 정일천은 "유엔군의 즉각 참전과 수도 사수(死守)라는 정부의 방송을 믿어서"[17] 피난을 떠나지 못했다. 안과 개업의사 공병우는 주위 사람들이 피난 갈 준비를 하고 있는데도 이승만 대통령의 방송을 믿고 서울에 남기로 결심하였다.[18] 서울대 수의대 교수 권이혁은 정부의 잘못된 라디오 방송과 한강 인도교의 폭파 때문에 서울에 잔류할 수밖에 없었다.[19] 서울의대 부속병원 외과 의사 문태준은 당시 상황이 절망적인 만큼 피난을 가기로 결심하였으나, 이승만 대통령이 라디오 방송을 통해 서울을 사수할 것이라고 강조하자 우물쭈물하다가 한강 인도교가 폭파되었다는 소식을 듣고 결국 피난을 포기하였다. 문태준은 "그때 만일 온 가족이 과감하게 피난길에 나섰더라면 부친도 납치를 당하지 않았을 것"이라고 애통해했다.[20]

　6월 27일 밤의 상황을 가장 상세하게 회고한 의료인은 이화여대 의학과 강사 이용각이다. 그의 회고를 들어보자.

> (6월-필자 주) 27일 아침, 이제는 박격포 소리에다 소총 소리까지 들려왔다. 동소문 고개에 인민군이 나타났다. 라디오는 여전히 시민들한테 '안심하고 동요하지 말라'는 방송을 하고 있었다. 거짓말이다! 혜화동 일대는 벌써 텅 비어 있었다. 짐을 꾸린 우리 가족은 총소리를 들으며 집을 나와 (중략) 해질 무렵에 한강 인도교에 다다라 다리로 도하(渡河)를 기도했다. 비가 내리는 한강 다리는 후퇴하는 국군 트럭 지프차 행렬과 다리를 건너려는 시민들로 꽉 차 있었다. 간간이 총소리

17　정일천, 1980, 《의료반세기》 일범회, 78쪽
18　공병우, 1991, 《나는 내 식대로 살아왔다》 대원사, 97쪽
19　권이혁, 앞의 책, 125쪽
20　문태준, 앞의 책, 42쪽

도 들려왔다. 국군 헌병들이 총을 쏘면서 피난민들의 도하를 막고 있었다. 후퇴하는 국군만 통과시키는 것이다. 우리들은 할 수 없이 지금의 서부 이촌동 한강 둑 아래 용산선 철로 옆에 있는 철도관사 집 처마 아래에 모여서 비를 피하면서 다리가 뚫리기를 기다렸다.

새벽 3시쯤 되었을까, 천지를 뒤흔드는 폭발음이 들리더니 우리가 모여 있는 집의 기와들이 철썩거리면서 흙먼지가 쏟아졌다. 이게 무슨 이변인가. 인민군이 벌써 한강에 도달하여 대포를 쏘는 것일까. 모두 다 전전긍긍했다. 이윽고 누군가가 밖에 나갔다 오더니, 한강 다리가 폭파되었다고 말했다. 후퇴하는 국군 트럭들은 캄캄한 빗속 길을 계속 달리다가 속속 한강 물 속으로 추락했다. 아비규환의 대혼란도, 어김없이 찾아오는 먼동이 틀 때 멎었고 고요가 찾아왔다. 우리들은 둑으로 올라가 다리 입구로 접근했다. 처음 보는 중(重)탱크가 다리 입구를 막고 있었다. 붉은 별 마크를 칠한 인민군 탱크였다. 적군이 서울을 점령한 것이다! 1950년 6월 28일 아침이었다. 길고도 긴, 처참한 민족상잔의 전쟁이 이렇게 시작되어 국군의 허무한 패퇴로 끝난 것이다.[21]

결국 6·25전쟁 초기에 의료인들의 다수가 피난을 가지 못한 이유는 다음 두 가지로 요약할 수 있다. 첫째, 전황에 대한 객관적인 정보를 얻을 수가 없었다. 정부와 이승만 대통령은 라디오 방송을 통해 전황을 거꾸로 설명하면서 무책임한 호언장담을 계속하였다. 특히 6월 27일 방송된 이승만 대통령의 담화는 녹음된 것이었다. 피난을 결심하였던 의료인들은 이 방송 때문에 우물쭈물하다가 기회를 놓치고 말았다. 둘째, 6월 28일 새벽 군 당국이 사실상 유일한 피난 수단이었던 한강 인도교를 예고도 없이 폭파하였기 때문이다. 김동익은 극적으로 한강 인도교를 건넜고, 김자훈도 나룻배에 의지해 한강을 건

---

21 이용각, 앞의 책, 83~84쪽

넜다. 그러나 두 사람의 피난은 예외적인 경우였다. 이용각은 한강 인도교에 도착하여 국군 때문에 접근을 못 하다가 한강 인도교가 폭파되자 북한군 수중으로 들어갈 수밖에 없었다. 문태준은 한강 인도교가 폭파되었다는 소식에 피난을 포기하고 말았다.

4. 북한군 치하 서울 생활

북한군이 서울을 점령하자, 서울의대부속병원, 세브란스병원 등을 비롯한 주요 의료기관은 북한군 수중에 들어갔다. 한강을 넘어 피난할 기회를 잃은 대다수의 시민과 마찬가지로 의학자와 의사들도 불안한 눈빛으로 사태의 전개를 바라볼 수밖에 없었다. 교육과 연구 등 의과대학 고유의 기능은 마비되었고, 대형 종합병원들은 북한군의 의도대로 운영되었다. 당시 상황에 대한 의료인들의 경험담을 살펴보자.

이화여대 의학과 강사 이용각의 회고에 의하면, 6월 28일부터 '길고 긴 공포의 나날'이 시작되었다. 동네에는 인민위원회가 생겼고, 주위 사람들은 끌려가서 돌아오지 않았다. 그때부터 누구든 살아남는 것이 급선무였다.[22] 서울의대 재학생 백낙환의 회고에 의하면, 북한군이 점령한 서울의 풍경은 우울하기만 했다. 서울을 미처 빠져나가지 못한 그는 인민군의 눈을 피해 "골목골목 그림자만 밟고 다녀야 했다." 젊은 사람이 신작로로 나서면 붉은 완장을 찬 이들은 사상을 조사한다면서 무조건 끌고 갔다. 공터에서는 공산당원들이 인민재

---

22   이용각, 앞의 책, 84쪽

판을 하거나 공산주의를 선전하기 위해 사람들을 모아놓곤 했다.[23]

서울대 수의대 교수 권이혁은 자택에서 위기를 맞았다.

> 서울이 떨어진 다음날 북한군 사병 세 사람이 다발총을 들고 집으로 들어왔다. 당시 중학생이었던 큰처남에게 총부리를 대고 인민을 착취했으니 맛을 봐야 한다고 협박한다. 나의 손바닥을 보고는 일은 하지 않고 호의호식한 사람이니 역시 맛을 봐야겠다고 소리를 지른다. (중략) 시계를 풀어서 건네주었다. 집사람의 시계도 주었다. 심기가 괜찮은 모양이었다. 오늘은 이만 돌아간다고 하며 사라졌다. 죽었던 사람이 목숨을 건진 심정이었다.[24]

서울의 총체적인 분위기가 암울하였던 것처럼, 대형 종합병원의 상황도 마찬가지였다. 북한군은 6월 28일 서울의대부속병원을 장악하자마자 입원중이던 국군 부상환자들을 끌어내 영안실 부근에서 학살하였다. 서울의대부속병원 일대, 특히 영안실 부근에서는 가매장한 시신들의 부패로 몇 달 동안이나 악취가 심했다.[25]

6월 28일에서 7월 초 서울의대부속병원이 처했던 상황을 비뇨기과 교수 주근원의 회고를 통해 살펴보자.

> 6월 28일 아침 병원에 가보니 북괴군 전차가 의과대학 구내로 침입하여 있었고, 병원 내의 분위기는 돌변하여 진짜 공산분자들이 나타나기 전에 회색분자들이 세상을 만난 듯 뛰기 시작하였다. 어떤 경로인지는 알 수 없었으나 이종두(경성제대 1941년 졸업생)가 6월 말인가 7월 초 병원장이라고 원장실을 점령하고 지

---

23 백낙환, 2007, 《영원한 청년정신으로》 한길사, 79~82쪽
24 권이혁, 앞의 책, 126~127쪽
25 한심석, 1981, 《관악을 바라보며》 일조각, 102쪽 ; 주근원, 1983, 《함춘원의 회상》 효문사, 228쪽, ; 주근원, 1998, 《나의 80년의 발자취》 중앙문화사, 80쪽 : 김자훈, 앞의 책, 57쪽 ; 이용각, 앞의 책, 84~85쪽 ; 문태준, 앞의 책, 42~43쪽

휘 호령하기 시작하니 우리들은 전혀 앞을 가늠할 수가 없었다. (중략) 도망도 못 치고 죄인 같은 기분으로 매일 병원에 나오는데, 6월 28일 직후 일반 입원환자는 퇴원시키고 북괴군병원 체제로 전환하고 의사들은(교수 포함) 각 병동에 분할 배치되었다. (중략) 의사들의 운명은 매일매일 원장실에서 호출하는 데 따라 좌우되곤 하였다. (중략) 전선에서 후송된 북괴군 환자를 수술실에서 수술하는데 처음 수일간은 우리 수술하는 의사 뒤에 구두를 신은 병사가 총검을 들이대고 '의사 동무, 수술 잘못하면 죽여버린다'고 하며 호통을 치니 기가 막힌 노릇이었다.[26]

이어서 서울의대부속병원 외과 의사 문태준의 회고를 들어보자.

다음날 아침, 궁금한 나머지 서울대병원 외과에 전화를 했더니 모든 의사는 전원 집합하라는 전갈이 있었다. 이에 불응하는 사람은 가족까지도 불이익을 당한다는 것이었다. 공포에 떨며 다음날 아침 병원에 가보니 정말 세상이 완전히 바뀌어져 있었다. 거리에는 북한군의 전차와 병사가 곳곳에 보였고, 병원은 북괴군 환자와 완장을 찬 공산주의자들이 차지하고 있었다. 또 학교 시절에 몇 년 동안 얼굴을 볼 수 없었던 학우들이 공산당의 간부가 되어 나타나 지휘를 하고 있었다. (중략) 전선이 남쪽으로 이동하게 되자 서울대병원은 북한군 병원으로서의 역할을 맡게 되었다. 대부분의 의사와 간호사, 기사 그리고 병원 종사자들은 공포와 실의 속에서 북한군의 지시에 따라 로봇처럼 행동해야 했으며, 일부 공산주의자나 동조세력들만이 의기양양하게 돌아다녔다.[27]

원장실의 호출에 따라 의사들의 운명이 좌우되었다는 주근원의 회고와 병원 종사자들은 북한군 지시에 따라 로봇처럼 행동해야 했다는 문태준의 회고를 통해 당시 서울의대부속병원의 심각하였던 분위기를 실감할 수 있다.

---

26 주근원, 1998, 《나의 80년의 발자취》, 중앙문화사, 80~82쪽
27 문태준, 앞의 책, 42~43쪽

서울대학교 의과대학 상황도 비슷했다. 해부학 교수 정일천의 회고에 따르면, "학장 이갑수씨(李甲洙氏)는 부르조아 반동분자로 지목되어 행방불명이 되었고, 새 학장은 아주 생소한 양진홍씨(梁珍鴻氏, 1918년 경성의학전문학교 출신)"였다.[28] 의대 교수들 대다수는 "적 치하의 새 신분증으로 식량을 배급받고 노어(露語) 공부를 강요"당했다는 것이다.[29]

세브란스병원은 어떠했을까? 이곳도 별반 차이가 없었다. 병원장 문창모의 회고에 의하면, 6월 28일 아침 병원에 나타난 버스에서 의사인 듯한 인민군들과 간호사인 듯한 여군들이 내렸다. 그 중 한 사람이 그에게 다가오더니 "나가세요. 오늘부터 내가 원장입니다."라고 말하였다.[30] 문창모 병원장이 항의하자 그는 총을 들이대면서 다시 "나가세요. 죽을래요?"라고 말하였다. 결국 문창모 병원장은 힘없이 물러설 수밖에 없었다.

이화여대의 상황을 살펴보자. 의약과 강사 이용각의 회고 내용이다.

> 이화대학 교정은 텅 비어 있었다. 국기게양대에는 인민공화국 국기가 휘날리고 있었으며 게시판에 '이화대학 교직원은 종로에 있는 한가람 식당으로 모이라'는 공고가 붙어 있었다. 가보니 서울을 미처 빠져나가지 못한 교수들이 모여 있었으며 모두들 힘이 없는 얼굴을 지니고 있었다. 이제는 어제까지 친숙하게 지내던 사람과도 섣불리 대화도 할 수 없는 분위기였다. 모두들 자가비판 글을 쓰고 있었다. 각자의 자라난 집안배경부터 오늘까지의 생활, 특히 반동적인 행실을 쓰라는 것이다. 오늘도 쓰고, 내일도 쓰고, 모레도 썼다.[31]

---

28 정일천, 앞의 책, 78쪽
29 정일천, 앞의 책, 79쪽
30 문창모, 앞의 책, 198쪽
31 이용각, 앞의 책, 85쪽

피난도 못 가고, 자신들의 의지와 상관없이 북한군 치하의 험악한 상황에 내몰린 의료인들은 이 위기상황에 어떻게 대응하였을까?

첫째, 기회를 엿보아 서울을 빠져나가 지방으로 피신한 의료인들이 있다. 북한군에게 '반동분자'로 몰려 곤경에 처하게 될 것을 우려한 서울의대부속병원 내과 의사 이문호는 7월 1일 경기도 금촌의 친척집으로 피신하였다.[32] 서울의대 해부학 교수 정일천은 7월 하순까지만 해도 유엔군의 북상 소식을 고대하면서 친지들 집을 전전하였으나, 신변의 위험과 정신적 불안이 커지자 가족을 이끌고 경기도 장호원읍의 처가로 피난을 갔다.[33]

둘째, 의료인들은 위장을 통해 위기를 모면하였다. 서울의대부속병원 내과 교수 한심석은 6월 30일경 공산당 기관원에게 연행되어 취조를 받으며 곤욕을 치렀다. 그 후 병원 근무를 그만두는 것이 상책이라고 여기고, 폐결핵에 걸렸다는 가짜 진단서를 제출하고 휴직하였다. 좌익계 인사들의 눈을 의식하여 병원에 출근하는 것처럼 위장하였다.[34]

집에서 숨어 지내던 서울의대 재학생 이선호는 7월 9일 외부 소식이 궁금하여 서울의대 본관을 찾아갔다. 그는 50여 명의 학생들이 김일성 장군 노래를 부르고 있는 광경을 보고 놀란 데다가 의용군에 자원하라는 권유까지 받고는 재빨리 집으로 돌아왔다. 그날 저녁 그는 만약의 사태에 대비하기 위해 반공적 색채가 나는 책, 일기, 시 몇 편을 뜯어서 부엌 아궁이에 넣어 태웠다. 그날 이후 그는 통행증 대용으로, 또는 '반동분자' 소리를 들을까봐서 붉은 천 조각을 가슴이나 허리띠에 매고 다녔다.[35]

---

32 이문호, 앞의 책, 41쪽
33 정일천, 앞의 책, 79쪽
34 한심석, 앞의 책, 103~104쪽
35 이선호, 앞의 책, 192쪽

셋째, 의료인들은 은신하는 방법을 택했다. 서울의대부속병원 비뇨기과 교수 주근원은 근무 도중 위기감을 느끼고 탈출하여 경성제국대학 의학부 선배이자 손윗동서인 개업의사 최재위의 집 지하실에 숨어 지냈다. 그러다가 그는 신변의 위협을 느끼고 자택으로 돌아와 2층 벽장 윗부분의 공간에 숨어 지냈다.[36]

세브란스병원장 문창모도 북한군에 끌려갈 것을 우려하여 친분이 있는 목사님 댁으로 피신하였다. 그 과정에서 발각될 것을 우려해 밤에 수건을 뒤집어쓰고 서대문에서 중구 필동까지 걸어갔는데, "발을 딛는 건지 떼는 건지 분간할 수 없을 정도로 두려움으로 긴장된 순간순간이었다."[37] 그는 서울 수복 때까지 두 달 반 동안 목사님 댁의 어둡고 좁은 천장 속에서 고구마로 연명하며 은둔 생활을 하였다. 어느 날 그는 은둔 생활이 얼마나 고통스러웠던지 아들에게 살기를 느끼기도 했다.

> 18세 된 내 아들과 같이 굶주리고 있었는데 70이 넘은 목사님은 어머니가 삶은 고구마 한 알을 천장 속으로 살짝 디밀어주셨다. 고구마는 크고 작게 세 조각을 낸 것이었다. 당연히 어린 아들에게 먼저 먹으라고 해야 함에도 불구하고 나는 고구마를 보자마자 얼른 큰 것 한 쪽을 집어먹었다. 아들도 한 쪽을 집어 입으로 가져갔다. 그때 나는 고구마를 먹는 아들을 죽이고 싶은 충동을 느꼈다. 지금이야 죄책감으로 남아 있지만 세상에서 제일 어려운 것이 배곯는 것이란 생각이 들었다.[38]

---

36 주근원, 1998, 《나의 80년의 발자취》 중앙문화사, 83~84쪽
37 문창모, 앞의 책, 198쪽
38 문창모, 앞의 책, 200쪽

북한군에 끌려가 북한으로, 또는 전선으로 끌려가다가 목숨을 걸고 극적으로 탈출한 의료인들도 있다.

우선 정치보위부원에게 붙들려간 안과 개업의사 공병우는 조선정판사 전쟁 발발 전 위조지폐사건 피의자들, 즉 공산주의자들에게 불리한 진단서를 쓴 때문에 살아날 길이 없다고 생각하였다.[39] 그런데 다행스럽게도 서대문형무소와 성모병원에 차려진 인민군 육군병원에 끌려갔을 때 북한군 간부들로부터 한글 타자기 설계도를 완성해 달라는, '명령 아닌 요청'을 받았다. 결국 경신중학교로 끌려갔을 때 그는 경계가 소홀한 틈을 타서 탈출에 성공하였다.[40]

서울대 수의대 교수 권이혁은 9월 초 김형록 교수와 함께 북한군에 끌려갔다. 60명 정도의 인사들이 북으로 향했다. 낮에는 산속에서 휴식하고 밤에만 걸었다. 어느 날 그가 해방 직전에 피신하였던 평남 순천군의 사인장 근방에서 휴식하게 되었다. 그날 밤 권이혁은 김형록과 함께 뒷산으로 피신하여 산을 타고 남하하였다. 그들은 낮에는 될 수 있는 대로 움직이지 않았다. 결국 그들은 국군을 만나는 감격적인 날을 맞았다.[41]

서울의대부속병원 외과 의사 문태준은 어느 날 강원도 평강으로 가라는 명령을 받았다. 그가 배치된 병원은 옛 경성제대 부속 결핵요양소로서, 북한군이 군병원으로 사용하면서 주로 경환자를 진료하고 있었다. 그는 그로부터 약 두 달 동안 민간인 의사 자격으로 일했다. 그러던 중 북한군은 유엔군의 적극 공세로 전세가 불리해지자 이 병원을 폐쇄하고 전원 후퇴하라는 명령을 내렸다. 의료진은 평강을 출발하여 황해도를 거쳐 평안도로 북상하였다. 평남 강

---

39 공병우, 앞의 책, 97~98쪽
40 공병우, 앞의 책, 111~112쪽
41 권이혁, 앞의 책, 128~129쪽

동에 이르렀을 때 그는 기회를 틈타 탈출에 성공하였다.[42]

서울의대부속병원 외과 교수 한격부는 북한군에 의해 전선으로 차출되었다. 의료진은 군용트럭에 실려 충청북도 제천 근처로 이동하였다. 그는 이곳에서 낮에는 잠을 자고, 밤에는 초등학교 교실에서 부상병을 치료하였다. 그러던 어느 날 그는 북으로 후퇴하는 무리 속에 끼어 있다가 탈출에 성공하였다.

서울의대 졸업반 학생 백낙환은 낙동강전선의 안동야전병원으로 가라는 명령을 받고 낙동강을 향하는 대열에 끼어 남쪽으로 이동하게 되었다. 그런데 북한군은 유엔군의 적극 공세로 전세가 불리해지자 의료진에게 후퇴를 명령하였다. 북쪽으로 방향을 선회한 것이다. 이때 그는 북으로 가면 죽을 수도 있다고 판단하고, 어느 날 B-29 비행기 소리가 들리자 북한군 대열이 흩어진 틈을 타서 산속으로 탈출하였다.[43]

이화여대 의학과 강사 이용각은 서울 효제국민학교에 차려진 인민군 야전병원에서 근무하고 있었다. 그러던 어느 날 그는 기차로 평양으로 끌려가게 되었다. 그런데 그는 서울의 수색에서 기적적으로 탈출에 성공하였다.[44]

> 미군 전투기 F-51 십여 대가 서울역과 서소문 터널의 탄약고를 폭격하던 날이었다. (중략) 마음속으로, 저 비행기들이 우리 있는 곳이나 폭격했으면 하고 생각하고 있었다. 전폭기들은 폭격이 끝났는지, 상공에서 다시 편대를 짜고 우리가 있는 쪽으로 날아오고 있는 것이 아닌가! 아니, 바로 우리가 있는 수색을 폭격하는 것이다. 수색에는 남한 최대의 변전소가 있었다. (중략) 이북은 자기들이 점령한 서울에 다시 전력을 끌어다 쓰는 모양이다. 바로 이 전력원을 차단하기 위하여 십여 개의 5층 건물 높이의 변압기들을 폭격하는 것이다. (중략) 순식간에 일대가

---

42 문태준, 앞의 책, 44쪽
43 한격부, 2002, 《그래도 남은 게 있는 捨石 九十 星霜》, 중앙문화사, 82~83쪽
44 백낙환, 앞의 책, 84~85쪽

불바다가 되었다. (중략) 우리들도 진화작업에 동원되었다. (중략) 나는 혼란한 틈을 타서 도망치기로 결심하고 (중략) 눈치 채지 않게 슬슬 길모퉁이를 돌아 연희동 쪽에 들어선 다음 사력을 다하여 논길을 달렸다. (중략) 나룻배에 꽉 찬 사람들 사이에 섞여, 지금의 반포 강가에 내렸다. 큰길을 피해 관악산을 타고 해가 진 다음에 안양 시내 아버지 집에 도착하니 그 기쁨을 어찌 다 말하랴. 그 후 동생 용기 군과 함께 마루 밑에 파놓은 지하움막 생활이 시작되었다. 이제는 세상과 완전히 두절된 두더지 생활을 해야 했다.[45]

지금까지 살펴본 것처럼 의료인들은 피신, 위장, 은신, 탈출 등의 방법을 통해 북한군에게 체포되거나 납북될 위기를 모면하였다. 이제 그들에게는 9·28 서울 수복이 다가오고 있었다. 그러나 9월 25일 유엔군의 서울 대공습으로 극심한 불행을 겪은 의료인도 있었다. 바로 당시 서울의대에 재학중인 이선호였다. 그의 회고를 들어보자.

9월 25일 대공습이 계속되고 기총소사에 정신 차릴 사이가 없다. (중략) 아버지가 우리 집보다 앞집 지하 방공호가 더 안전하다고 생각하셔서 누이와 생질(甥姪)아기, 누이동생, 남동생, 이렇게 넷을 길 건넛집 지하실로 데리고 가 대피했다. 15명 정도가 수용될 수 있는 공간이라서 식구 네 명은 대피소 안쪽으로 들어가고 아버지는 만원이어서 입구 계단에 앉게 되었다. 나와 매부는 골목에 파놓은 방공호에 있었다. (중략) 전투기 한 대가 급강하하여 앞집을 향해 폭탄을 투하하니 사람의 절규하는 소리도 없이 아버지를 제외하고 아이와 여자 15명 가량이 모두 죽었다. 구조하였을 때 아기는 누이가 감싸 직격탄은 모면해 살아 있는 것 같았으나 먼지가 기도에 들어갔는지 숨을 쉬지 못하고 죽었다. 부모님과 나는 넋을 잃어 움직일 수가 없는데, 옆집 중국집 시풍이 아버지가 시신을 옮겨 이튿날 용산

---

45 이용각, 앞의 책, 90~92쪽

고등학교 옆 8군 후문을 통과하여 8군영 내에 누이와 생질, 남동생을 매장하고, 누이동생은 해방촌에 표시를 확실하게 했는데도 불구하고 그 후 그 흔적을 찾지 못했다.[46]

지금까지의 검토 내용을 요약해 보자. 북한군에게 점령당한 서울은 온통 공산주의자들의 세상이었다. 피난을 못 간 의료인들에게 서울은 너무나도 위험한 곳이었다. 거리에 나서도, 집에 있어도 상황은 마찬가지였다. 대형 종합병원의 상황도 암울했다. 의료인들은 로봇처럼 행동해야 했고, 툭하면 반성문을 써야 했다. 공산주의자 병원장의 호출에 의료인의 운명이 좌우되었다. 이와 같은 위험천만한 상황에서 의료인들은 제각기 피신, 위장, 은신, 탈출 등의 방법을 통해 북한군에게 체포되거나 납북될 위기를 모면하였다. 아주 힘겨운 나날이었다. 오죽했으면 문창모는 함께 은신하던 아들에게 살기마저 느꼈을까. 북한으로 끌려가던 권이혁, 문태준, 이용각, 충북 제천과 경북 안동의 전선으로 끌려가던 한격부, 백낙환은 생사를 건 탈출에 극적으로 성공하였다. 그러나 이선호는 유엔군이 서울 수복을 위해 펼친 대공습작전의 와중에 누나, 여동생, 남동생 등 일가족 4명을 한꺼번에 잃는 불행을 겪었다.

5. 9·28 서울 수복 이후의 갈등

6·25전쟁 초기에 절대적으로 불리했던 전황은 미군을 주축으로 한 유엔군의 참전으로 서서히 역전의 전기가 마련되었다. 9월 15일 인천상륙작전의 성공으로 마침내 9월 28일 서울이 수복되었다. 피신하였거나 북한군 치하에서

---

46 이선호, 앞의 책, 201쪽

어려움을 겪었던 의학자와 의사들이 다시 의과대학과 종합병원으로 모여들었다. 그러나 서울 수복의 감격과 기쁨 이상으로 갈등과 불행의 조짐이 싹트고 있었다. 우선 9·28 서울 수복을 맞는 의료인의 감회를 들어보자. 안과 개업의사 공병우는 당시 상황을 다음과 같이 회고하였다.

> 유엔군의 인천 상륙으로 수도 서울은 9월 28일에 탈환되었다. 숨어 살던 창백한 얼굴의 텁수룩한 사람들이 여기저기서 거리로 쏟아져 나왔다. 나에게는 공산 치하에서 그저 풀려났다는 정도의 9·28 수복이 아니었다. 죽음에서의 수복이었고, 지옥에서의 탈출이었다.[47]

그러나 9·28 수복이 모든 사람들에게 '죽음에서의 수복'이자 '지옥에서의 탈출'이었던 것은 아니다. 서울의대부속병원 내과 교수 한심석은 서울의대부속병원에서 공산당에 협조하였다는 오해를 받아 치안대원들에게 끌려가 취조를 받았다. 그로서는 어이없는 일이었으나 서울 수복 직후 과도기에 공산당에 협조한 자들을 즉결처분하던 시기였으므로 불안감에 시달려야 했다. 다행스럽게도 그는 치안대 간부로 있던 지인 덕분에 무사히 풀려났다. 결국 공산당에게 끌려가 위기에 처한 적이 있던 그는 이번에는 치안대에게 끌려가 죽을 뻔한 고비를 넘겼다.[48]

한심석의 곤욕은 어쩌면 '예고편'에 불과했다. 국회든, 교회든, 대학이든, 병원이든 피난을 갔다 돌아온 '도강파(渡江派)'는 약 3개월 동안 서울에 남아 있던 '잔류파(殘留派)'의 부역행위를 심사해야 한다며 잔류파를 압박하였다.

우선 서울의대부속병원의 상황을 살펴보자. 이곳의 이른바 부역행위 심사위원 중 한 사람은 외과 교수 김자훈이었다. 그는 피난에 성공한 후 부산에서

---

47 공병우, 앞의 책, 121쪽
48 한심석, 앞의 책, 106쪽

해군 문관이 되어 미군 민사처 병원의 창설을 도왔다. 아울러 해군 의무감 박양원 대령과 부산 해군병원을 창설하였다. 그러던 김자훈은 9월 27일 밤 최규남 문교부장관 명의로 서울대학교 의과대학 임시 책임자로 임명되었다.[49] 그는 함경도 출신의 서울의대 교수이고, 피난에 성공한 후 부산에서 미군 민사처 병원과 해군병원 창설에 기여하였기 때문에 임시 책임자에 임명된 것으로 추측해 볼 수 있다. 문교부는 그에게 전쟁중의 대학 내 인적, 물적 파괴 상황과 전쟁중 인민군으로부터 지급받은 보수 액수를 조사하여 보고하라는 지시를 내렸다. 그는 9월 30일부터 서울의대 교직원과 사무직원을 일일이 찾아다니며 조사한 후 10월 15일경까지 보고서를 완료하여 문교부장관에게 보고하였다.[50]

9·28 서울 수복으로 서울의대부속병원장에 복귀한 김동익 또한 서울의대의 임시관리책임자로 임명되어 상부 지시에 따라 심사위원회를 조직, 북한군 치하 대학병원에 남아 일하였던 교직원에 대해 일일이 심사해서 부역인사를 가려내는 일을 수행하였다. 김동익은 그때의 고충을 다음과 같이 회고하였다.

> 서울이 절대 안전하다는 대통령의 말을 믿고 남아 있다가 봉변을 당한 교직원도 있었고 생명을 보존키 위해 부득이 북괴에 협조하는 듯한 언동을 한 경우도 있었을 것이다. 한편 동료를 버리고 재빨리 도피한 인사가 반드시 떳떳하다고만 할 수 없지 않은가. 그래서 나는 문제된 교직원들을 너그럽게 대하도록 노력했고 함춘원의 상처가 하루빨리 치유되도록 최선을 다했다.[51]

---

49 김자훈, 앞의 책, 68~71쪽
50 김자훈, 앞의 책, 73쪽
51 김동익, 앞의 책, 142쪽

그럼 당시 서울의대부속병원에서 부역행위 심사 대상이었을 의료인들의 심경은 어떠했을까. 내과 교수 한심석과 비뇨기과 교수 주근원의 회고를 차례로 들어보자.

> 9월 28일 국군이 서울을 수복한 후 오랜만에 대학병원에 나갔더니 한강을 건너 부산으로 피난 갔다가 돌아온 김자훈 교수 등 몇몇 교직원들이 서울에 잔류했던 교직원들의 공산 치하에서의 협력 여부를 심사한다는 것이었다. 공산군이 서울을 점령할 때 탈출할 시간적 여유가 없어서 할 수 없이 서울에 잔류하면서 공산 치하에서 갖은 고생들을 겪은 교직원들에게 위로는 못해줄망정 심사를 한다는 것은 너무 지나치다는 평들이었다. 이때 서울에서는 도강파니 잔류파니 하는 해학적인 새 유행어가 생길 정도로 심사에 대한 시비가 많았다.[52]

> 9월 30일인가 10월 초가 되니 소위 남하했다고 크게 의기양양하게 문관복인 군복을 입은 2~3명이 어디서 어떤 역할을 맡고 왔는지는 모르나 우리들 잔류파를 심사한다고 하니 앉아서 고생한 것만도 억울하고 구사일생한 사람이 많은데 분통이 터질 지경이나 약자로 참을 수밖에 없었다. 이 심사가 끝나고 많은 선배, 동료 및 후배들이 탈락되니 대학 교수진에 큰 타격을 주었다.[53]

세브란스병원의 상황도 비슷했다. 병원장 문창모의 회고를 들어보자.

> 서울이 수복되자 나라에 대한 배신감과 함께 분노가 치밀었다. 우리 정부에서는 분명 아무 일 없으니 피난 가지 말라고 했다. 그런데 서울이 수복되어 평화를 찾자 피난 가지 않고 숨어 지낸 사람들은 인민군에 협력했다고 연행해 욕을 보이고, 가지 말라고 한 피난을 간 사람들은 난리통에 출처 모르는 돈을 벌어 와서는

---

52 한심석, 앞의 책, 107쪽
53 주근원, 1998 《나의 80년의 발자취》 중앙문화사, 86쪽

거만을 떨었다.[54]

한심석, 주근원, 문창모의 회고 내용은 사실이었다. 이른바 잔류파는 북한군에 동조하여 피난을 안 간 것이 아니라 정부 당국의 잘못된 처사에 의해 피난을 못 간 것이었다. 북한군 세상이 된 서울에 갇혀서 오도가도 못 하고 공포의 나날을 겪으며 서울이 수복되기만을 학수고대한 사람들이었다. 그런데 유엔군을 따라 서울에 돌아온 도강파는 잔류파를 상대로 강도 높은 '사상 검증'을 벌였다. 이에 대해 공개적으로 이의를 제기한 의료인도 있었다. 바로 서울의대 해부학 교수 정일천이었다. 그는 교수회의 석상에서 "만약 또다시 공산군이 쳐들어온다면 그네들과 악수 안 할 사람이 누구냐?"라는 뼈있는 발언을 해서 장내를 숙연케 만들었다.[55] 그러나 잔류파로서는 억울하기 그지없었지만, 약자 입장에서 당하고 있을 수밖에 없었다. 일부 의료진은 자의든 타의든 대학과 병원을 떠나고 말았다.

시간이 흐르면서 도강파, 잔류파의 갈등은 수면 아래로 가라앉았다. 그러나 병원 분위기는 여전히 암울했다. 그 원인 중 하나는 납북된 의료인이 많았기 때문이었다. 서울의대부속병원 외과 의사 문태준은 당시 분위기를 다음과 같이 회고하였다.

> 서울대학교병원 외과에 다시 근무하게 시작했고 간단한 수술도 할 수 있게 되었지만 많은 교수, 특히 외과 과장이셨던 김시창 교수가 납북된 후 소식이 없어 매우 침울한 분위기였다. 선배들의 따뜻한 지도 아래 외과학을 전공하게 되어 젊은 의사로서 의욕적으로 활동하기 시작했으나 이 즐거움도 오래 가지 못했다. 참으로 전쟁은 비참한 것이었다. 특히 완전한 승리를 이끌어내지 못한 전쟁은 비극

---

54 문창모, 앞의 책, 202쪽
55 정일천, 앞의 책, 81쪽

이라 할 수 있을 것이다.[56]

이와 반대로 이 무렵 38선 이북으로 올라가 적극적으로 의료활동을 벌인 의료인도 있었다. 서울의대부속병원 내과 의사 이문호는 9·28 서울 수복 후 북진하는 국군을 따라 북상하였다. 그의 목표 지점은 평양이었다. 그는 고향인 황해도 신막에서 멀지 않은 평양의 김일성대학에서 일하는 것을 긍정적으로 생각하였다. 또한 서울에는 선후배 의료인들이 많으므로 의사가 부족한 평양에서 활동하는 것을 바람직한 일로 여겼다. 그는 평양을 염두에 두고 우선 신막 읍사무소에 임시진료소를 마련하여 환자들을 치료하였다. 우연히 신막에 들른 미군부대의 의료대원인 이영균을 통해 의약품과 의료기기를 공급받기도 했다.[57] 그러나 그는 진료를 시작한 지 한 달여가 지난 12월 초, 중공군의 남진에 밀려 다시 서울로 돌아오게 되었다. 1951년의 1·4후퇴였다.

요약하면 6·25전쟁 초기 피난을 가지 못하고 북한군 치하의 서울에서 온갖 고초를 겪었던 의료인들, 즉 잔류파에게 9·28 서울 수복은 약 주고 병 주는 격이었다. 전혀 예상하지 못했던 도강파와 잔류파의 갈등 때문이었다. 북한군 치하에서 절대적 약자였던 잔류파는 도강파와의 대립 국면에서도 역시 약자일 수밖에 없었다. 이 과정에서 일부 의료진은 대학과 병원을 떠나고 말았다.

56 문태준, 앞의 책, 49쪽
57 이문호, 앞의 책, 42~43쪽

6. 1·4후퇴 이후 전상환자 치료

9·28 수복 이후 10월 1일 38선을 돌파한 한국군과 유엔군은 파죽지세로 북진하여 10월 하순 압록강과 두만강에 이르렀다. 승리를 눈앞에 둔 것 같았지만, '중국의용군'의 참전으로 전황은 다시 역전되었다. 1·4후퇴를 단행하여 북한군과 중국의용군에게 서울을 재차 넘겨주고 말았다. 개전 초의 경험과 수복 후 부역 논란의 시련을 겪은 시민들은 이번에는 모두 남쪽으로 피난하였다. 물론 의료인들도 마찬가지였다.

안과 개업의사 공병우의 회고를 들어보자.

> 유엔군의 전선은 여지없이 무너지고 말았다. 맥없이 후퇴에 후퇴를 거듭하는 양상으로 바뀌었다. 12월 초에 평양은 또다시 인민군 손아귀에 되돌아갔다. 정부에서는 서울 시민을 향해 일찌감치 피난을 하라는 권고 방송을 쉴 새 없이 하고 있었다. 정말 어처구니없는 사태가 생기고 만 것이다. 나는 이것저것 가릴 여지가 없었다. 이번에 또 내가 공산당 손아귀에 넘어가게 되면 영락없이 제1차 숙청대상이 될 것은 뻔한 일이었다. 죽게 되어 있는 나의 생명을 구해 주었더니, 도망까지 쳐버린 악질 반동분자라고 처단할 것이 아닌가. 나는 재빨리 피난길에 나서기로 하였다.[58]

대형 종합병원도 마찬가지였다. 전시 조치에 따라 서울의대부속병원은 제36육군병원으로 개편되었다. 그리고 교수, 의사, 사무직원 등과 3, 4학년 학생이 모두 육군병원에 소속되어 병원장 김동익의 인솔 아래 12월 14일 부산으로 향했다. 당시 상황에 대한 김동익 병원장의 회고를 들어보자.

---

58 공병우, 앞의 책, 121~122쪽

벌써 적의 포성이 가까이 들려올 정도로 정세는 위급했다. 마음이 다급해진 나는 군과 접촉했다. 병원 기재(器才)를 옮겨달라고 간청했다. 당시 신성모 국방장관과 유엔군측은 대학병원을 일시 육군병원으로 개편해서 전시하 국군의 전상환자를 치료하는 데 협조해 준다면 병원과 의대의 인원 및 기재를 전부 부산까지 후송해 주겠다고 제의해 왔다. 참으로 받아들이기 어려운 조건이었다. 그러나 일각이 여삼추였다. 나는 서울대학교 임시관리책임자 김두헌 박사와 백낙준 문교부장관에게 자초지종을 보고했다. 이들도 다 응하는 수밖에 별 도리가 없지 않겠느냐고 승인해 주었다. (중략) 해군 수송선 1척과 기차 화물차량 11량을 얻어 현미경 300대를 비롯해 치료도구 약재 의학도서 및 의사, 간호원 학생 등 200여 명을 부산까지 후송시키는 데 성공했다. 이때 전화(戰禍)에서 국보 《이조실록》을 구해낸 것은 일생의 보람이 아닐 수 없다.[59]

김동익의 회고에 의하면, 갖가지 어려움 끝에 대학병원 기자재와 의료진은 안전하게 부산에 도착하였다. 국방장관과의 약속대로 1950년 12월 16일 제36육군병원이 창설되었고, 그는 현역 중령으로서 병원장에 임명되었다. 제36육군병원 본원은 경남여중고에, 분원은 수정국민학교에 두었다. 전상환자 3천 4백여 명을 인계받아 진료에 들어갔다.

김동익은 당시 제36육군병원의 상황을 다음과 같이 회고하였다.

병원장으로서 첫 회진을 할 때다. 마룻바닥에서 뒹굴고 있는 전상환자들을 보고 그 처절함에 나도 모르게 눈물이 쏟아지고 있지 않겠는가. 가마니 위에 절반이나 찢겨져 나간 담요 한 자락을 덮고 누워 있을 뿐이었다. 그리고 고통과 공포로 일그러진 얼굴들이 마치 구원자가 나타난 양 나를 보고 있었다.[60]

---

59 김동익, 앞의 책, 144~146쪽.
60 김동익, 앞의 책, 147~148쪽.

제36육군병원은 최전선의 육군병원으로서 수많은 환자를 진료하고 후송시키며 의병(依病)제대도 시키는 임무를 수행하였다. 특히 1953년 7월 27일 휴전협정이 체결되기 몇 달 전부터 전투가 더욱 치열해져 서로 유리한 고지를 점령하기 위해서 필사적인 공방전을 벌였는데, 이때 제36육군병원의 활약상은 대단했다. 김동익의 회고에 의하면, 당시 제36육군병원은 제1선에서 국군 16개 사단 가운데 13개 사단을 지원하였는데, 입원환자 하루 최고 1,323명, 1개월 최고 9,870명, 재원환자 최고 4,642명, 1년간 총 입원환자 58,320명이라는 기록을 수립하였다.[61]

제36육군병원에 합류하지 않은 서울의대부속병원 의료진 일부는 1951년 1월 4일 기차 편으로 서울을 떠나 부산을 거쳐 2월 하순에 제주도 한림에 구호병원을 세웠다. 시설은 매우 부실했다. 서울의대부속병원 내과 의사 이문호의 회고에 의하면 진료소는 "동대문시장의 빈대떡집 같았다"고 했다.[62] 그러나 이 구호병원은 내과, 외과, 소아과, 산부인과, 안과, 이비인후과, 치과 등 종합병원의 조직을 갖추었다. 이 병원은 완전 무료병원이었다. 의사들에게는 보사부에서 용돈에 불과한 매달 6만 원씩의 근무수당을 주었다. 이 구호병원에서 근무한 의료진은 원장 윤태권, 내과 오진섭, 이문호, 홍사악, 박기일, 소아과 홍창의, 안송희, 외과 및 피부비뇨기과 노약우, 안용팔, 김헌종, 김동선, 안과 김선준, 이비인후과 백만기, 치과 김주환, 김창욱 등이었다.[63]

서울의대부속병원 소아과 의사 홍창의의 회고에 의하면, 한림구호병원은 그 동안 의료혜택을 받지 못했던 제주도 주민과 피난민 환자로 매일같이 성시를 이루었다. 아침에 병원에 나가면 환자들은 벌써 장사진을 치고 있었다.[64] 이

---

61 김동익, 앞의 책, 152쪽
62 이문호, 앞의 책, 45쪽
63 홍창의, 1988, 《석천수상》, 서울대학교 의과대학 소아과학교실 동문회, 337~338쪽
64 홍창의, 앞의 책, 338쪽

문호의 회고에 의하면, 4월부터는 제2국민병 환자 진료까지 담당하게 되어 더욱 성황을 이루었다. 그러나 5월에 들어서 농번기가 시작되자 환자는 날로 줄어들었다.[65] 결국 7월 중순 한림구호병원은 부산의 서울의대부속병원에 합류하게 되었다. 다만 구호병원을 갑자기 완전히 철수할 수 없어서 소아과 홍창의, 외과 김헌종이 1952년까지 잔류하여 제주 도민들을 진료하였다.[66]

세브란스병원의 상황도 열악하기만 했다. 병원장 문창모의 회고에 의하면, 부산에 도착하자마자 병원 짐을 싣고 몇몇 직원들과 함께 거제도 장승포로 갔다. 미8군의 대령의 도움으로 학교를 임시병원으로 사용할 수 있었으나 직원이 모자라는 것이 문제였다. 세브란스병원의 임상의사들은 전쟁중에 뿔뿔이 흩어졌고, 선교사들은 귀국하는 바람에 환자들에 비해 의사들이 턱없이 부족하였던 것이다. 그래서 기초의학 교수들까지도 진료에 투입해야 했다.[67]

1·4후퇴의 혼란이 진정될 즈음인 1951년 5월, 서울의대는 1951년 5월 부산시 광복동의 동주여자상업학교를 빌려 전시연대(戰時連帶)의 일환으로 개강하고, 송도 뒷산 괴정동에 가건물인 해부학실습실을 건립하였다. 서울의대를 주축으로 연세의대, 서울여의대 등 50여 명의 학생들이 수강하였다. 1951년 겨울부터는 서울의대 재학생으로 군복무중이던 학생들이 복교하였고, 1·4후퇴 당시 북한으로부터 남하한 평양의대, 함흥의대 재학생들이 편입학을 함으로써 학생수가 늘어났다. 교직원이 부족하여 1952년 2학기부터는 유엔군 군의관 10여 명을 특별강사로 초청하여 각기 전공분야의 강의를 위촉하였다.[68]

서울의대부속병원도 부산시 신창동에 있던 일본 사찰 건물을 빌려 개원하

---

65 이문호, 앞의 책, 47쪽
66 홍창의, 앞의 책, 339쪽
67 문창모, 앞의 책, 204~205쪽
68 한심석, 앞의 책, 111쪽. 한심석은 서울의대 교수직을 유지한 채 이화여대 의약대학 의학과장과 이화여대부속병원장을 겸임하기도 했다.

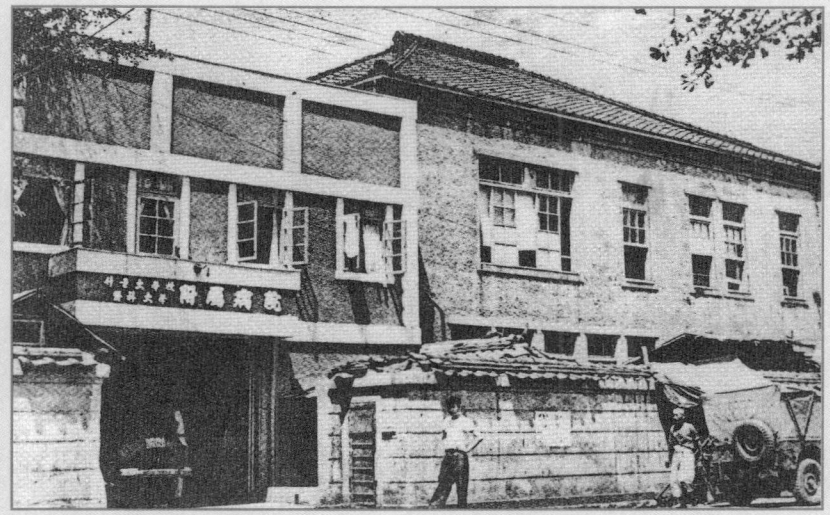
:: 부산 피난 시절의 서울의대부속병원(1951)

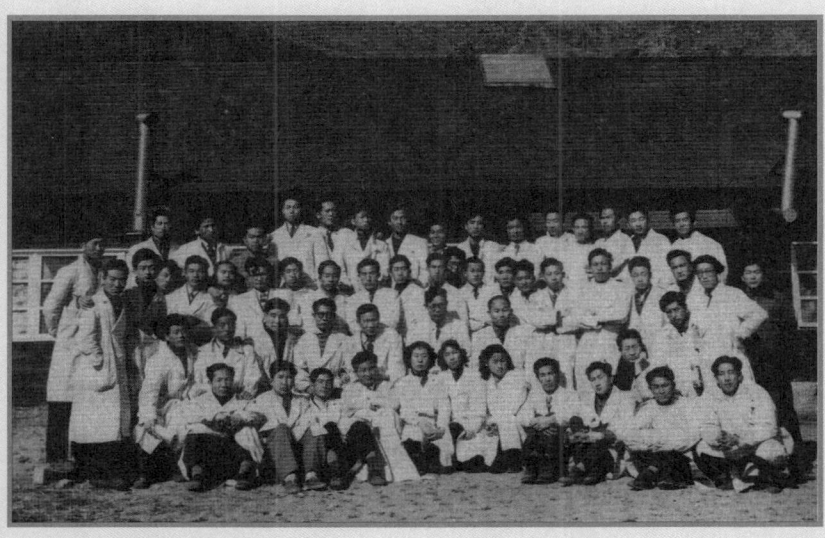
:: 부산 피난 시절의 서울의대 해부학 실습실(1952)
  서울의대 학생뿐만 아니라 서울여의대 등 타대학 학생들도 서울의대에서 의학교육을 받았다.

였다. 이른바 학창복귀(學窓復歸)를 통해 1952년 3월 서울의대에 복교한 이선호의 회고에 의하면, 1952년 4월 초 병원 규모가 10병상에서 40병상으로 늘었다. 오전 근무만 하던 것이 오후 근무까지 연장되었고, 하루 2건의 개복 수술을 하였다. 4월에는 X-Ray 장치도 준비되었다.[69]

그러나 혈기왕성한 20대의 이선호에게 부산 피난 시절은 우울한 나날일 수밖에 없었다. 그는 1952년 7월 1일 자 일기에 다음과 같이 기록하였다.

> 비에 굶주리고 밥에 굶주리고 지식에 굶주리고 서적에 굶주리고 Enjoyment에 굶주리고 모든 빈곤이 나의 몸에 잉태하고 있다. 그보다는 내게 가장 있어야 할 양심과 의지의 빈곤이 큰 부담이다.[70]

서울의대로 복귀하지 않은 교수도 있었다. 해부학 교수 정일천은 휴직 형식으로 학교를 쉬었다. 그는 전쟁중에 입은 정신적 충격에 억울하고 분한 나머지 교직을 떠나 고향인 마산에서 개업하였다.[71]

한편 의료인들 중에는 대형 종합병원과 함께 움직이지 않고 개별적으로 군에 입대하여 군의관이 되거나 민간인 신분으로 군병원에서 활동한 의료인들도 많았다.

서울의대 비뇨기과 교수 주근원은 1950년 12월 공군에 입대하였다. 그는 1951년 2월에 임관되어 공군사관학교 의무대에 배속되었다. 그해 5월 공군사관학교는 진해의 새 건물로 이동하였고, 의무대도 신식 장비를 갖추게 되었다. 그는 그곳에서 의무대장 겸 외과 과장을 맡았다. 공군사관학교 의무대는 내과, 외과, 이비과, 안과, 치과 등의 5개 과를 갖추었으며, 그 당시 공군에서는 제

69　이선호, 앞의 책, 282쪽
70　이선호, 앞의 책, 289쪽
71　정일천, 앞의 책, 81쪽

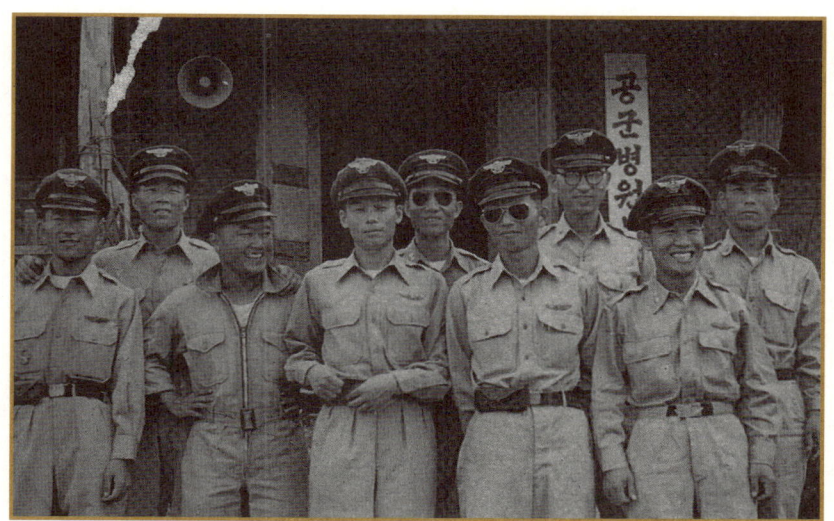

:: 공군 군의관들(1952)
뒷줄 오른쪽 두 번째가 주근원이다.

일 훌륭한 의무대였다.[72] 그 후 그는 1952년 11월에 제10전투비행전단 의무전대 부전대장, 1953년 5월에 대구 공군병원 외과 과장이 되어 주로 공군 부상 장병들을 치료하였다.[73]

부산에서 소아과 병원을 운영하던 김효규는 육군에 징발되어 두 달간 봉사하다가 4주간의 정식 훈련을 받고 군의관이 되었다. 그는 제5육군병원에 배속되었는데, 소아과 전문의였기 때문에 전공을 살릴 기회는 별로 없어서 임상병리 책임을 맡게 되었다. 당시 임상병리학은 우리나라에서 가장 취약한 분야의 하나였다.[74]

서울의대부속병원 외과 의사였던 심보성은 1950년 12월 대구에서 2주간의

---

72 주근원, 1998, 《나의 80년의 발자취》, 중앙문화사, 87~88쪽
73 주근원, 1983, 《함춘원의 회상》, 효문사, 231쪽
74 김효규, 앞의 책, 45쪽

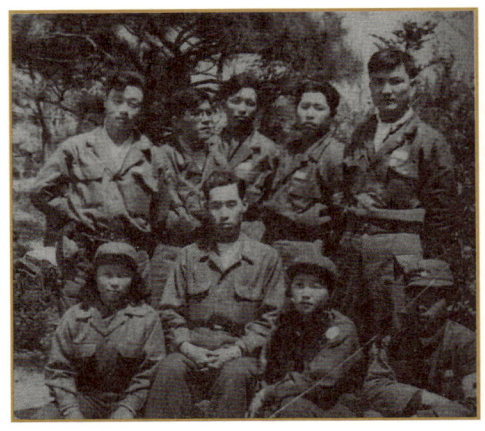

:: 최전방에서 활동한 육군 의무중대(1951)
육군 8사단 21연대 의무중대 팀원들 모습이다.
뒷줄 왼쪽 끝이 이선호이다.

 군사훈련을 마친 후 육군 중위로 부산 제3육군병원에 배속되었다. 제3육군병원은 다섯 번째로 창설된 국군병원으로 훗날 보건사회부 장관이 된 정희섭 대령이 병원장을 맡고 있었다. 그가 부임하였을 때는 평양 김일성대학교 교수이던 장기려가 군의관으로, 함흥 출신 의사 김명학이 비상근고문의사로 근무하였다. 그는 제3육군병원의 학구적인 풍토에 고무되어 신경계 손상 환자들을 돌보면서 그들의 치료에 대해 공부하였다. 제3육군병원에는 신경계 손상 환자들이 많이 후송되었는데 그들 대다수는 개두술 후 감염, 두개골 제거술 후 결손, 말초신경 손상 환자들이었다. 그는 이런 환자들을 하루에 5~10명씩 수술하곤 했다.[75]

 서울의대 재학생이었던 이선호는 1950년 10월 군의관 모집에 지원하여 12월 3일 육군 중위로 8사단 21연대 3대대 의무지대에 배속되었다. 한마디로 최전방에 투입된 군의관이었다. 1951년 7월 14일에 그가 작성한 일기 내용을 보자.

---

75 김옥주·박지영, 2011, 《한국 신경외과학의 선구자, 심보성》, 서울대학교 출판문화원, 90~91쪽

파편창(破片脹)으로 장간막이 배에서 새어나왔다. 또 물을 찾는다. 강렬한 전투의 흔적이 보인다. 그러나 최후의 소원인 물은 줄 수 없다. 복부관통이기 때문이다. 얼마 지나지 않아 숨지고 말았다. 미래를 약속한 여인의 사진을 우측 가슴에 안은 채 영원한 길에 올랐다. 소월의 진달래가 생각나며 눈물이 핑 돈다.[76]

서울의대 학생이었던 백낙환은 1·4후퇴 때 대구에서 국민방위군에 입대하여 555육군병원에서 근무하였다. 그는 1951년 서울의대를 졸업한 후 정식 중위로 임관하여 군의관 생활을 시작하였다. 그는 결핵을 앓았던 것이 참작되어 포항과 군산의 후방 보충부대에서 보충병들의 신체검사를 담당하였다.[77]

이와 같이 주근원은 공군 군의관으로, 김효규, 심보성, 이선호, 백낙환은 육군 군의관으로 활동하였다. 특히 이선호는 최전방에서 근무하였다.

군의관은 아니지만 민간인 신분으로 군병원에서 활동한 의료인들도 있었다. 서울의대 외과 교수 한격부는 서울의대 해부학 교수 나세진이 의료부장으로 있던 국민방위군사령부 의무실 외과부장을 맡았다. 의무실은 대구에 있었고, 월급은 없었으며 쌀 배급을 받았다. 몇 달 후 국민방위군 착복사건이 터져서 국민방위군이 해체되었다. 이에 따라 그는 부산에서 개인병원을 개업하였다.[78]

이화여대 의학과 강사 이용각은 미군이 인천상륙작전을 성공시킨 후 경기도 안양에 입성하자, 민간인 의사의 신분으로 미 육군부대에 자진 종군하였다. 그는 한미 혼성부대에서 의사와 통역을 겸하였다. 그는 부대의 이동에 따라 부전고원 장진호에 갔다가 부대가 전멸하는 바람에 고아 신세가 되었다. 적

---

76 이선호, 앞의 책, 226쪽
77 백낙환, 앞의 책, 87~88쪽
78 한격부, 앞의 책, 86~87쪽

군 포위망 속에서 살아남기 위해서는 확실한 아군과 동행해야 했다. 그래서 그는 인근의 미 해병대 병원을 찾아가게 되었다. 그것이 'E'의무중대 이동외과 병원이었다.[79]

안과 개업의사 공병우는 친지인 내과의사 백기호를 따라 진해 해군병원에 들어가 안과 환자의 진료를 맡았다. 그는 군의관이 되지는 않았고, 문관 신분으로 활동하였다.[80]

서울대 수의대 교수 권이혁은 1·4후퇴 때 부산으로 내려가 운수업에 종사하던 중 경성제국대학 의학부 선배인 한범석의 권유를 받아 미 제9군단 민사처 병원에 들어가게 되었다.[81] 그는 민사처 산하의 가평진료소에서 일하게 되었다. 의사 1명, 약사 1명, 간호사 1명, 가정부 1명이 한 팀으로 되어 있었고, 그는 진료소장으로 부임한 셈이다. 민간인 환자가 대상이었지만 주민은 거의 없는 상태였고, 국군 병사나 미군 병사들이 찾아오곤 했다. 그런데 그는 예방의학 전공자로서 임상의사가 아니어서 웃지 못할 일화를 여럿 남겼다. 그 후 그는 민사처 병원장으로 활동하였다.[82]

지금까지 살펴본 내용을 〈표4〉에 정리하였다. 개전 초기와 달리 1·4후퇴 때는 충격과 혼란 속에서도 서울의 대형 종합병원과 의료인들이 적극적으로 피난을 떠났다. 서울의대부속병원은 전시 조치에 따라 제36육군병원으로 개편되어 부상병 치료에 기여하였고, 일부 의료진은 제주 한림의 구호병원에서 제주 도민과 피난민들을 진료하였다. 세브란스병원은 거제도에서 의료진이 부족한 상황에서도 환자 진료에 최선을 다하였다. 서울의대도 전시 연대의 일환

---

79 이용각, 앞의 책, 112쪽
80 공병우, 앞의 책, 122쪽
81 권이혁, 앞의 책, 132쪽
82 권이혁, 앞의 책, 134~137쪽

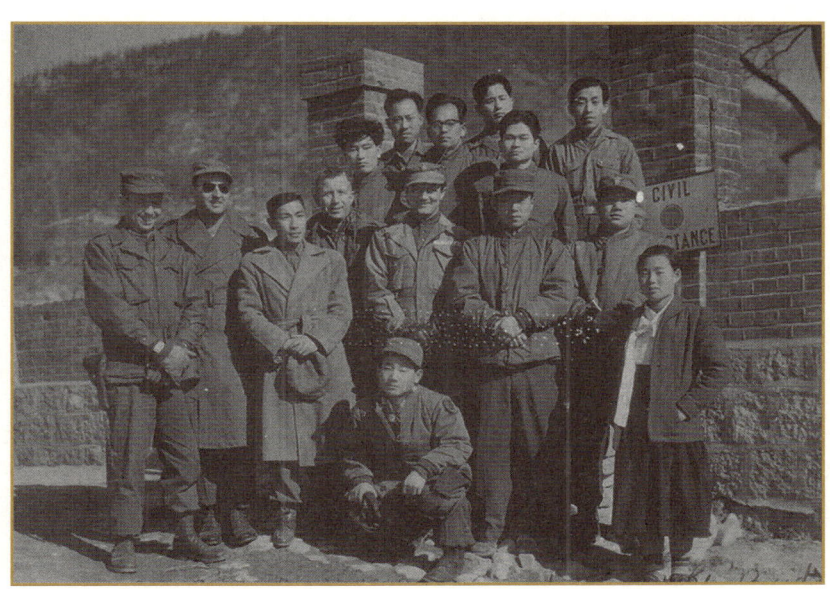
:: 춘천 미 제9군단 민사처병원 의료진(1951)
뒤쪽 가운데 안경을 쓴 사람이 병원장 권이혁이다.

으로 서울의대, 세브란스의대, 서울여의대 재학생과 평양의대, 함흥의대에서 편입한 학생들을 대상으로 의학교육을 진행하였다. 개인적으로 육군, 공군 군의관이 되어 군진의료에 기여한 의료인들도 많았다. 특히 소아과 의사 김효규는 전공을 바꾸어 임상병리학을 맡았고, 이선호는 최전방에서 죽을 고비를 넘기며 위급한 부상병들을 돌보았다. 또한 민간인 신분으로 군병원에서 근무한 의료인들도 있었다. 특히 이용각은 미 해병 종군의를 자원하여 최전방의 미군 이동외과병원에서 근무하였고, 예방의학 전공자인 권이혁은 미 제9군단 민사처병원장으로 활동하였다.

표 4 : 검토 대상 의료인 19명의 1·4후퇴 후 직업(직장)

성명	6·25 발발 직전의 직장	군의관(군병원 근무) 경력
김동익	서울의대부속병원장	제36육군병원장
정일천	서울의대 해부학 교수	개업
공병우	안과 개업의사	부산 해군병원 의사(문관)
문창모	세브란스병원장	세브란스병원장
한심석	서울의대 내과 교수	마산 정양병원 의사 개업 서울의대 교수 이화여대 의학과장 이화여대부속병원장
전종휘	서울의대 내과 교수	서울의대 교수
한격부	서울의대 외과 교수	경찰병원 외과 과장 국민방위군의무실 외과부장 개업 서전병원 외과 과장
김자훈	서울의대 외과 교수	해군 문관
김효규	소아과 개업의사	육군 군의관
주근원	서울의대 비뇨기과 교수	공군 군의관
윤덕선	외과 개업의사	백병원 의사
이문호	서울의대부속병원 내과 의사	한림구호병원 의사
권이혁	서울대 수의대 교수	미 제9군단 민사처 병원장
홍창의	서울의대부속병원 소아과 의사	한림구호병원 의사
심보성	서울의대부속병원 외과 의사	육군 군의관
이용각	이화여대 의학과 강사	미 해병 종군의
백낙환	서울의대 학생	육군 군의관
이선호	서울의대 학생	육군 군의관 서울의대 학생
문태준	서울의대부속병원 외과 의사	육군 군의관

7. 선진국 의학이 한국 의료인에게 끼친 영향

군의관으로, 또는 민간인 신분으로 군병원에서 활동한 의료인들은 전상환자들을 치료하면서 어떤 일들을 겪었을까? 그들은 미국, 스웨덴, 덴마크, 노르웨이 등 선진국에서 파견되어 온 군의관들에게 무엇을 배웠을까? 그들은 의학과 의술면에서 6·25전쟁으로부터 어떤 영향을 받았을까?

이화여대 의학과 미생물학 강사였던 이용각은 미 해병대 종군의가 되어 생명이 위급한 응급환자들이 후송되는 이동외과병원에서 근무하였다. 그가 이병원에서 처음 목격한 환자는 북한 여성이었다. 그 여성은 만삭이 된 상태에서 자궁에 총알을 맞고 실려 왔는데, 미국 군의관이 제왕절개수술로 산모와 아기를 모두 구해 냈다. 이용각이 보기에 미국 의사들의 인간생명 존중은 철저했다. 중공군에 포위되어 있는 위기 상황에서도 미군 부상병을 대기시키고, 병세가 위중한 북한 민간인부터 치료해 주었다. 더욱이 미군들도 이를 긍정적으로 생각하고 있었다. 그는 미군들의 이러한 철학에 깊은 감명을 받았다.[83]

1952년 봄, 이용각이 속한 부대는 임진강을 끼고 서부전선에 포진을 마쳤

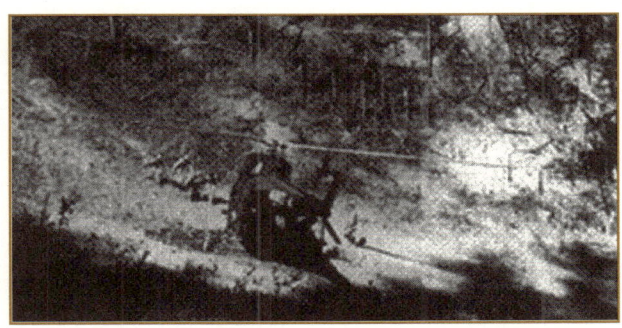

:: 최전방에서 부상병을
   신속하게 후송했던
   헬리콥터(1951)

---

83 이용각, 앞의 책, 112~113쪽

다. 경기도 문산 논두렁에 설치한 천막에 이용각의 제5의무중대 병원이 자리를 잡았다. 부상병이 폭주하였다. 한국군, 미군 부상자와 한국인 노무부대, 즉 탄약과 보급물자를 전선까지 운반하는 사람들 중 부상자들을 치료하였다. 이때에 처음으로 헬리콥터가 일선으로 탄약과 로켓포, 야포 그리고 보급물자를 나르는 데 사용되었다. 이전에는 일선에서 병원까지 앰뷸런스로 후송하던 것이, 헬리콥터로 십 분 이내에 후송되어, 즉각적인 부상 치료로 많은 생명이 구출된 것이 특기할 만한 진전이었다.[84]

이용각은 당시 겪은 의학적 경험에 대해 다음과 같이 회고하였다.

> 후진국 대한민국에서 진행된 전쟁의 부산물이 있었으니, 그것은 세계 최첨단을 자랑하는 미국의학이 그대로 우리나라 전쟁터에 적용되고 있다는 것이었다. (중략) 위생병들의 구급처치 실력은 일본식 의학교육을 받은 나보다 훨씬 탁월하였다. 더군다나 졸업 후 기초의학을 공부한 나에게는 이들이 선생님인 격이었다. 처음에는 이들의 일들을 거들어주었고 많은 구급법을 배웠다. 중대에는 십여 명의 군의관이 있었는데 외과, 신경외과, 정형외과, 마취과, 내과, 정신과, 구강외과(치과) 의사들이 있었고, 심리학자도 있었다. 이분들은 미국 대학에서 수련의로 있다가 징집되어온 군의관 중위, 대위들이었다. 그러나 그들의 의학 실력은 당시의 우리나라 의과대학 교수님들의 실력을 웃돌았다. 나는 이분들의 조수로 일하며 많은 것을 배웠고, 이때에 외과에 대한 취미를 갖게 되었으니, 이것이 나의 의사 생활의 전환점이 될 줄이야 누가 알았으랴!

이어서 이용각은 6·25전쟁 당시 선진국의 의학이 한국에 끼친 영향에 대해 다음과 같이 정리하였다.

---

[84] 이용각, 앞의 책, 120쪽.

수십만의 미군이 한국전쟁에 참가하니, 미국 의료진도 대거 참가하여 전쟁의 학이 급속도로 보급되었다. 그 중에도 이동외과병원은 당시의 첨단의학을 총동원한 꽃이었다. 혈관외과, 인공신장 등이 한국전쟁에서 실용화되었고, 마취과, 신경외과 등도 우리나라에 처음 선보였다. (중략) 많은 미국 전문의들이 와서 우리나라의 젊은 군의관들과 접촉하게 되었으니, 그들한테 많은 지식과 자극을 얻었다. 말하자면, 대거 미국유학을 간 꼴이 되었다.[85]

이용각은 이동외과병원을 일컬어 "당시의 첨단의학을 총동원한 꽃"이라고 표현하고, 미국 군의관들의 접촉을 두고 한국 의료인들이 대거 미국유학을 간 셈이었다고 평가하였다. 아울러 기초의학 전공자였던 그가 외과학으로 방향을 선회하게 된 중요한 계기였다고 회고하였다.

서울의대부속병원 외과 의사였던 심보성은 부산 제3육군병원에서 근무하였다. 그는 이곳에서 외국 신경외과 전문의를 만나 신경외과 수술을 직접 보고 배웠다. 특히 덴마크 병원선 유틀란디아호에는 코펜하겐 의과대학 신경외과학교실의 에두와드 부쉬 교수가 있었는데, 심보성은 장기려와 함께 부쉬가 집도하는 수술에 조수로 들어갈 수 있었다. 심보성은 처음으로 선진 신경외과

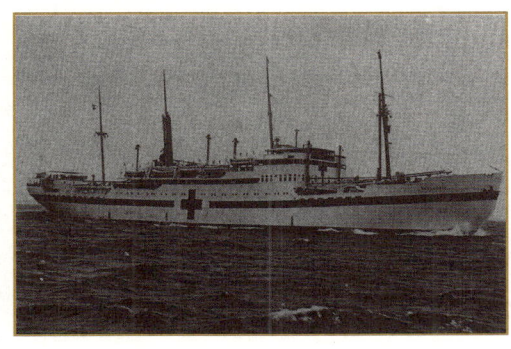

:: 덴마크 병원선 유틀란디아호(1951)
6·25전쟁 당시 국군 부상병과 한국 의료인들에게 '꿈의 궁전'이라 불렸던 병원선. 이 병원선은 최첨단 의료장비를 갖추고 주로 신경외과 전상환자들을 치료하였다.

---

85 이용각, 앞의 책, 125~126쪽

의 술기가 구현되는 모습을 직접 목격하였고, 그 경험은 그에게 깊은 인상을 남겼다.[86]

1952년 2월 심보성은 강원도 양구에 있던 미군 이동신경외과병원에 파견되었다. 이곳에서 심보성은 신경외과 수련을 집중적으로 받았다. 특히 그는 전상(戰傷) 신경외과를 전공한 조지 헤이즈 대령에게 약 4개월간 수련을 받았다. 그는 헤이즈로부터 기구 사용법 및 술기뿐 아니라 신경외과 환자의 술전 처치 및 술후 관리에 관한 전상 신경외과의 지식을 체계적으로 배웠다. 헤이즈는 실습이나 수술 외에도 시간을 따로 내어서 심보성에게 이론을 가르쳐주었다. 헤이즈의 지도를 받으면서 심보성은 밤낮을 가리지 않고 헬리콥터로 후송되어 오는 수많은 전상 신경외과 환자들을 수술하였다. 그 덕택에 심보성은 짧은 기간 내에 신경외과의 전문적인 지식을 습득할 수 있었다. 그는 이 수련이 자신을 포함하여 "신경외과에 흥미를 가진 많은 한국인 의사를 배출"하는 계기가 되었다고 회고하였다.[87]

서울의대부속병원 외과 의사였던 문태준은 서울에 위치한 제36육군병원에서 수개월간 근무하다가 춘천에 있는 신경외과반에 배치되었다. 이 신경외과반은 미국 미라우스키 중령에게 뇌척추외상수술에 관한 특별교육을 받은 윤복영 소령이 개설한 의무팀이었다.

문태준의 회고에 의하면 야전병원 뒤쪽 야산에 설치된 천막병원은 외과 의사, 마취과 의사, 간호장교, 위생병이 한 팀으로 구성되어 있었다. 당시 24시간 수술이 진행되었는데 새로 도입된 마취법이 사용되었고, 장비도 구비되어 있었다. 헬리콥터로 후송되어 온 부상자들은 대체로 중환자가 많았으며 뇌, 척추, 말초신경 손상을 받은 환자로 병실이 꽉 메워져 있었다. 그는 그곳에서의

86　김옥주·박지영, 앞의 책, 92~93쪽
87　김옥주·박지영, 앞의 책, 93~95쪽

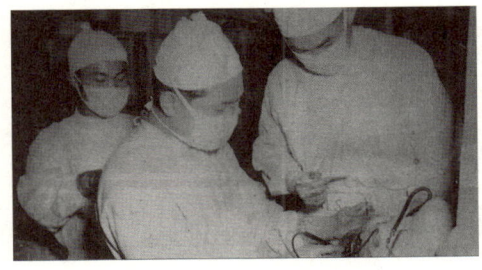

:: 춘천 이동신경외과반의 수술 장면(1952)

근무를 통해 최신 미국식 신경외과 기술과 지식을 익혔고, 평상시 민간 병원에서 배울 수 있는 것보다 훨씬 빠른 속도로 유용한 경험을 쌓았다. 특히 이를 계기로 그는 신경외과를 전공하게 되었다. 6·25전쟁이 그의 인생 진로에 큰 영향을 끼친 것이다.[88]

서울의대 외과 교수로서 흉부외과학을 전공하고 있던 한격부는 6·25전쟁 당시 신경외과 분야의 발전에 대해 다음과 같이 회고하였다.

> 우리나라의 의학, 특히 임상의학은 6·25동란을 전환점으로 하여 눈부신 발전을 했다. 특히 미개척분야였던 신경외과학 방면은 동란을 계기로 엄청나게 발전했던 미국의학 수준을 그대로 받아들여 오늘날의 학문적인 토양을 마련한 것이다. 전상환자를 치료하는 과정에서 이 분야 임상의학에 대한 새로운 기법을 터득할 수 있었던 것이다.[89]

한격부 또한 선진국 의학의 영향을 크게 받았다. 그는 스웨덴 흉부외과학을 접하였을 때의 충격과 흥분을 다음과 같이 설명하였다.

> 마취기조차 변변한 것이 없었던 국내에서 흉부외과를 전공하겠다고 하는 것은 일견 황당무계한 짓이기도 했다. 그런데 그때 후일 나와 끈끈하게 인연이 맺어

---

88 문태준, 앞의 책, 55~56쪽
89 한격부, 앞의 책, 89쪽

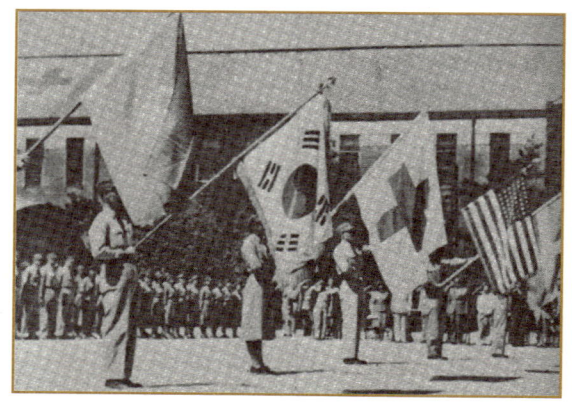

:: 부산 스웨덴적십자병원의 창립
2주년 기념식(1952)
스웨덴 의료진은 이 병원에서 외과,
흉부외과 전상환자들을 대상으로
선진의학을 선보였다.

지는 자리가 나타났다. 부산 서전(瑞典)적십자병원 외과 과장 자리였다. 이 병원에서 처음 대하는 의료기기나 시설에 대해 느꼈던 흥분은 아직껏 지워지지 않는다.[90]

　부산에서 소아과 병원을 운영하던 김효규는 제5육군병원에서 임상병리 책임을 맡게 되었다. 그는 미군의 주선으로 전쟁중 약 6개월간 미국 텍사스주의 산 안토니오 육군중앙병원에서 임상병리학을 공부할 기회를 얻었다. 그는 산 안토니오 육군병원의 임상병리 검사실의 풍부한 각종 시약과 최신 검사기구들, 그것들을 다루는 전문가들의 신속하고도 정확한 솜씨, 환자의 병인(病因)을 찾아내는 세분화된 검사항목 등을 보며 많은 것을 깨달았다.

　김효규는 제5육군병원으로 돌아온 후 임상병리 검사실을 설치하는 작업을 시작하였다. 규모는 작았지만, 병리검사소는 군병원 내에서는 물론 의료계에 큰 반향을 일으켰고 그 중요성도 점차 인식되기 시작하였다. 이것이 계기가 되어 육군에서는 1953년 부산에 육군중앙병리연구소를 설치하고, 초대 연구소장에 나세진 중령을, 부소장 겸 보좌관에 김효규 소령을 발령하였다. 당

90　한격부, 앞의 책, 89쪽

시 육군중앙병리연구소의 요원들은 육군 관할 각 병원과 야전병원 및 일부 민간병원에서 보내오는 각종 검사물을 검사하여 그 결과를 신속하게 통보하는 역할을 하는 한편 임상병리에 대한 연구와 새로운 기술들을 습득하고, 이를 육군 관할 병원의 요원들과 국내 의학자들에게 전수하는 역할을 하였다. 즉 당시에는 거의 불모지나 다름이 없었던 임상병리학의 초석을 쌓은 것이다.[91]

김효규는 육군중앙병리연구소의 활동과 위상에 대해 다음과 같은 자부심을 피력하였다.

> 내가 육군중앙병리연구소를 창립한 것을 지금도 자랑스럽게 여기고 있는 것은 이 연구소가 우리나라 군진의학의 발전은 물론 우리나라 전체 의학계의 발전에 획기적이고도 큰 기여를 하였다고 생각하기 때문이다. 혈액학, 조직학, 생화학, 미생물학, 수의학 등 현대의학에 있어서 필수불가결한 분야들이 이 연구소를 통하

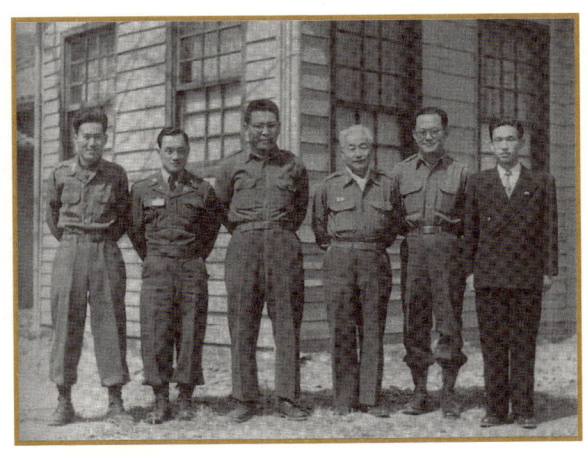

:: 부산 육군중앙병리연구소의 주역들(1952)
이 연구소는 6·25전쟁 당시 한국 의학에서 가장 취약한 분야 중 하나였던 임상병리학의 초석을 정립하는 데 기여하였다. 왼쪽 세 번째부터 나세진 연구소장, 윤치왕 육군 의무감, 김효규 부소장이다.

---

91 김효규, 앞의 책, 50~51쪽

여 기초가 마련되고 발전해나갔던 것이다.[92]

지금까지 살펴본 것처럼 한국의 의료인들은 6·25전쟁 동안 미국과 스칸디나비아 3국의 선진의학으로부터 큰 영향을 받았다. 특히 외과 계통의 의료인들이 그랬다. 이용각은 미 해병대의 이동외과병원에서 첨단의학을 전수받았고, 이를 계기로 기초의학에서 외과학으로 전공을 변경하였다. 심보성은 덴마크에서 온 부시와 미국에서 온 헤이즈의 수련을 받고 유능한 신경외과 의사로 성장하였다. 문태준은 춘천 신경외과반에서 미국식 신경외과학을 배우고 이를 계기로 신경외과학을 전공하게 되었다. 한격부는 스웨덴의 선진 흉부외과학을 체험하였다. 소아과 의사였던 김효규는 미국에서 임상병리학을 공부하고 돌아와 육군중앙병리연구소를 창설하는 주역이 되었다.

8. 맺는말

6·25전쟁 초기 전세가 크게 불리했음에도 불구하고 의료인들의 다수는 피난을 가지 못했다. 그 이유는 다음 두 가지로 요약할 수 있다. 첫째, 전황에 대한 객관적인 정보를 얻을 수 없었기 때문이다. 둘째, 6월 28일 새벽 군 당국이 사실상 유일한 피난 수단이었던 한강 인도교를 예고도 없이 폭파하였기 때문이다.

북한군에게 점령된 서울은 의료인들에게 너무나도 위험한 곳이었다. 대형 종합병원의 상황은 암울했다. 의료인들은 로봇처럼 행동해야 했고, 공산주의

---
92 김효규, 앞의 책, 51쪽

자 병원장의 호출에 운명이 좌우되었다. 의료인들은 피신, 위장, 은신, 탈출 등의 방법을 통해 북한군에게 체포되거나 납북될 위기를 모면하였다. 특히 북한으로 끌려가던 권이혁, 문태준, 이용각, 충북 제천과 경북 안동의 전선으로 끌려가던 한격부, 백낙환은 생사를 건 탈출에 극적으로 성공하였다. 그러나 이선호는 유엔군이 서울 수복을 위해 펼친 대공습작전의 와중에 누나, 여동생, 남동생 등 일가족 4명을 한꺼번에 잃는 불행을 겪었다.

6·25전쟁 초기 피난을 가지 못하고 북한군 치하의 서울에서 온갖 고초를 겪었던 의료인들, 즉 잔류파에게 9·28 서울 수복은 또 다른 고통을 안겨주었다. 전혀 예상하지 못했던 도강파와 잔류파의 갈등이 그것이다. 잔류파는 도강파와의 대립 국면에서 약자일 수밖에 없었고, 일부 의료진은 자의든 타의든 대학과 병원을 떠나고 말았다.

개전 초기와 달리 1·4후퇴 때는 충격과 혼란 속에서도 서울의 대형 종합병원과 의료인들이 적극적으로 피난을 떠났다. 서울의대부속병원은 전시 조치에 따라 제36육군병원으로 개편되어 부상병 치료에 기여하였고, 일부 의료진은 제주 한림의 구호병원에서 제주 도민과 피난민들을 진료하였다. 세브란스병원은 거제도에서 의료진이 부족한 상황에서도 환자 진료에 최선을 다하였다. 서울의대도 전시 연대의 일환으로 서울의대, 세브란스의대, 서울여의대 재학생과 평양의대, 함흥의대에서 편입한 학생들을 대상으로 의학교육을 진행하였다. 개인적으로 육군, 공군 군의관이 되어 군진의료에 기여한 의료인들도 많았다. 특히 소아과 의사 김효규는 전공을 바꾸어 임상병리학을 맡았고, 이선호는 최전방에서 죽을 고비를 넘기며 위급한 부상병들을 돌보았다. 또한 민간인 신분으로 군병원에서 근무한 의료인들도 있었다. 특히 이용각은 미 해병 종군의를 자원하여 최전방의 미군 이동외과병원에서 근무하였고, 예방의학 전공자인 권이혁은 미 제9군단 민사처병원장으로 활동하였다.

한국의 의료인들은 6·25전쟁 동안 미국과 스칸디나비아 3국의 선진의학으로부터 큰 영향을 받았다. 특히 외과계통의 의료인들이 그랬다. 이용각은 미 해병대의 이동외과병원에서 첨단의학을 전수받았고, 이를 계기로 기초의학에서 외과학으로 전공을 변경하였다. 심보성은 덴마크에서 온 부쉬와 미국에서 온 헤이즈의 수련을 받고 유능한 신경외과 의사로 성장하였다. 문태준은 춘천신경외과반에서 미국식 신경외과학을 배우고 이를 계기로 신경외과학을 전공하게 되었다. 한격부는 스웨덴의 선진 흉부외과학을 체험하였다. 소아과 의사였던 김효규는 미국에서 임상병리학을 공부하고 돌아와 육군중앙병리연구소를 창설하는 주역이 되었다.

"이 땅은 너희가 조상에게서 물려받은 것이 아니라 다만 후손들로부터 잠시 빌려 쓰고 있는 것이다"라는 경구가 있다. 우리가 후손들에게 빌려 쓰고 있는 이 땅, 이 지구를 전쟁으로 파괴하여 후손들에게 되돌려주지 못한다면, 후손들에 대한 도리가 아닐 것이다.

결론

전쟁과 의학,
그 패러독스

| 황상익(서울대학교 의과대학 인문의학교실)

1. 전쟁에 대한 의료인의 대응

전쟁은 인류역사와 더불어 시작되었으며, 의학의 역사 또한 그만큼이나 오래되었다. 그리고 장구한 세월 동안 '전쟁과 의학'은 뗄 수 없는 밀접한 관계를 이루어왔다.

전쟁에서는 사망자와 부상자와 질환자가 생기게 마련이다. 따라서 전쟁이 있는 이상 의사도 그 자리에 함께 있어왔다. 설령 전문적인 의료인이 전쟁에 참여하지 않는 경우라도 전쟁에는 의료행위가 반드시 있게 마련이다.

그리고 전쟁터에서의 경험이 의학의 발전에 적잖은 구실을 해왔고 의료인의 사회적 지위와 역할에도 영향을 미쳐왔으며 국가 전체의 보건의료체계에도 영향을 주었다.

의료인은 어떤 이유로 전쟁 수행에서 중요한 요소가 되었을까? 정치가나 장군들은 여러 가지 의도와 목적으로 의료인들을 전쟁에 참여시켰다. 부상당한 병사들을 치료함으로써 전투력을 유지하도록 했으며 그렇게 함으로써 병사들과 국민들로부터 신뢰를 얻고 사기를 높일 수 있었다. 병사들에 대한 인도적인 배려도 작용했을 터이다. 그리고 장군들 스스로의 건강과 생명을 지키려는 소망도 한몫했다.

군대가 의사를 필요로 하기도 했지만 의사들도 생업의 차원에서 종군을 택하기도 했다. 그러한 군진의료인을 통해 의학과 의술이 보급되기도 했다. 멀리 그리스와 로마 시대에도 그러했다. 그리스에는 지금과 같은 병원시설이 없었기 때문에 의사가 여러 지역을 유랑하는 경우가 많았다. 유랑의사들의 주된 업무에는 도시국가들 사이의 소규모 전투에서 생겨나는 부상자들을 치료하는 것도 있었다.

기원전 3세기 초 고대 알렉산드리아의 무세이온에서 편찬된《히포크라테스 전집(Corpus Hippocraticum)》에는 투석기와 그것에 의한 부상, 부러진 창이나 화살촉의 제거 등에 관한 서술이 많이 쓰여 있다. 의사들이 여러 전투에서 활동한 결과 그리스에서는 주로 외상과 열상(裂傷)에 대한 외과적 치료법이 발달했다. 로마의 의학은 좀더 군사화되고 지리적으로 확대되었다는 점을 제외하고는 많은 점에서 그리스 의학의 연장선 위에 있었다. 몇천 명의 장병으로 편성된 로마 군단에는 대개 군의관이라고 불린 의사가 몇 명씩 있었다. 이들 군의관은 장병들을 진료하면서 자신들의 의료 기술과 지식을 뽐내고 또 전파했다.

전쟁의 성격과 규모에 따라 의료행위도 달라지게 마련이다. 근대 이전의 소규모 전투에서는 부상자도 그리 많지 않았고 부상의 정도도 오늘날에 비하면 심하지 않았다. 기껏 활이나 창 또는 칼과 돌에 의한 상처이거나 타박상이 주된 것이었다. 그러나 화약과 총과 대포가 전투에 도입되면서 총상과 화상이 문제가 되었고 그 해결이 당대 군진의료의 과제가 되었다.

근대적 외과학의 발흥과 진보는 15~17세기에 자주 일어났던 종교전쟁 등으로 인해 의사들이 총상 등 많은 외상환자를 경험할 수 있게 된 데에도 기인한다. 16세기의 종군 외과 의사 프랑스의 앙브루아즈 파레(Ambroise Paré, 1510~1590)는 당시까지의 총상치료법을 개선했다. 파레는 전쟁터에서의 경험으로 그때까지 많이 쓰던 소작치료법이 총상 치료에 적합하지 않다는 사실을 알게 되었고 뜨거운 기름 대신 연고를 바르는 등의 방법으로 상처를 치료했으며 출혈도 전통적인 방법 대신에 혈관결찰술 등을 활용하여 치료했다. 파레의 이러한 치료법은 전쟁터에서 큰 효과를 보았을 뿐만 아니라 민간인 치료에도 널리 활용되었다. 또 이로써 외과에 대한 신뢰와 더불어 외과 의사의 지위도 올라가는 계기가 되었다.

산업혁명 이후 신식무기가 많이 도입되면서 전투기술도 향상되었을 뿐만 아니라 전쟁의 규모도 커짐으로써 사상자의 수가 그 이전 시대에 비해 크게 늘어났다. 당시에도 군대병원이 있었지만 치료와 간호 수준은 오늘날과는 달리 정말 보잘것없었는데 19세기 중반의 크림 전쟁(1853~1856)을 거치면서, 특히 나이팅게일(Florence Nightingale, 1820~1910) 등의 노력에 의해 개선의 계기를 마련하게 된다.

전쟁이 의학에 미친 영향은 또 있다. 전쟁의 규모가 더 확대됨에 따라 직업군인들만이 아니라 국민 일반의 건강에 대한 관심이 촉발되었다. 남아프리카의 보어 전쟁(1899~1902) 발발 결과 영국인들에게 광범위하게 퍼져 있는 불건강 상태가 확인되었고, 그러한 불건강은 군사적으로도 취약성을 갖는다는 사실이 드러났다.

영국군 당국의 공식 통계에 의하면 1893년과 1902년 사이에 장정 신체검사를 받은 67만여 명 중 23만여 명, 즉 3분의 1 이상이 신체 부적격 판정을 받았다. 최대의 산업도시 맨체스터에서 군대에 지원한 노동자들은 10% 이하만 해외 파병에 적합한 것으로 판정되었다. 당시의 유행어는 "C 마이너스 국민들이 어떻게 A 플러스 제국을 지킬 수 있겠는가?"였다. 영국 정부는 즉각적으로 조사위원회를 구성하고 개선책을 마련하도록 했다. 그때 실시된 조치 중 하나가 학령기 어린이들에게 우유급식을 시작한 것이었다(70년 동안 지속되던 우유급식은 마거릿 대처가 교육부 장관에 임명된 1970년에 철폐되었다. "그런 식의 무료급식은 영국 어린이들을 비렁뱅이로 만든다는 것"이 이유였다). 더 근본적으로는 국민의 건강 개선을 위해 국가와 정부가 더 기여해야 한다는 생각이 정착되었고, 그것이 국민건강보험제도(NHI) 개념으로 발전을 하게 되었다. 1910년대에 보급되기 시작한 NHI는 제2차 세계대전 이후 국가건강보장제도(NHS)라는 보편적 의료보장 시스템으로 자리잡게 되는데, 그 첫번째 계기가 보어 전쟁을 전후한 시기의 징병검사라고 할 수 있다.

더 나아가 제1, 2차 세계대전을 계기로 영국을 비롯하여 많은 선진국에서 보건의료 전반에 걸쳐 개혁이 일어났다. 왜 세계대전이 중요한 계기가 되었는지에 대해서는 두 가지 중요한 이유를 들 수 있다.

첫째, 세계대전은 기계화되고 고도로 발달한 무기를 사용한 산업국가들 사이의 미증유한 대규모 전쟁이었고 그 결과 엄청난 수의 사상자가 생겼다. 1914년에서 1918년까지 벌어진 제1차 세계대전으로 대략 1,000만 명이 사망했으며, 제2차 세계대전(1939~1945)에서는 사망자가 3,000만 명 이상으로 늘어났다. 제2차 세계대전으로 인한 사망자 중 소련인(약 40%)과 중국인(약 30%)이 단연 1, 2위를 차지했고, 독일인, 폴란드인, 인도네시아인, 일본인이 그 뒤를 이었다. 일본인 중에는 한국인(당시 조선인)도 적지않은 수를 차지했다. 인명 피해 측면에서 말하자면 제2차 세계대전은 독일군의 소련인 학살과 일본군의 중국인 학살 무대였다. 두 차례 세계대전은 피해 규모도 엄청났거니와 화학가스에 의한 손상이나 핵무기에 의한 피해 그리고 전쟁신경증 등 당시까지는 알지 못했거나 매우 드문 손상과 질병이 엄청나게 많이 생겨 진료나 간호 방법에도 획기적인 변화가 요청되었다.

둘째로 세계대전은 결국 보건의료에 새롭고 커다란 영향을 미치게 된 정치적, 사회적, 사상적 격변의 시기였다. 이러한 변화는 보건의료의 개혁을 위한 일련의 제안과 보건의료 서비스의 실태에 대한 조사로 구체화되고 많은 나라에서 전쟁 뒤에 보건의료와 관련된 여러 분야의 개혁으로 나타났다.

이렇듯 20세기의 대규모 전쟁은 의학과 보건의료 전반의 발전을 촉진시켰다. 현대전은 그 전 시대의 전쟁보다 훨씬 격렬하고 또 모든 국민이 관계를 갖는 전면전이 되었기 때문에 국가도 전체 국민의 건강상태에 대해 전보다 더욱 많은 관심을 기울이게 된 것이다. 하지만 두 차례의 세계대전이 없었다고 그러한 변화와 발전이 없지는 않았을 것이다. 전쟁은 다만 하나의 계기가 되었을 뿐이다.

지금까지 보았듯이 전쟁은 많은 사람의 희생을 동반하면서 직접적으로 그리고 간접적으로 의학, 특히 외과 부문에서 기술적 혁신을 가져왔고 병원업무나 간호업무에도 개혁을 가져왔을 뿐만 아니라 국민건강과 관련된 제도적 변화도 초래했다.

우리는 흔히 전쟁이 끼치는 의학적 피해를 주로 외과적인 것으로 생각한다. 하지만 그러한 양상은 제1차 세계대전 때부터 뚜렷이 나타난 일이다. 그 전에는 전투로 인한 부상보다 주로 전염병의 창궐 때문에 생기는 피해가 몇 배, 몇십 배 컸다.

전쟁에 관한 기록을 읽다 보면, 일찍이 투키디데스(Thucydides, c.460~c.395 BC)의 《펠로폰네소스 전쟁사》에서 볼 수 있듯이, 전쟁터에서 직접 사상당한 사람들을 훨씬 능가하는 질병에 의한 희생자가 항상 존재했다는 사실을 알게 된다. 예를 들어, 발진티푸스는 30년 전쟁(1618~1648)과 7년 전쟁(1756~1763) 등 근대 초 유럽의 전쟁에서 지속적으로 끔찍한 장면을 연출했다. 나폴레옹의 러시아 원정(1812~1813)에서는 발진티푸스와 이질이 프랑스군의 3분의 2를 몰살시켰다. 나이팅게일이 활약했던 크림 전쟁과 제1차 세계대전에서도 발진티푸스가 어떠한 전쟁무기보다 더 큰 역할을 맡았다. 러시아 혁명(1917)과 그에 이은 열강의 간섭 전쟁에서는 콜레라, 말라리아, 이질, 발진티푸스 따위가 맹위를 떨쳐 5년 동안에 3,000만 명의 환자와 300만 명의 추가 사망자를 냈다고 한다. 폴란드의 바르샤바에서는 제1차 세계대전중인 1917년에 인구 10만 명당 결핵 사망자가 무려 1,000명에 이르렀다. 이것은 민간인과 군인 모두에 공통되는 현상이었다.

전쟁은 또한 질병을 널리 전파하는 역할도 수행했다. 예를 들어 원래 열대

지방의 풍토병이던 한센병(나병)은 아마도 십자군 전쟁으로 인한 군대와 민간인들의 대이동 때문에 유행의 새로운 고리가 형성된 것으로 생각하는데, 특히 동방에서 귀환하는 병사들이 유럽에 전해준 것으로 여겨진다. 교통수단이 놀랍게 발달한 현대사회에서는 그러한 위험이 훨씬 더 높다.

전쟁을 통해 새로 개발되거나 널리 보급된 의술로는 어떤 것이 있을까? 앞에서 언급했던 파레의 총상치료법과 혈관결찰술이 고전적인 예이다.

앰뷸런스는 나폴레옹 전쟁 때 전쟁터의 부상병들을 신속하게 후송하기 위해 프랑스 외과 의사 장 라레(Dominique Jean Larrey, 1766~1842)가 개발한 것이 효시로 알려져 있다. 물론 당시는 자동차가 만들어지기 전이어서 마차와 들것을 이용한 것이었는데 아이디어가 중요했다. 또한 장 라레는 병원으로 후

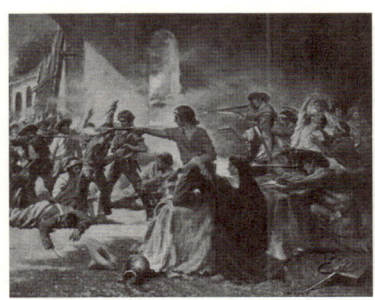
:: 알라모 전투(1847년)

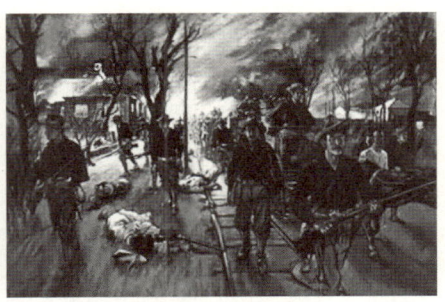
:: 필리핀 무장봉기를 진압하는 미군(1899년)

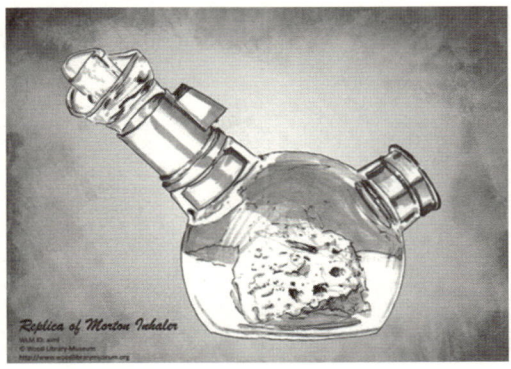
:: 에테르 용기

결론 : 전쟁과 의학, 그 패러독스   267

송하기 전에 전투 현장에서 부상자를 치료하는 것이 예후에 큰 영향을 미친다는 사실을 간파하여 응급처치 개념을 생각해 내기도 했다.

멕시코 전쟁(1846~1848)이 의학의 발전에 기여한 것은 전쟁 초기에 민간에서 개발된 최초의 효과적인 마취제 에테르를 보편화한 것이었다. 에테르 마취술의 보급은 그전까지 엄두를 낼 수 없었던 많은 수술을 가능케 했다.

의술 자체는 아니지만 적십자사가 탄생한 것도 전쟁을 통해서였다. 앙리 뒤낭(Jean Henri Dunant, 1828~1910)은 1859년 솔페리노 전투의 참상을 직접 목격하면서 적군과 아군을 구별하지 않는 구호 방법을 생각해 냈다. 뒤낭의 아이디어는 곧 많은 지지를 받아 지금은 전쟁에서뿐만 아니라 민간인 구호에서도 매우 큰 역할을 하고 있다.

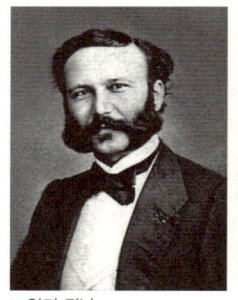
:: 앙리 뒤낭
　(Jean Henri Dunant)

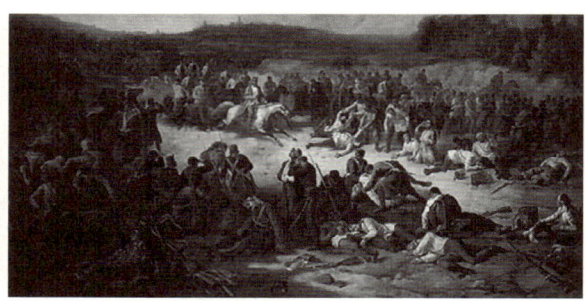
:: 솔페리노 전투(1859년 6월 24일)

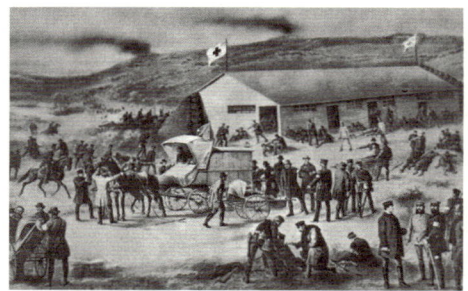
:: 국제적십자사 활동(1864년)

또한 리스터(Joseph Lister, 1827~1912)의 살균소독법이 널리 보급되기 시작한 것도 전쟁터에서였다. 파스퇴르(Louis Pasteur, 1822~1895)의 이론에 바탕을 둔 리스터의 소독법은 초기에는 별로 지지를 받지 못했다. 하지만 프로이센-프랑스 전쟁(1870~1871) 때 리스터의 방법을 사용한 몇몇 외과 의사들은 자신들이 치료한 환자의 사망률이 그렇지 않은 환자들의 사망률보다 훨씬 낮다는 사실을 확인할 수 있었다. 전쟁이 끝난 뒤, 그러한 소식이 널리 알려지자 유럽의 외과 의사들은 리스터의 방법을 배우고 확산시키기 시작했던 것이다.

재활 개념이 싹튼 것은 제1차 세계대전이 끝날 무렵이다. 그 전까지는 전혀 경험하지 못했던 엄청난 수의 상이군인이 생겨났기 때문이다. 그들을 치료하는 것도 필요하지만 일상생활로 복귀시키는 일도 그에 못지않게 중요하다는 사실을 깨닫게 된 것이다. 이때부터 비교적 작은 규모로 재훈련학교와 병원 등 재활기관이 설립되었다. 하지만 발전 속도는 느렸다. 제2차 세계대전 때 더 참혹한 경험을 하게 되면서 미국 정부는 사지절단환자, 마비환자, 실명자, 청력상실자 그리고 특히 자폐증에 걸린 전상자들을 위해 새로운 시설을 마련하고 다양한 프로그램을 개발했다. 당시 미국 공군의 사회복귀 훈련 프로그램의 책임자였던 러스크(Howard A. Rusk, 1901~1989)는 그런 프로그램들을 체계화했다. 그리고 그는 장애인의 사회복귀를 넘어 모든 형태의 질병과 부상으로 고통받

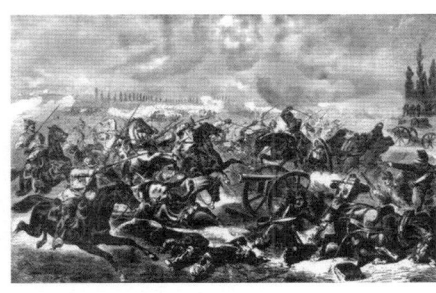
:: 프로이센-프랑스 전쟁 마르-라-투르 전투
 (1870년 8월 16일)

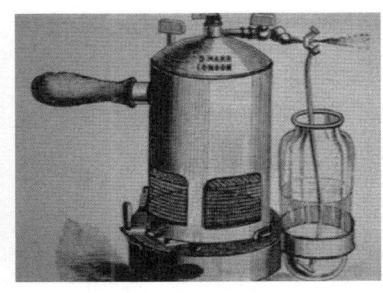
:: 리스터(Joseph Lister)의 석탄산 용기

는 민간인들을 돕는 데까지 프로그램을 확장하는 일에 주도적인 역할을 했다.

페니실린의 대량생산과 보급을 앞당긴 것도 전쟁 덕택이다. 실험실에서 페니실린 생산에 성공한 옥스퍼드대학의 플로리(Howard Walter Florey, 1898~1968)와 체인(Ernst Boris Chain, 1906~1979)은 대량생산이라는 마지막 단계를 넘어서지 못하고 있었다. 마침 제2차 세계대전에 참전한 미국 정부와 군부는 장병들이 밀집한 전선에서 창궐하는 전염병의 치료와 예방에 골치를 썩이고 있었다. 원자폭탄을 개발하는 '맨해튼 계획(Manhattan Project)'에 비하면 아무것도 아닐 정도로 소액이지만 미국 정부는 플로리와 체인의 호소에 부응하여 페니실린 개발에 투자를 했다. 그리하여 대량생산에 성공한 페니실린은 1943년부터 전선에서, 1944년부터는 민간에서도 널리 사용되어 수많은 전염병 환자들의 생명과 건강을 지킬 수 있었다.

이밖에도 제1차 세계대전 때는 장(腸)수술이, 제2차 세계대전 때는 흉부수술이 보편화되었다. 전쟁터에서 새로 개발된 수술은 아니었지만 대량살상무기 때문에 복부와 흉부에 부상을 입는 군인이 급증하면서 그러한 수술이 널리 보급되었던 것이다. 또 많은 외과 의사들이 전쟁터에서 그러한 수술을 경험하게 되면서 수술기법도 빠르게 발전했다.

한국전쟁이 의학 발전에 기여한 것을 꼽자면 우선 혈관수술 등 미세수술이 크게 발전한 점이다. 후송방법과 수혈이 그 전보다 더 체계화된 것도 한국전쟁 때였다. 그와 더불어 전쟁터에서 발생하는 정신과적 문제에 대해 깊이 인식하게 된 것도 한국전쟁의 의학적 성과 가운데 하나다. 특히 미군 병사들은 부상이나 다른 질환들보다 전쟁신경증으로 크게 고통을 받았다. 한국전쟁은 미국 역사상 미국인들이 전쟁 참여 동기를 가지지 못한 첫번째 전쟁이었고, 그에 따라 정신과적 문제가 무엇보다도 부각된 최초의 전쟁으로 일컬어진다. 그 뒤의 베트남 전쟁은 그러한 문제가 더욱 증폭된 전쟁이었다.

표 1. 전쟁을 계기로 생긴 의학상의 몇 가지 발전과 성과

전 쟁	의학상의 발전
16세기 영토, 종교 분쟁	총상 치료 개선(앙브루아즈 파레)
프랑스 혁명전쟁(1793~1804)	앰뷸런스(마차) 등장
미국-멕시코 전쟁(1846~'848)	에테르 마취제 사용 보편화
이탈리아 통일전쟁 솔페리노 전투(1859)	1863년 국제적십자사 창설(앙리 뒤낭)
프로이센-프랑스 전쟁(1870~1871)	리스터의 살균소독법 보급
보어 전쟁(1899~1902)	학교아동에게 무료로 우유 급식 시작, NHI 개념 등장
제1차 세계대전(1914~1918)	장(腸)수술 보급, 재활 개념, 성형복구수술 발전
제2차 세계대전(1939~1945)	사회복귀 훈련 프로그램, 페니실린의 다량생산과 보급, 흉부수술 보편화
한국전쟁(1950~1953)	혈관수술 등 미세수술 발전, 후송방법과 수혈방법 개선

다음의 그림은 앙브루아즈 파레가 전장에서 환자를 치료하는 모습이다. 전쟁터에서 전상 환자들을 많이 수술한 경험을 통해 외과가 발전할 수 있었다는 점을 보여준다.

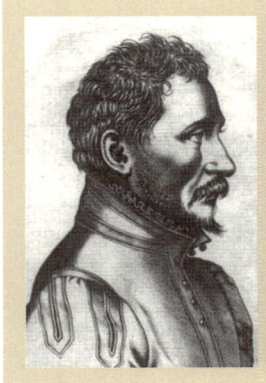 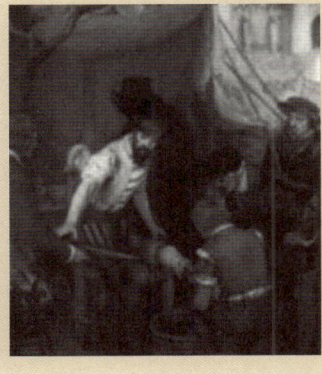

:: 앙브루아즈 파레와 그가 전장에서 환자를 치료하는 모습

프랑스 외과 의사 도미니크 장 라레에 의해 처음 개발된 앰뷸런스가 그 이후 점차 개선되는 모습을 다음 그림을 통해 볼 수 있다. 처음에는 주로 군대에서 사용되었던 앰뷸런스가 이후 민간인 환자 후송에도 쓰이게 된다. 자동차 발명 이후에는 X-ray 촬영장비를 싣고 다니는 앰뷸런스가 등장했고, 제1차 세계대전 무렵에는 병원 열차가 처음으로 생겨났다. 환자 후송용 헬리콥터는 한국전쟁을 계기로 보편화되었다. 이처럼 여러 전쟁이 계속되면서 의학 발전의 계기가 되기도 했다.

2. 전쟁의 피해

앞에서 예를 든 몇 가지 사례 그리고 그 밖에 전쟁중에 발전했다고 하는 다른 의학적 사례들 중에서 "과연 전쟁이 없었다면 이루지 못했을 성과나 발전이 얼마나 되는가"라고 질문한다면 아마 대부분 부정적인 대답이 나올 것이다. 어떤 시술 방법이 전쟁을 계기로 해서 발전했다든지 또는 전쟁중 앰뷸런스의 기술적 발전으로 후송 방법이 개선되었다고 이야기할 수는 있지만, 전쟁이 없었다면 그런 발전이 없었겠는가? 이러한 질문에 긍정적인 대답을 하지 못한다면 그것을 전쟁의 성과라고 말하기는 어려울 것이다. 또한 설령 그것들을 전쟁의 직접적인 성과라고 하더라도, '전쟁의 대차대조표'를 작성해 전쟁의 피해와 비교해 본다면, 전쟁으로 얻은 성과는 전쟁이 초래한 피해에 비해 아주 미미한 것에 지나지 않는다는 사실을 누구나 깨닫게 될 것이다.

요컨대 전쟁을 통해 발전한 의술을 아무리 과대평가하더라도 전쟁이 끼친 피해에 비해서는 보잘것없다. 전쟁은 어떤 면으로도 미화되거나 합리화될 수

전상 환자 후송 수단의 발달

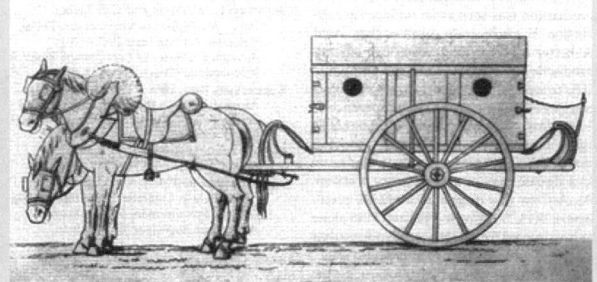
:: 18세기 말 프랑스

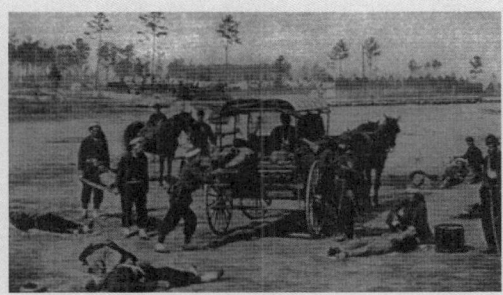
:: 1860년대 미국 남북전쟁

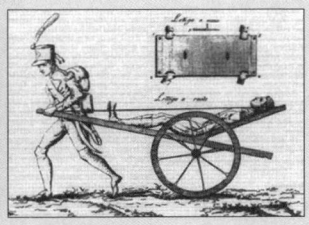
:: 1812년 이탈리아

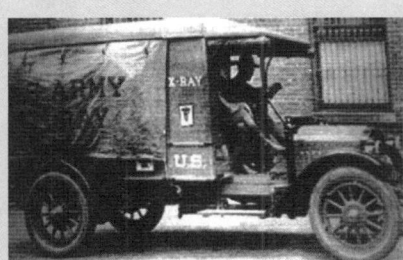
:: X-ray 밴, 제1차 세계대전

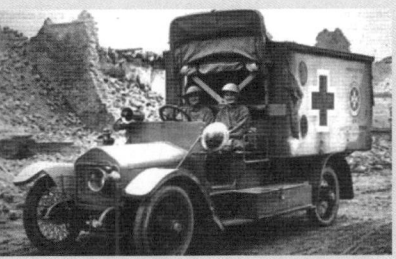
:: 앰뷸런스, 제1차 세계대전

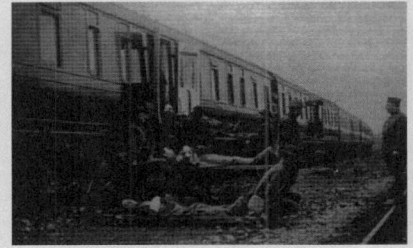
:: 병원열차, 제1차 세계대전, 프랑스

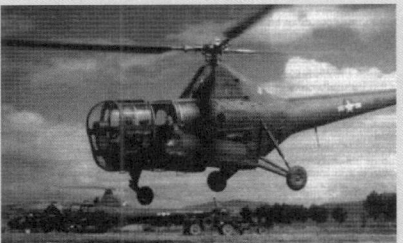
:: 후송용 헬리콥터, 한국전쟁

있는 것이 아니다. 의사들이 전쟁과 관련해서 해야 할 일은 전쟁터에서 새로운 의료 기술을 개발하거나 익히는 것이 아니라 전쟁이 일어나지 않도록 자신들의 인간적·직업적 역량을 발휘하는 것이다. 대량살상무기의 발전으로 사실상 전쟁 피해에 대한 치료가 무의미해진 오늘날에는 더욱 그러하다.

이제 전쟁의 피해에 대해 구체적으로 생각해 보자. 전쟁은 의사를 비롯한 의료인들이 가장 소중하게 생각하는 인간의 생명과 건강을 파괴한다. 전쟁에 의해 직접적으로 입는 피해도 크지만, 2차적인 피해가 더 크다고 할 수 있다. 우선 질병 만연으로 인한 2차적 피해가 생기는데, 깨끗한 물의 결핍으로 위생 상태가 악화되며, 식량 부족으로 영양상태가 저하되고, 게다가 인적·물적 의료자원이 파괴됨으로써 건강을 돌볼 수 있는 능력이 크게 상실되기 때문이다. 그에 따라 전염병이 창궐하거나 기존 질병들이 악화되는 현상을 우리는 전쟁의 역사를 통해서 누누이 확인할 수 있다.

11~12세기에 유럽에 한센병이 널리 전파된 것도 십자군 전쟁을 계기로 동서간에 질병의 교류가 일어났기 때문이며, 14세기에 만연했던 흑사병도 전쟁을 계기로 확산되었던 것이다. 그보다 더 끔찍했던 일로 16~17세기에 유럽인들이 아메리카 대륙을 침략하기 시작했을 때 유럽인들의 무기가 아니라 유럽인들의 몸속에 기생하고 있었던 몇 가지 병원체가 아메리카 원주민의 저항력을 무너뜨리고 나아가 그들의 문명까지 파괴한 인류 역사상 최악의 참극을 들 수 있다.

제1차 세계대전이 끝나가던 1918년 초가을부터 1년 동안 지구촌을 휩쓸었던 인플루엔자 한 가지로 사망자만 2,000만 명에서 5,000만 명이 발생했다. 중국이나 인도처럼 사망자 규모를 파악하기조차 어려울 정도로 궤멸적인 피해를 입은 곳이 적지않아 추정치가 크게 차이 나지만, 전세계적으로 사망자는 5,000만 명 혹은 그 이상일 것으로 여겨진다. 제1차 세계대전 4년 반 동안 전쟁으로 인해 발생한 사망자 1,000만 명의 다섯 배 가량 되는 사람이 인플루엔자로 사망한 것이다. 인플루엔자가 세계적으로 확산된 요인 가운데에서 전쟁을 빼놓을 수 없다. 전쟁으로 기진맥진한 인류를 눈에 보이지도 않는 인플루엔자 바이러스가 설상가상으로 덮쳤으며, 또 전쟁으로 국가 행정력이 크게 훼손된 것도 인플루엔자 창궐의 중요한 요인이 되었다.

직접적이고 1차적인 피해를 넘어서, 세대를 뛰어넘는 전쟁 후유증도 있다. 제2차 세계대전 말 히로시마와 나가사키에 떨어진 원자폭탄으로 40만 명 정도가 즉사했고 그보다 더 많은 사람들이 평생 후유증으로 시달렸다. 그뿐만 아니라 원폭 피해는 직접 폭격을 당한 피폭자(被爆者, 히바쿠샤) 세대에 그치지 않고 2대, 3대까지 지속되고 있다. 원폭 피해자의 약 4분의 1은 우리 한국인이라는 사실을 종종 망각하는 경우가 있다. 그러한 사실을 잘 기억하고, 아직도 남아 있는 문제들을 해결하는 데 의료인들이 많은 관심과 노력을 기울여야 한다.

베트남 전쟁에서의 고엽제 피해도 있다. 우리 한국군 병사들도 고엽제 피해로 아직까지도 많은 고통을 겪고 있는 문제이기도 하다. 또한 아직 그 악영향의 정도가 뚜렷하게 밝혀지지는 않았지만 1990년의 걸프전과 제2차 이라크 전쟁 때의 열화우라늄탄 같은 것들이 장기적인 후유증을 많이 남길 것으로 우려하는 목소리도 있다.

이러한 피해는 1차적으로는 군인에게 돌아가지만, 아래 살펴보듯이 20세기 후반에 들어와서 특히 최근으로 올수록 민간인 피해자가 훨씬 더 많아지는 새로운 현상을 볼 수 있다. 전쟁의 피해가 민간인, 특히 어린이, 여성, 노인, 환자 등 사회경제적 약자에게 더욱더 집중되는 것이 현대 전쟁의 특성이라고 이야기할 수 있다.

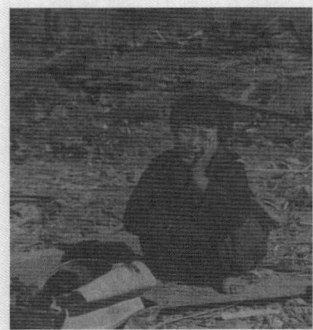 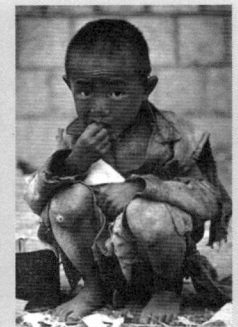 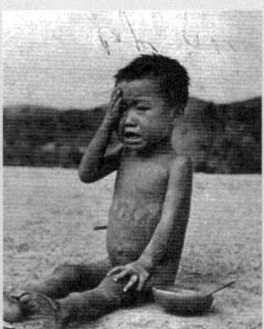

:: 전쟁에서 양산되는 전쟁 고아들

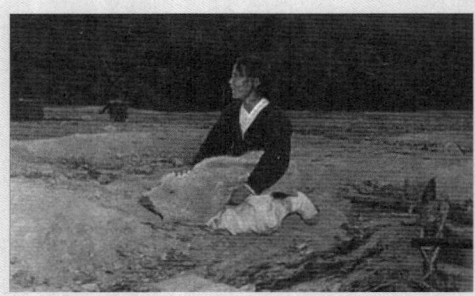 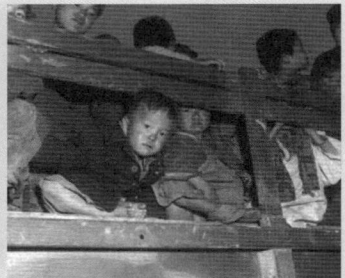

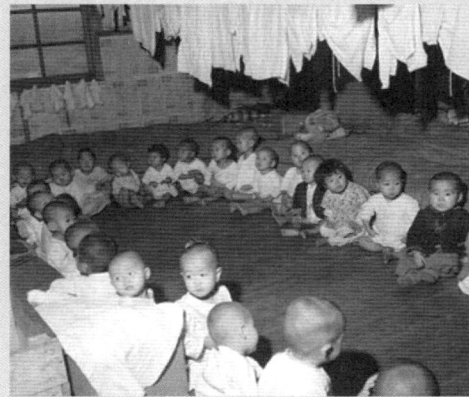

:: 전쟁의 상흔

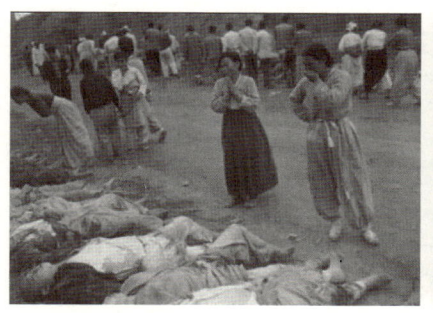
:: 한국전쟁시의 민간인 학살

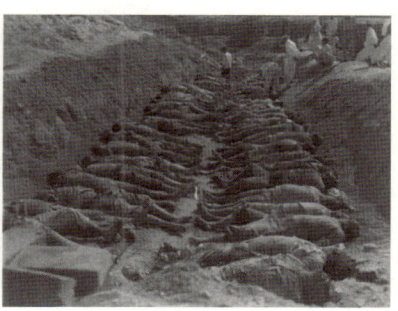
:: 학살당한 주검

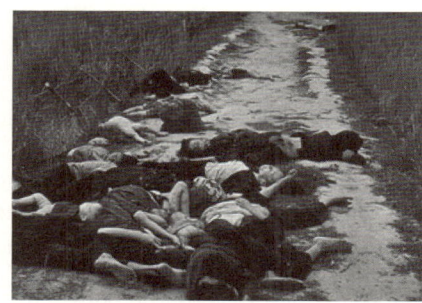
:: 밀라이 학살, 1968년 3월 16일

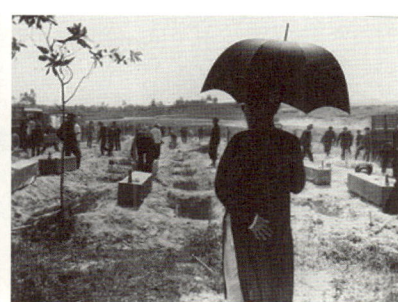
:: 후에 학살, 1968년 1월31일~2월28일

　전쟁은 약자에게 특히 참혹한 것이다. 옆의 사진은 한국전쟁 당시의 모습이다. 이 사진 속 어린이와 여성, 또 수많은 전쟁고아들에게 무슨 죄가 있는가? 전쟁중에는 민간인 학살도 빈번히 일어난다. 한국전쟁 기간과 전후 시기 민간인 학살의 참상은 새삼 설명할 필요가 없을 것이다. 베트남 전쟁 중의 민간인 학살은 미군에 의한 밀라이 학살과 북부 베트남 군대에 의한 후에 학살 등이 가장 잘 알려져 있지만, 안타깝게도 한국군에 의한 학살이 알려진 건수로는 가장 많은 것 또한 사실이다.

　전쟁중에는 의료 시설이라고 피해에서 제외되지 않는다. 한국전쟁기 서울대학교 병원 건물은 요행히 전쟁의 피해를 크게 보지 않았지만, 세브란스병원은 1950년 11월의 다음의 사진에서 보는 것처럼 앙상한 골격만 남긴 채 거의

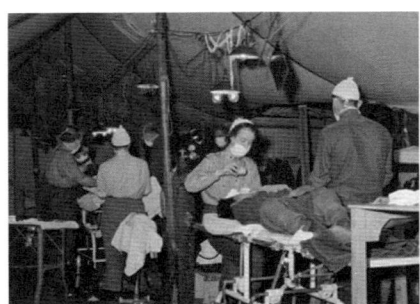
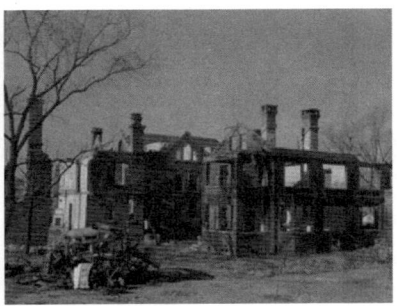

:: 노르웨이 야전병원, 1951년   :: 세브란스 병원, 1950년 11월

전파되는 피해를 입었다.

전쟁은 폭격 피해자들을 양산한다. 베트남전에서 악명을 떨친 네이팜탄은 한국전쟁중에 개발되어 이미 수많은 피해자를 낳았다.

원자폭탄 피해자에 대한 연구는 방사선 피폭량에 따라 발암률이 크게 올라감을 여실히 보여주고 있다.

'전쟁과 의학'의 관계에서 가장 어두운 측면 가운데 한 가지는 아마 제2차 세계대전 중 나치와 일본군 731부대 등이 자행한 생체실험일 것이다. 그것 말고도 전쟁은 인간성을 파괴한다. 베트남 전쟁은 미국이 관여한 전쟁 중에서 미국 국민들에게 비판을 받은 최초의 전쟁이었다. 그에 따라 베트남전에 참전했던 미국 군인들은 자신들의 참전에 대한 의미와 가치를 찾지 못했고, 그 결과 개인적으로 정체성이 파괴되고 여러 가지 정신질환에도 시달리게 되었다. 이들의 고통은 많은 문학작품과 영화 등에서 묘사된 바 있다.

전쟁은 인간뿐 아니라 자연과 생태계도 파괴한다. 네이팜탄, 고엽제, 열화우라늄탄 등의 고성능 무기는 생태계에도 오랜 기간 다양한 위해를 끼친다. 또한 유럽인들의 아메리카 침략 과정에서 아즈텍 문명과 잉카 문명이 파괴되었듯이 오랫동안 번성을 누렸던 문명들이 전쟁으로 흔적조차 찾기 어려울 정도로

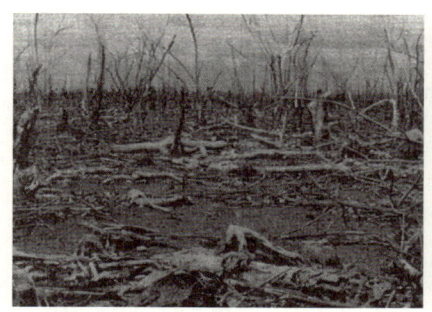 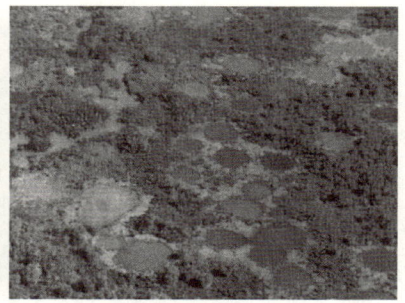

:: 미군의 고엽제 다량 살포로 황폐해진 베트남 산림. 베트남 민중과 산림은 함께 생명을 잃어갔다.

파괴되는 일이 종종 일어난다.

전비(戰費), 즉 전쟁을 준비하고 수행하는 데 들어가는 비용의 문제도 따져 보아야 한다. 아직까지 인류의 노력으로 절멸시킨 유일한 질병인 두창의 경우를 예로 들어 생각해 보자. 인류는 1968년부터 1978년까지 세계보건기구(WHO)가 중심이 되고 여러 나라 정부와 민간인들이 협력하여 두창을 없애는 데 성공했는데, 거기에 들어간 비용은 당시 가격으로 약 3억 달러였다. 이것을 당시의 전비로 환산하면, 불과 다섯 시간분에 해당하는 금액이다. 인류와 인간성 그리고 문명과 생태계를 파괴하는 데 들이는 다섯 시간분의 전쟁비용으로 해마다 100만 명 이상의 사망자를 낳았던 두창을 퇴치했던 것이다. 지금도 몇 시간, 며칠 또는 몇 달분의 전쟁 준비와 수행에 들이는 비용을 질병 퇴치나 빈곤 퇴치 목적으로 사용한다면 전세계 사람들의 건강 수준과 행복지수는 획기적으로 개선되고 전쟁의 피해는 그만큼 줄어들 것이다.

2007년 4월, 일본 오사카에서 열린 일본의학회 제27회 총회에 참석한 일부 일본인 의사들이 제2차 세계대전 중 일본제국주의가 저지른 여러 가지 만행, 또 의학을 빙자해 저지른 생체실험들을 객관적인 자료에 근거해 폭로했다. 또한 이 의사들은 그러한 만행에 대해 전후 60년이 넘도록 전혀 반성도 사과도 하지 않는 일본 정부를 비판하고, 그에 대해 무관심한 일본 의사들에 대해서

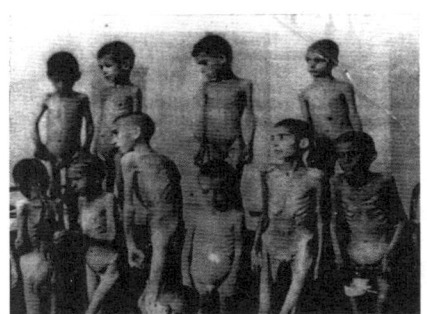
:: 아우슈비츠 수용소에 수감되어 있던 유대인 어린이들의 모습

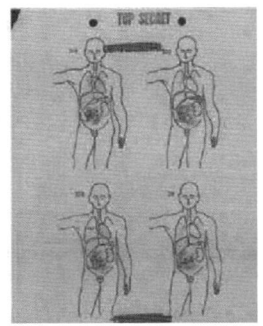
"In a typical experiment four human subjects were placed in a glass room 10㎥ [353 ft²] in size, and 300 cc. of a 1mg/cc suspension were introduced using an ordinary disinfectant sprayer. No particle size determinations were made, but two of the four subjects developed lesions which eventually resulted in generalized anthrax."
(report by U.S. military)

:: 제27회 일본의학회총회 기획전시
(2007년 4월 6일-8일)

도 진지한 성찰을 촉구했다. 아래 그림은 그때 전시했던 자료들 가운데 하나이다.

전쟁의 규모가 점점 더 커지고 전쟁 무기가 발달함에 따라 전쟁의 피해도 엄청나게 커졌다. 연간 사망자 수를 비교해 보면, 17세기의 30년 전쟁에서는 1년에 6,000명 정도로 30년을 다 합쳐봐야 사망자가 20만 명이 채 되지 않았던 데 비해, 제1차 세계대전(4년 반)에서는 전체 사망자 수가 1,000만 명, 제2차 세계대전(6년)에서는 3,000만 명 이상의 사망자가 발생했다. 한국전쟁의 사망자 수는 〈표2〉에서는 200만 명으로 되어 있지만 300만 명 정도라고 보는 견해가 더 타당할 것이다. 당시 남북한 인구 3,000만 명 가운데 약 10분의 1이 전쟁으로 사망한 것이다. 많은 사망자가 나오다 보니 아버지와 어머니를 잃은 전쟁고아, 남편과 아내를 잃은 전쟁 과부, 홀아비들이 양산되었다. 당장의 엄청난 피해와 오래도록 아물지 않는 후유증이 남았다. 제2차 세계대전의 3,000만 명과 한국전쟁의 200만~300만 명. 국토 면적과 인구 규모를 감안하면 한국전쟁의 피해가 비교할 수 없을 정도로 훨씬 크고 심했다. 만 3년이라는 전쟁기간까지 고려하면 아마 지금까지 지구상에서 벌어졌던 전쟁중에서 가장 처참하고 큰 피해를 남긴 전쟁이라고 해도 과언이 아닐 것이다. 그 뒤에 벌어진 베트남 전쟁도 그에 버금가는 피해를 남겼다.

표 2. 전쟁으로 인한 사망자 수

전쟁	연간 사망자 수(만 명)	총 사망자 수(만 명)
30년 전쟁(1618~1648)	0.6	18
7년 전쟁(1756~1763)	2	14
나폴레옹 전쟁(1805~1815)	5.1	51
미국 남북전쟁(1861~1865)	12.5	50
제1차 세계대전(1914~1918)	252	1008
제2차 세계대전(1939~1945)	556	3336
한국전쟁(1950~1953)	66.6	200
베트남 전쟁(1965~1975)	30.0	300

Richard M Garfield & Alfred I Neugut, "The Human Consequences of War" in *War and Public Health*, Oxford University Press, 1997, p. 30.

미군 자료(표 3)를 통해 전쟁 때 군인들이 어떤 원인으로 사망했는가를 살펴보면, 과거에는 교전중에 부상을 입어 사망하거나 부상 후유증으로 사망한 군인에 비해 질병으로 인한 사망자가 훨씬 많았다. 20세기 들어와서는 의학의 발전에 힘입어 질병 사망이 많이 줄어들었다. 하지만 의학의 발전에도 불구하고 교전중 사망이나 부상으로 인한 사망은 크게 감소되지 않았다는 사실 또한 알 수 있다.

주요 전쟁시에 창궐했던 질병은 주로 전염병이었다. 전쟁중 발진티푸스, 콜레라, 장티푸스 등 전염병의 유행에 대해서는 그동안 많은 연구가 이루어져 왔다. 제2차 세계대전에 이르면, 물론 전염병도 완전히 해결된 것은 아니지만, 기존의 전염병들을 제치고 정신질환, 화상, 폭격부상 등이 더 중요한 사망 원인으로 떠오르게 된다. 전상으로 인한 사망률은 점점 감소하게 되는데 이 또한 의학의 발전, 특히 외과술의 발전에 힘입은 것이다.

표 3. 전쟁시 미군의 원인별 연간 사망자(1,000명당)

	전투 사망		비전투 사망		합계
	교전 중 사망	부상 사망	질병	손상	
미국–멕시코 전쟁 (1846~1848)	9.9	4.8	103.9 (85%)	3.7	122.3
남북전쟁 (1861~1865)	21.3	13.6	71.9 (65%)	3.4	110.2
미국–에스파냐 전쟁(1898)	1.9	0.8	34.0 (88%)	2.0	38.7
필리핀 무장봉기 (1899~1902)	2.2	0.6	12.9 (70%)	2.8	18.5
제1차 세계대전 (1914~1918)	12.0	4.4	16.5 (48%)	1.4	34.3
제2차 세계대전 (1941~1945)	9.0	1.1	0.6 (5%)	2.2	12.9

Richard M Garfield & Alfred I Neugut, "The Human Consequences of War" in *War and Public Health*, Oxford University Press, 1997, p. 31.

표 4. 전쟁 시기의 주요 질병

전쟁	기간	주요 질병
프랑스혁명 전쟁과 나폴레옹 전쟁	1793~1815	발진티푸스, 열병, 설사, 이질
크림 전쟁	1854~1856	발진티푸스, 콜레라, 괴혈병
미국 남북전쟁	1861~1865	장티푸스, 말라리아, 발진티푸스, 이질, 설사, 홍역, 두창
프로이센–프랑스 전쟁	1870~1871	장티푸스, 두창
러시아–터키 전쟁	1877~1878	발진티푸스, 장티푸스
미국–에스파냐 전쟁	1898	장티푸스, 황열말라리아
러일 전쟁	1904~1905	장티푸스, 장열(腸熱), 두창, 디프테리아, 콜레라
제1차 세계대전	1914~1918	포탄쇼크, 파상풍, 기종저(氣腫疽), 참호병
제2차 세계대전	1939~1945	화상, 폭격 부상, 정신질환

표 5. 전상병의 전상으로 인한 사망률

전쟁	사망률(%)
크림 전쟁(1854~1856)	20.0
미국 남북전쟁(북군) (1861~1865)	14.1
프로이센-프랑스 전쟁(1870~1871)	13.6
미국-에스파냐 전쟁(1898)	6.7
보어 전쟁(1899~1902)	8.8
*제1차 세계대전(1914~1918)	6.1
*제2차 세계대전(1941~1945)	4.5
*한국전쟁 (1950~1953)	2.5

* 표시는 미군의 경우임.
Richard M Garfield & Alfred I Neugut, "The Human Consequences of War" in *War and Public Health*, Oxford University Press, 1997. p. 34.

전쟁으로 인한 사망자 수와 피해자 수는, 과거 19세기까지는 20세기에 비해 매우 미미한 수준이었다. 인구 100만 명당 사망자 수를 계산해 보면 그 차이를 확연히 알 수 있다. 현대전의 관점에서 보면 19세기까지의 전쟁은 별로 심각한 사건으로 보이지 않을 지경이다.

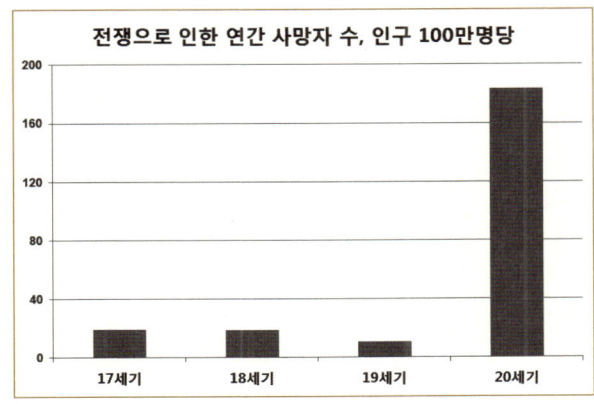

Richard M Garfield & Alfred I Neugut, "The Human Consequences of War" in *War and Public Health*, Oxford University Press, 1997. p. 29.

이렇게 엄청나게 늘어난 전쟁 사망자는 어떤 사람들이었나? 현대에 늘어난 전쟁 사망자의 대부분은 민간인 사망자였다. 제1차 세계대전까지만 해도 민간인 사망자가 20%에 미치지 못했는데, 제2차 세계대전에서는 전체 사망자 가운데 군인이 약 3분의 1에 머무르고 민간인 사망자가 전체의 3분의 2까지 늘어났다. 그리고 1980년대에는 민간인이 4분의 3을 넘어서게 되었고, 1990년대에는 군인 사망자는 아주 적은 부분에 머무르고 민간인의 비율이 90%를 웃도는 지경에 이르렀다. 1990년대에 일어난 걸프 전쟁, 이라크 전쟁 또 여러 나라의 내전들의 사망자는 대부분 민간인이었다.

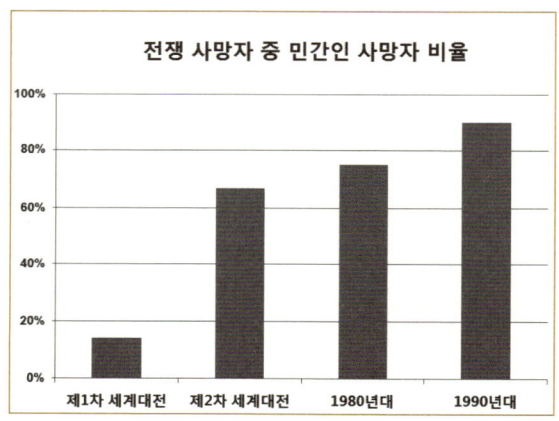

Richard M Garfield & Alfred I Neugut, "The Human Consequences of War" in *War and Public Health*, Oxford University Press, 1997. p. 33.

3. 전쟁은 허용될 수 있는가

"전쟁은 허용될 수 있는가"라는 질문은 굳이 할 필요도 없을 것이다. 국제법 상으로는 침략에 대한 반침략전쟁이라든가 국제연합의 결의가 있는 경우 등 전쟁이 정당화되는 몇 가지 예외적 상황이 있기는 하다. 그러나 의학을 공부하고 환자를 치료하는 의료인의 입장에서는 어떤 전쟁이든지 허용할 수 없는 일이다. 전쟁은 어떤 경우에도 의사들의 존재 의미와 이상을 전면적으로, 또 근원적으로 부인하는 것이기 때문이다. 의료인으로서 집단학살극과 문명파괴, 생태파괴를 앉아서 보고만 있을 것인가? 또는 소극적으로 전상자와 환자들을 치료하는 것으로 만족할 것인가?

이런 질문들에 대해 고심한 끝에 "반전평화운동은 선택이 아니라 의무"라는 결론을 내리고 적극적으로 전쟁 반대, 전쟁 방지를 위한 활동에 나선 의사들도 적지않다. 잘 알려진 '국경 없는 의사회'를 비롯해 미국에서 태동하여 우리나라에도 지부가 있는 PSR(Physicians for Social Responsibility, 사회적 책임을 다하는 의사 모임) 등이 있고, 1985년 설립된 이래 전세계적 조직을 갖추고 활동하는 IPPNW(International Physicians for the Prevention of Nuclear War, 핵전쟁 방지를 위한 국제 의사회)는 노벨평화상을 받기도 했다. 이밖에도 개인들에 의해 전쟁을 막으려는 노력들이 있다.

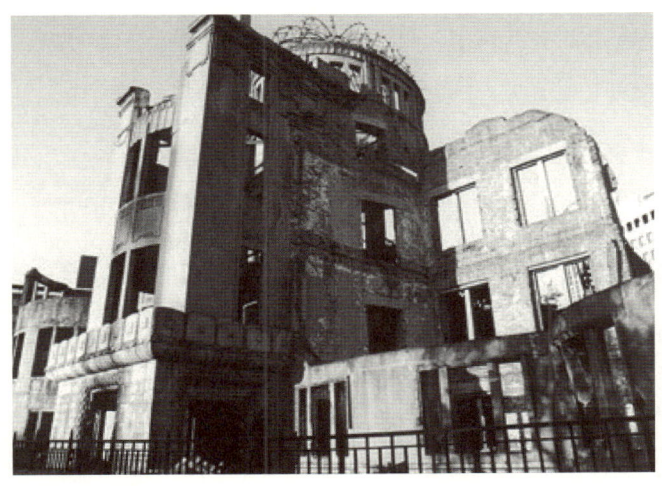

:: 히로시마의 원폭 돔

다음의 사진은 우리가 잘 알고 있는 히로시마의 '원폭 돔'이다. 1945년 8월 6일 히로시마에 원자폭탄이 떨어지고 그 근처가 모조리 폐허가 됐는데, 요행인지 이 건물 하나는 잔해가 남게 되어 전쟁 파괴의 본보기로, 또 평화가 얼마나 소중한지 보여주는 본보기로 개조되었다. 우리나라에서 비슷한 사례를 찾는다면 철원의 구 조선노동당사를 들 수 있을 것이다.

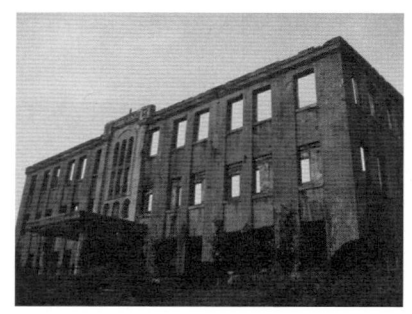
:: 철원의 구 조선노동당사

한국전쟁 직전까지 북한의 노동당사로 쓰이다가 폭격으로 파괴된 건물로 파괴된 모습을 그대로 유지하고 있다. 이 건물은 통일 이후에도 보존하여 원폭 돔과 마찬가지로 전쟁의 참상을 보여주고 다시는 전쟁이 없어야 한다는 경각심을 일으키는 교육의 현장으로 활용할 수 있을 것이다.

1945년 8월 6일 히로시마를 찍은 사진이다. 8시 15분에 원폭을 투하하기 직전과 직후의 사진을 비교하면, 폭탄이 떨어진 뒤 사진에 아무것도 보이지 않을 정도로 도시 전역이 황폐해졌음을 알 수 있다.

다시 IPPNW의 구호로 돌아가 보자. 핵전쟁뿐 아니라 모든 현대전은 의사가 치료할 방법이 없는 정치적·사회적 질병이다. 그렇다면 의료인과 시민들이

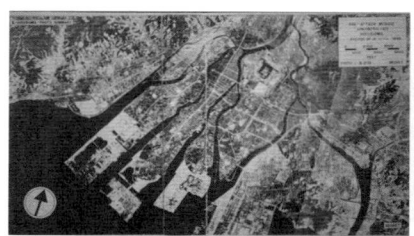 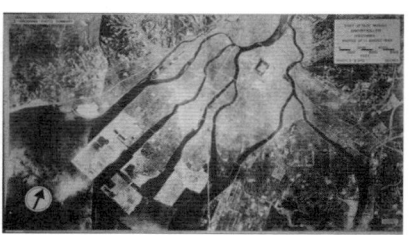
:: 히로시마 1945년 8월 6일

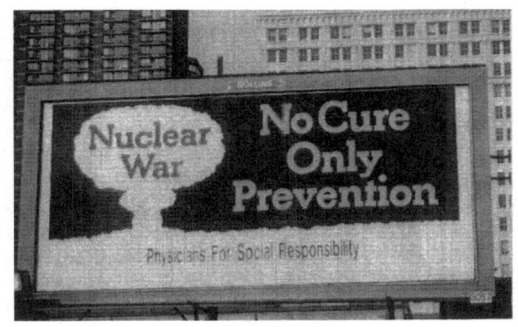
:: IPPNW의 구호

할 수 있는 일은, 이 구호가 말하는 것처럼 "No Cure, Only Prevention," 즉 치료할 수 없는 질병이므로 예방하기 위해 최선을 다하는 것이다. 우리나라에서도 전쟁의 참상을 줄이기 위한 의료인들의 노력이 벌어지고 있다. 이라크 전쟁 중의 인도적 의료지원 활동에도 우리나라 의사들이 참여했다.

케냐 속담에 "이 땅은 너희가 조상에게서 물려받은 것이 아니라 다만 후손들로부터 잠시 빌려 쓰고 있는 것이다"라는 경구가 있다. 우리가 후손들에게 빌려 쓰고 있는 이 땅, 이 지구를 전쟁으로 파괴하여 후손들에게 되돌려주지 못한다면, 후손들에 대한 도리가 아닐 것이다.

전쟁은 현재를 파괴할 뿐 아니라 문명을 파괴함으로써 역사와 과거를 말살하는 것이고, 또 인류에게서 미래를 앗아가는 일이다. 그리고 인간뿐만 아니라 지구를 함께 점유하고 있는 다른 동식물들에게도 인간의 무능과 잔악함의 결과를 함께 지우는 일이다. 전쟁과 의학의 관계를 생각함에 있어서 전쟁 피해에 대한 경각심을 다시금 일깨우고 의료인의 책임을 자각하는 일이 무엇보다 중요하다 할 것이다.

참고문헌

제27회 일본의학회총회 出展, "전쟁과 의학"展 실행위원회, 전쟁과 의학, 일본 오사카, 2007.

Barry S. Levy, Victor W. Sidel(ed), *War and Public Health*, Oxford University Press, 1997(2007).

Fredric Solomon, *The Medical Implications of Nuclear War*, National Academy Press, 1986.

G. L. Belenky, *Contemporary Studies in Combat Psychiatry*, Praeger, 1987.

Geoffrey L. Hudson, *British Military and Naval Medicine, 1600~1830*, Clio Medica, 2007.

Merrill Singer, G. Derrick Hodge, *The War Machine and Global Health*. AltaMira Press, 2010.

황상익 옮김,《역사 속의 보건의료》, 한울, 1991.

황상익 옮김,《핵전쟁과 인류》, 미래사, 1987.